医院管理学实用教程

主　　编　汤　榕

副 主 编　徐　宁　张丽虹　王惠群　李银山

编　　委（以姓氏笔画为序）

于双杰　王惠群　汤　榕　许静怡　李银山

吴方园　张丽虹　郎　颖　徐　宁

编写人员（以姓氏笔画为序）

于双杰　马　琳　马春芳　王　凯　王惠群

汤　榕　许　鹏　许静怡　孙维红　李　月

李银山　杨晓花　吴方园　张　叶　张丽虹

郎　颖　姚颖若　党媛媛　徐　宁

科学出版社

北京

内 容 简 介

公立医院高质量发展已成为我国卫生健康领域的焦点、热点和难点，医院管理学的发展也面临着重大的机遇与挑战。为适应新时期医院高质量发展和卫生管理专业人才培养的需要编写了本教材。本教材深刻把握医院管理学科建设与发展规律，充分结合新时期医院管理人才岗位胜任力要求，广泛搜集现代医院管理实践典型经验与优秀案例，设置了基础篇和实践篇这两篇，涵盖了医院管理学概论、医院战略管理、医院组织管理、医院文化建设、医院人力资源管理等20章。

本教材既可供教学科研机构、医疗卫生机构的学习者、教学者、研究者、管理者和决策者在教学、研究及实践中参考使用，也可供对本领域感兴趣的社会学习者学习参考。

图书在版编目（CIP）数据

医院管理学实用教程/汤榕主编. -- 北京：科学出版社，2024.8. --
ISBN 978-7-03-079354-6

Ⅰ. R197.32

中国国家版本馆 CIP 数据核字第 20242H9C43 号

责任编辑：王 颖/责任校对：宁辉彩
责任印制：张 伟/封面设计：陈 敬

科学出版社 出版
北京东黄城根北街 16 号
邮政编码：100717
http://www.sciencep.com

天津市新科印刷有限公司印刷
科学出版社发行 各地新华书店经销

*

2024 年 8 月第 一 版 开本：787×1092 1/16
2024 年 8 月第一次印刷 印张：18
字数：500 000

定价：98.00 元
（如有印装质量问题，我社负责调换）

前　言

经过 40 多年医疗服务体系建设、20 多年医院能力建设、10 多年深化医改的实践探索，公立医院已经到了从"量的积累"转向"质的提升"的关键期，医院管理学的发展也面临着重大机遇与挑战。尤其是在公立医院高质量发展风向标下，医院应该如何谋篇布局？如何打造特色文化？如何打造高水平管理团队？如何提供高质量医疗服务？……显然，这些问题对医院影响深远，十分值得广大师生学习，也十分值得医院管理者思考。因此，编写一本体现新时期医院发展需求和专业人才培养需求的医院管理学教材尤为必要。

在《医院管理学实用教程》编写过程中，坚持以习近平新时代中国特色社会主义思想为指导，完整、准确、全面贯彻新发展理念，践行新时代党的卫生与健康工作方针，坚持"以人民健康为中心"，将"大卫生、大健康"理念、岗位胜任力的培养、深化产教融合和医教协同建设等思想融入本教材。在教材结构体系上主要分为两篇——基础篇和实践篇，共计 20 章，各章内容主要包括学习目标、理论知识、本章小结、知识拓展和实训案例。学习目标包括知识目标、能力目标、素质目标三个方面，其中知识目标从医院宏观层面（如战略管理、组织管理、文化管理、人力资源管理）到微观层面（如护理管理、药事管理等），再到医院运行保障支撑层面（如财务管理、信息管理、设备管理、后勤管理等）；能力目标注重教材的适用性、实用性，兼顾"学"与"教"所需，充分结合新时期卫生管理人才的岗位胜任力要求，侧重于培养管理思维和实践能力，如信息处理与分析能力、语言表达和沟通能力、团队协作能力等能力的培养；素质目标坚持立德树人根本任务，注重课程思政、学科核心素养、职业素质目标等的融入，如以人（患者）为中心的理念、人类命运共同体意识、中医药传统文化传承等，培养学生树立正确的价值观以及对真善美的价值追求。

本教材理论知识部分把握继承、发展与创新的关系，在吸收以往同类教材或知识点的基础上，有所发展、有所创新，融入国家在卫生健康领域的新政策、新理念、新做法；知识拓展是理论知识的延伸、强化和补充，也是本教材的有机组成部分，有利于拓宽读者思路，也有利于全面深入理解理论知识点；实训案例注重理论与实践的有机结合，融合共进、相得益彰，该部分广泛搜集、精心设计、合理运用我国医院管理发展与思考的实践经验、经典案例，紧跟医院管理学科发展，引导学生深入思考医院管理实务问题，从而在未来创造性地开展医院管理工作，实现学生管理实践能力的提升和人文素养的培养。

感谢宁夏产教融合人才培养示范专业建设项目（2018SFZY08）对本教材的出版资助！

鉴于编者经验和水平有限，书中难免存在不足和缺点，敬请广大读者提出宝贵意见和建议。

《医院管理学实用教程》编委会

2023 年 10 月

目　　录

基　础　篇

实　践　篇

基 础 篇

第一章 医院管理学概论

【学习目标】

知识目标： 掌握医院的基本概念及发展历程，医院的分类分级以及功能，医院的工作特点，医院管理学的相关概念；熟悉医院管理学的对象内容及学科体系，医院管理的职能及发展等知识点；了解我国医疗卫生改革的主要发展历程。

能力目标： 基本具备运用医院管理理论指导医院管理实践的思维和能力，不断提升未来从事医院管理工作的综合素质。

素质目标： 能够树立以人民健康为中心的理念，培养以管理的视角分析医院运行的思维，深刻认识到坚持公益性方向的现代医院管理制度的特点和优势。

医院管理学是管理学科中的一个分支，它的产生和发展离不开管理学的理论研究，更离不开医院的具体实践，医院的不断发展、医院管理水平的不断提高也不断丰富着医院管理学的理论体系。医院作为我国医疗卫生服务供给侧的主体，在解决人民日益增长的医疗需求和推进健康中国建设中，医院承担着不可替代的作用。

第一节 医院概述

一、医院的概念

医院（hospital）是以诊疗疾病、护理、康复治疗、预防保健为主要目的的医疗机构，是运用医学科学理论和技术，为患者、特定人群或健康人群提供医疗、预防、保健和康复等服务的场所，具备一定数量的病床、医技人员和必要的医疗设备，通过医务人员的共同协作，对住院或门诊患者实施诊疗、护理、康复与预防保健工作，以达到保障人群健康的目的。

二、医院的性质和功能

（一）医院的性质

医院作为医疗卫生服务体系的一个重要组成部分，体现了公益性、保障性、生产性和经营性等。

1. 公益性 在医疗卫生服务体系中，医疗卫生事业的社会公益性决定了医院的公益性，无论是非营利性医院还是营利性医院都坚持以人民健康为中心，以人人享有基本医疗服务为根本出发点和落脚点，以治病救人为人民健康服务为目的。

2. 保障性 医疗行业特性决定了医院服务于人的生老病死全过程，为人类生存繁衍和工作生活提供医疗服务保障，是人类生存所必需的。它是社会民生保障体系的重要组成部分，发挥着社会"基本民生安全保障网"的功能，对社会经济发展起着不可或缺的保障作用。

3. 生产性 医院不是纯粹的消费性服务，而是通过医疗、康复护理、预防保健、健康促进等提供全人群、全生命周期的服务。医学科学技术属于生产力的范畴，而医务劳动则以医学科学技术为手段防治疾病，并在这个过程中不断发展这一科学技术。

4. 经营性 医疗活动需要人力、物力、财力的投入，必然存在投入与产出的关系。医院作为一个相对独立的经济实体，既要遵循医疗服务的内在规律与要求，又要遵循市场规律。

（二）医院的功能

随着医学科学的发展以及人民对医疗保健需求的深化，医学模式随之发生转变，即由原来的单纯的生物医学模式向生物-心理-社会医学模式转变，在这过程中，必然伴随着医院功能的完善发展，其功能相应地由单纯的诊疗护理向疾病的预防康复发展。

国务院颁布的《医疗机构管理条例》指出，医疗机构以救死扶伤，防病治病，为公民的健康服务为宗旨。医院的主要功能是以提供医疗服务为主，并开展预防、保健、康复等服务，承担与其相应的临床教学培训和科学研究等任务，同时承担部分公共卫生任务，如健康教育和健康促进等，应对突发事件的紧急医疗救治，支援基层医疗机构等。

三、医院分类与工作特点

（一）医院分类

国际上一般把医院分为政府医院（governmental hospital）、非政府非营利性医院（non-governmental nonprofit hospital）和营利性医院（for-profit hospital）三类。

我国医院主要依据举办主体、所有制形式、经营性质及功能专业的不同进行分类。按主体分为政府医院、社会医院和民营医院。按所有制形式分为公立医院（public hospital）和非公立医院（non-public hospital）。公立医院是指政府、国有企事业单位举办的医院，非公立医院指除了公立医院以外的其他医院，包括联营医院、股份制医院、私营医院、国外投资医院等。

按经营性质分为营利性医院和非营利性医院。

按功能分类，我国医疗机构除从事疾病诊断、治疗活动的医院外，还有妇幼保健院、门诊部、诊所、卫生所（室）、社区卫生服务中心和急救站（中心）等。

按业务及学术性质分为综合医院、中医医院、中西医结合医院、民族医医院、专科医院(如口腔医院、肿瘤医院、儿童医院、精神病医院、传染病医院、心血管医院、血液病医院、皮肤病医院、整形外科医院、美容医院、疗养院等和康复医院等)。

在我国，各类型医院自成体系，分工协作，按规定承担医疗任务。具体内容见表1-1。

表 1-1 我国医院的类型

划分依据	类型
举办主体	政府医院、社会医院和民营医院

续表

划分依据	类型
所有制形式	公立医院和非公立医院
经营性质	营利性医院和非营利性医院
功能专业	除从事疾病诊断、治疗活动的医院外，还有妇幼保健院、社区卫生服务站（中心）、门诊部、诊所、卫生室（所）、专科疾病防治院（所）、急救站（中心）、临床检验中心、护理院（站）等
业务及学术性质	综合医院、中医医院、中西医结合医院、民族医医院和专科医院（如口腔医院、肿瘤医院、儿童医院、精神病医院、传染病医院、心血管医院、血液病医院、皮肤病医院、整形外科医院、美容医院、疗养院、和康复医院等）

（二）医院规划和设置

县级以上地方人民政府卫生行政部门应当根据本行政区域内的人口、医疗资源、医疗需求和现有医疗机构的分布状况，制定本行政区域医疗机构设置规划并纳入当地的区域卫生发展规划和城乡建设发展总体规划，本行政区域医疗机构设置规划应当符合国务院卫生行政部门制定的医疗机构设置规划和医疗机构基本标准。

机关、企业和事业单位可以根据需要设置医疗机构，并纳入当地医疗机构的设置规划。单位或者个人设置医疗机构，必须经县级以上地方人民政府卫生行政部门审查批准，并取得设置医疗机构批准书。单位或者个人设置医疗机构，应当按照以下规定提出设置申请：①不设床位或者床位不满 100 张的医疗机构，向所在地的县级人民政府卫生行政部门申请；②床位在 100 张以上的医疗机构和专科医院按照省级人民政府卫生行政部门的规定申请。

凡申请设置医疗机构，应当提交设置申请书、设置可行性研究报告、选址报告和建筑设计平面图。

县级以上地方人民政府卫生行政部门应当自受理设置申请之日起 30 日内，作出批准或者不批准的书面答复；批准设置的，发给设置医疗机构批准书。机关、企业和事业单位按照国家医疗机构基本标准设置为内部职工服务的门诊部、诊所、卫生所（室），报所在地的县级人民政府卫生行政部门备案。

（三）医院执业管理

根据新版《医疗机构基本标准》，凡以"医院"命名的医疗机构，住院床位总数应在 20 张以上。以综合医院为例，一级综合医院病床数在 20～99 张，二级综合医院病床数在 100～499 张，三级综合医院病床数在 500 张以上。

床位不满 100 张的医疗机构，其《医疗机构执业许可证》每年校验 1 次；床位在 100 张以上的医疗机构，其《医疗机构执业许可证》每 3 年校验 1 次，校验由原登记机关办理。《医疗机构执业许可证》不得伪造、涂改、出卖、转让、出借。《医疗机构执业许可证》遗失的，应当及时申明，并向原登记机关申请补发。

（四）医院的工作特点

1. 必须以患者为中心　医院是以患者和一定社会人群为主要服务对象，所有的部门、工作和人员都必须树立以患者为中心的服务理念，坚持以人为本，发扬救死扶伤的人道主义精神。

2. 必须保证医疗质量和医疗安全　医院工作面对的是人的生命和健康，是宝贵的资源，保证医疗质量和医疗安全是医院生存的根本，是医疗管理的核心和永恒主题。

3. 必须体现科学性、技术性和规范性　扎实的医学科学理论知识、熟练先进的医学科学技术和丰富的临床实践经验是医院医技工作人员的最基本要求，因此医院工作兼有知识密集型和劳动密集型的双重特点。

4. 必须展现整体性和协作性　医院是一个专业技术强、科技含量高、部门繁杂、流程交错、人员密集、系统复杂的场所，医疗、护理、行政、信息、医学工程等部门并存。医院提供的服务形式包括门诊、急诊、日间手术、住院治疗和 ICU 等。医院的医疗活动涉及临床、医技各科室，各科室又分为多种学科专业、亚专业等，这些构成了一个有机运行的整体，缺一不可，分工协作、互相配合，共同为患者提供优质、安全、有效、科学的医疗服务。

5. 充分体现时间性和连续性　时间就是生命，医院在患者需要的时候分秒必争，同时能够为患者提供连续的、不间断的医疗服务和照护。全力挽救生命是医院义不容辞的责任和使命。

6. 充分展现高风险性和不确定性　医院工作关系到人的生命安全与健康，由于疾病种类繁多，病情千变万化，个体差异很大，患病和发病过程不尽相同，医学对许多疾病的认识还是有限的，所以医疗活动具有高风险性和诸多不确定性。

7. 必须体现社会性与群众性　医院提供的服务涉及患者及其家庭，医院工作以人们对健康需求的渴望和向往为主要目标，处理好良好的医患关系是社会进步的表现之一。

8. 必须体现公平性和可及性　医院的公益性、保障性和实行人道主义是社会公平的体现。公民不分种族、性别、家庭出身、宗教信仰、受教育程度和经济状况，均应当享有公平的基本医疗服务，不断探索医院新发展模式，打通医疗服务的最后 1 公里，解决群众急难愁盼的就医服务问题。

第二节　医院管理学概述

医院管理学是管理学的分支学科，它是管理学的基本原理、基本方法和管理职能等在医疗卫生服务领域的理论与实践。

一、医院管理学的概念

医院管理（hospital management）是按照医院工作的客观规律，运用管理学理论和方法，对人、财、物、信息、时间等资源进行计划、组织、决策、协调、控制，充分发挥整体运行功能，以取得最佳综合效益的管理活动过程。

二、医院管理学的研究对象与学科体系

医院管理学的研究对象主要是医院系统及其各个层次的管理现象和规律，同时包括医院系统在社会大系统中的地位、作用和制约条件。本教材将医院管理学的学科体系分为基础篇和实践篇进行阐述。如图 1-1 所示。

三、医院管理的职能

（一）计划

医院的计划工作是指医院管理目标的确定及实现目标的途径和方法，是医院管理的首要职能。具体包括医院总体发展规划、医疗计划、药品计划、财务计划、人员调配计划、物资供应计划、设备购置计划、基建维修计划等。

（二）组织

为了实现医院的共同目标，需要建立有效性、连续性的工作系统。建立这个系统所采取的行动过程就是组织工作。医院组织工作的一般程序为确定医院目标、设置组织结构、合理配置资源、授予相应责权利、协调沟通各方关系。

（三）决策

在医院经营管理活动中贯穿着一系列的决策活动，如对办院方针、工作规划、质量控制、人事安排、干部培训、财务预算、设备更新等作出合理的决定，即决策。

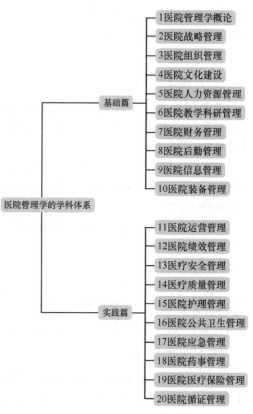

图1-1　医院管理学的学科体系

医院管理学的学科体系

基础篇
- 1 医院管理学概论
- 2 医院战略管理
- 3 医院组织管理
- 4 医院文化建设
- 5 医院人力资源管理
- 6 医院教学科研管理
- 7 医院财务管理
- 8 医院后勤管理
- 9 医院信息管理
- 10 医院装备管理

实践篇
- 11 医院运营管理
- 12 医院绩效管理
- 13 医疗安全管理
- 14 医疗质量管理
- 15 医院护理管理
- 16 医院公共卫生管理
- 17 医院应急管理
- 18 医院药事管理
- 19 医院医疗保险管理
- 20 医院循证管理

（四）协调

医院工作是多部门、多学科专业化协作的工作，必须加强协调管理。同时，医院作为卫生系统的一个组成部分，其目的从属于系统的总目的，功能与其他组成部分互补。因此，客观上还要求医院与卫生系统内其他组织相互协作，充分发挥卫生系统的整体功能。

（五）控制

医院必须在有控制的条件下运行。控制是一种有目的的主动行为。医院的各级管理人员都有控制的职责，不仅对自己的工作负责，而且必须对医院整体计划和目标的实现负责。

知识拓展

《"十四五"国民健康规划》之总体要求

（一）指导思想

坚持以习近平新时代中国特色社会主义思想为指导，全面贯彻党的十九大和十九届历次全会精神，统筹推进"五位一体"总体布局，协调推进"四个全面"战略布局，认真落实党中央、国务院决策部署，坚持稳中求进工作总基调，立足新发展阶段、贯彻新发展理念、构建新发展格局，把人民群众生命安全和身体健康放在第一位，贯彻新时代党的卫生健康工作方针，全面推进健康中国建设，实施积极应对人口老龄化国家战略，加快实施健康中国行动，深化医药卫生体制改革，持续推动发展方式从以治病为中心转变为以人民健康为中心，为群众提供全方位全周期健康服务，不断提高人民健康水平。

（二）基本原则

健康优先，共建共享。加快构建保障人民健康优先发展的制度体系，推动把健康融入所有政策，形成有利于健康的生活方式、生产方式，完善政府、社会、个人共同行动的体制机制，形成共建共治共享格局。

预防为主，强化基层。把预防摆在更加突出的位置，聚焦重大疾病、主要健康危险因素和重点人群健康，强化防治结合和医防融合。坚持以基层为重点，推动资源下沉，密切上下协作，提高基层防病治病和健康管理能力。

提高质量，促进均衡。把提高卫生健康服务供给质量作为重点，加快优质医疗卫生资源扩容和区域均衡布局，不断提升基本医疗卫生服务公平性和可及性，缩小城乡、区域、人群之间资源配置、服务能力和健康水平差异。

改革创新，系统整合。坚持基本医疗卫生事业公益性，破除重点领域关键环节体制机制障碍。统筹发展和安全，提高重大风险防范处置能力。统筹预防、诊疗、康复，优化生命全周期、健康全过程服务。发挥中医药独特优势，促进中西医相互补充、协调发展。

（三）发展目标

到 2025 年，卫生健康体系更加完善，中国特色基本医疗卫生制度逐步健全，重大疫情和突发公共卫生事件防控应对能力显著提升，中医药独特优势进一步发挥，健康科技创新能力明显增强，人均预期寿命在 2020 年基础上继续提高 1 岁左右，人均健康预期寿命同比例提高。

——公共卫生服务能力显著增强。基本建成能有效应对重大疫情和突发公共卫生事件、适应国家公共卫生安全形势需要的强大公共卫生体系，早期监测、智能预警、快速反应、高效处置、综合救治能力显著提升。

——一批重大疾病危害得到控制和消除。艾滋病疫情继续控制在低流行水平，结核病发病率进一步降低，寄生虫病、重点地方病和人畜共患病危害持续得到控制和消除，重大慢性病发病率上升趋势得到遏制，心理相关疾病发生的上升趋势减缓，严重精神障碍、职业病得到有效控制。

——医疗卫生服务质量持续改善。基层医疗卫生服务能力不断提升，全方位全周期健康服务体系逐步健全，分级诊疗格局逐步构建，中医药特色优势进一步彰显。

——医疗卫生相关支撑能力和健康产业发展水平不断提升。适应行业特点的医学教育和人才培养体系逐步健全，卫生健康科技创新能力进一步增强，卫生健康信息化建设加快推进，健康服务、医药制造等健康产业持续发展。

——国民健康政策体系进一步健全。卫生健康法律法规体系更加完善，医药卫生体制改革持续深化，保障人民健康优先发展的制度体系和健康影响评价评估制度逐步建立，卫生健康治理能力和治理水平进一步提升，如表 1-2。

表 1-2　主要发展指标

领域	主要指标	2020 年	2025 年	性质
健康水平	人均预期寿命（岁）	77.93	提高 1 岁	预期性
	人均健康预期寿命（岁）	—	同比例提高	预期性
	孕产妇死亡率（1/10 万）	16.9	≤14.5	预期性

续表

领域	主要指标	2020 年	2025 年	性质
健康水平	婴儿死亡率（‰）	5.4	≤5.2	预期性
	5 岁以下儿童死亡率（‰）	7.5	≤6.6	预期性
	重大慢性病过早死亡率（%）	16.0	≤15.0	预期性
健康生活	居民健康素养水平（%）	23.15	25.0	预期性
	经常参加体育锻炼人数比例（%）	37.2	38.5	预期性
	15 岁以上人群吸烟率（%）	25.8	23.3	预期性
健康服务	孕产妇系统管理率和 3 岁以下儿童系统管理率（%）	>85	>85	预期性
	以乡（镇、街道）为单位适龄儿童免疫规划疫苗接种率（%）	>90	>90	约束性
	严重精神障碍管理率（%）	87	≥90	约束性
	全国儿童青少年总体近视率（%）	52.7	力争每年降低 0.5 个百分点以上	约束性
	设置中医临床科室的二级以上公立综合医院比例（%）	86.75	90	预期性
健康保障	个人卫生支出占卫生总费用的比重（%）	27.7	27	约束性
	职工基本医疗保险政策范围内住院费用基金支付比例（%）	85.2	保持稳定	预期性
	城乡居民基本医疗保险政策范围内住院费用基金支付比例（%）	70	保持稳定	预期性
健康环境	地级及以上城市空气质量优良天数比率（%）	87	87.5	约束性
	地表水达到或好于Ⅲ类水体比例（%）	83.4	85	约束性
	国家卫生城市占比（%）	57.5	持续提升	预期性
健康产业	健康服务业总规模（万亿元）	—	>11.5	预期性

展望 2035 年，建立与基本实现社会主义现代化相适应的卫生健康体系，中国特色基本医疗卫生制度更加完善，人均预期寿命达到 80 岁以上，人均健康预期寿命逐步提高。

第三节 医院发展与医院管理发展

一、公立医院发展

（一）发展历程

我国公立医院的建立、发展与改革是随着相关制度的出台、完善和变更不断变化的。按照政府对公立医院的补偿政策可以将我国公立医院的建立与改革发展历程分为四个阶段。

1. 1949～1984 年的计划经济管理模式 1980 年之前，通过政府统一规划、组织和大力投入，我国已形成了包括医疗、预防、保健、康复、教学、科研等在内的比较完整的、布局合理的医疗卫生服务体系。在城市，形成市、区两级医院和街道门诊部（所）组成的三级医疗服务及卫生防疫体系；在农村，形成以县医院为龙头、以乡（镇）卫生院为枢纽、以村卫生室为基础的三级医疗预防保健网络。

1984 年 8 月，卫生部起草了《关于卫生工作改革若干政策问题的报告》，从此医改启动，核心思路是放权让利、扩大医院自主权。

2. 1985~1993 年的市场化启动阶段 1992 年 9 月，国务院下发的《关于深化卫生改革的几点意见》，提出要拓宽卫生筹资渠道，完善补偿机制；鼓励采取部门和企业投资、单位自筹、个人集资、银行贷款、社团捐赠、建立基金等多形式。

3. 1994~2008 年的市场化机制深化阶段 1997 年，中共中央 国务院发布《关于卫生改革与发展的决定》，提出改革城镇职工医疗保障制度。保险费用由国家、用人单位和职工个人三方合理负担。职工社会医疗保险实行属地管理，同时政府要切实解决好医疗机构的补偿问题。

1998 年，国务院发布《关于建立城镇职工基本医疗保险制度的决定》，决定在全国范围内进行城镇职工医疗保险制度改革。

2000 年，国务院体改办、国家计委、国家经贸委、财政部、劳动保障部、卫生部、药品监管局、中医药局发布《关于城镇医药卫生体制改革的指导意见》，提出建立新的医疗机构分类管理制度，将医疗机构分为非营利性和营利性两类进行管理。

4. 2009 年至今新医改阶段 2009 年 4 月，中共中央 国务院《关于深化医药卫生体制改革的意见》正式发布，提出要有效减轻居民就医费用负担，切实缓解"看病难、看病贵"的近期目标，以及建立健全覆盖城乡居民的基本医疗卫生制度，为群众提供安全、有效、方便、价廉的医疗卫生服务的长远目标。

2013 年 11 月，中国共产党第十八届中央委员会第三次全体会议通过《中共中央关于全面深化改革若干重大问题的决定》，明确指出深化基层医疗卫生机构综合改革，健全网络化城乡基层医疗卫生服务运行机制。加快公立医院改革，落实政府责任，建立科学的医疗绩效评价机制和适应行业特点的人才培养、人事薪酬制度。

2015 年 3 月，国务院办公厅印发的《全国医疗卫生服务体系规划纲要（2015—2020年）》指出，医疗服务体系碎片化问题依然突出，并提出了构建整合型医疗服务体系的政策构想，强调公立医院是我国医疗服务体系的主体，应当充分发挥其在基本医疗服务提供、危急重症和疑难病症诊疗等方面的骨干作用。

2015 年 9 月，国务院办公厅发布《关于推进分级诊疗制度建设的指导意见》，对分级诊疗任务目标做了部署。提出到 2017 年，分级诊疗政策体系逐步完善，医疗卫生机构分工协作机制基本形成，优质医疗资源有序有效下沉，以全科医生为重点的基层医疗卫生人才队伍建设得到加强、医疗资源利用效率和整体效益进一步提高，基层医疗卫生机构诊疗量占总诊疗量比例明显提升，就医秩序更加合理规范。

2017 年 7 月，国务院办公厅发布《关于建立现代医院管理制度的指导意见》，从医院管理制度、医院治理体系、医院党的建设 3 个方面重点阐述了我国建立现代医院管理制度的要求与措施。

2018 年 4 月，国务院办公厅印发《关于促进"互联网+医疗健康"发展的意见》，提出健全"互联网+医疗健康"服务体系。

2020 年 3 月，中共中央 国务院发布《关于深化医疗保障制度改革的意见》，重点就减轻群众就医负担、增进民生福祉、维护社会和谐稳定的重大制度安排，深入贯彻党的十九大关于全面建立中国特色医疗保障制度的决策部署，着力解决医疗保障发展不平衡不充分的问题。

2021 年 6 月，国务院办公厅发布《关于推动公立医院高质量发展的意见》，从总体要求和构建公立医院高质量发展新体系，引领公立医院高质量发展新趋势，提升公立医院高质量发展新效能，激活公立医院高质量发展新动力，建设公立医院高质量发展新文化以及坚持和加强党对公立医院的全面领导等提出意见。

2022年10月，党的二十大报告明确提出推进健康中国建设。人民健康是民族昌盛和国家强盛的重要标志。把保障人民健康放在优先发展的战略位置，完善人民健康促进政策。深化医药卫生体制改革，促进医保、医疗、医药协同发展和治理。促进优质医疗资源扩容和区域均衡布局，坚持预防为主，加强重大慢性病健康管理，提高基层防病治病和健康管理能力。深化以公益性为导向的公立医院改革，规范民营医院发展。

2023年3月，中共中央办公厅、国务院办公厅印发《关于进一步完善医疗卫生服务体系的意见》，提出优化资源配置，加强人才队伍建设，推进能力现代化；加强分工合作，促进分级诊疗，推进体系整合化；提高服务质量，改善服务体验，推进服务优质化；加强科学管理，压实责任，推进管理精细化；深化体制机制改革，提升动力，推进治理科学化等意见。

2023年7月，国家卫生健康委等印发《深化医药卫生体制改革2023年下半年重点工作任务》，提出促进优质医疗资源扩容和区域均衡布局，深化以公益性为导向的公立医院改革，促进多层次医疗保障有序衔接、推进医药领域改革和创新发展、健全公共卫生体系、发展壮大医疗卫生队伍的具体要求。

（二）发展方向

1. 继续维护公益性　建立现代医院管理制度，要坚持以人民健康为中心，坚持公立医院的公益性，坚持政事分开、管办分开，坚持分类指导，鼓励探索创新，把社会效益放在首位，实行所有权与经营权分离，实现医院治理体系和管理能力现代化。公立医院的改革就是维护公益性，公立医院不应以医院本身的利益作为唯一的选择，而是应该以社会的目标作为最终的选择。

2. 持续调动积极性　在坚持公立医院的公益性的同时，还要调动医院及医务人员的积极性，使医院从逐利的积极性回归为以医疗保障为目标，坚持公益性的积极性。

3. 大力保障可持续性　公立医院运行新机制和决策、执行、监督相互协调、相互制衡、相互促进的治理机制，促进社会办医健康发展，推动各级各类医院管理规范化、精细化、科学化，基本建立权责清晰、管理科学、治理完善、运行高效、监督有力的现代医院管理制度。

4. 追求更高质量发展　国务院办公厅《关于推动公立医院高质量发展的意见》《公立医院高质量发展促进行动（2021—2025年）》等重磅文件先后出台，进一步为公立医院高质量发展明确了路径。最重要的是合理配置资源，从粗放型向精细化管理转变，从注重物质资源向人才技术转变。不断提升公立医院技术创新能力，加强基础和临床研究，重视复合型医学人才培养，推动关键领域科技创新和成果转化。

5. 加强信息化支撑作用　推动云计算、大数据、物联网、区块链、第5代移动通信（5G）等新一代信息技术与医疗服务深度融合。推进电子病历、智慧服务、智慧管理"三位一体"的智慧医院建设和医院信息标准化建设。大力发展远程医疗和互联网诊疗。推动手术机器人等智能医疗设备和智能辅助诊疗系统的研发与应用。

二、非公立医院发展

（一）发展历程

我国社会办医大致分两个阶段：

第一阶段为改革开放至 2009 年新医改，即初步开放平稳发展阶段，这一阶段的划分依据为 1980 年个体医生行医的合法化及国家对社会办医的提倡。

1978 年改革开放以来，医疗领域也开始允许公有制为主体多种所有制经济共同发展的局面存在，社会办医开始逐渐兴起。1980 年国务院提出允许个体医生开业，1985 年提出民办机构可以多种形式参与公办医疗机构改革，1997 年提出将社会办医定位为医疗卫生服务体系的补充力量。

第二阶段为 2009 年新医改至今，即大力鼓励支持阶段，这一阶段的划分依据为新医改以来国家发布多条政策文件开始鼓励社会办医。政策从宏观到微观，鼓励和支持政策更加细化，从准入、融资、税收、医保等多方面给予社会办医优惠和支持，逐步解决社会资本举办医疗机构过程中遇到的难题，为社会办医创造了良好的外部政策条件。

2013 年国务院发布的《关于促进健康服务业发展的若干意见》指出，我国医疗卫生服务体系更加完善，形成以非营利性医疗机构为主体、营利性医疗机构为补充，公立医疗机构为主导、非公立医疗机构共同发展的多元办医格局，进一步明确非公立医院的发展目标。

2019 年 6 月，国家卫生健康委、国家发展改革委等十部委联合印发《关于促进社会办医持续健康规范发展的意见》指出：社会办医疗机构是我国医疗卫生服务体系的重要组成部分，是满足不同人群医疗卫生服务需求并为全社会提供更多医疗服务供给的重要力量。要加大政府支持社会办医力度、推进"放管服"，简化准入审批服务、公立医疗机构与社会办医分工合作、优化运营管理服务、完善医疗保险支持政策、完善综合监管体系。

2020 年 8 月，国家卫生健康委、国家中医药管理局联合发布了《"民营医院管理年"活动方案》提出规范民营医院执业行为，提升民营医院管理的规范化、科学化和专业化水平，保障民营医院医疗质量和医疗安全，促进社会办医持续健康发展，维护人民群众健康权益的具体方案。

（二）发展方向

1. 完善竞争机制　政府要引导社会办医疗机构打造自身特色，支持其积极承担公益性职责；找准市场定位，确定正确的发展方向，避免提供重复性、低质量的医疗服务；实现差异化、多样性发展，提升竞争力。卫生健康主管部门应创新监管机制，净化行业环境。加强日常监管，提高违法成本，剔除不合法的社会办医疗机构。配合《医疗机构投诉管理办法》的实施，完善患者的投诉渠道，多层次、多方位调节，为社会办医创造良好的就医环境和舆论氛围。

2. 提高服务能力　社会办医模式的多元化，客观上要求他们更新管理思想、转变管理观念，实现从野蛮式、粗放式发展向精细化、集约化发展的转变。社会办医疗机构需要建立科学先进的管理观念，严格依法执业。应以内涵建设为抓手，严格规范在诊疗过程中的行为，落实相关医疗质量安全核心制度，切实提高服务水平和医疗质量。社会医疗机构应结合自身背景和市场需求，明确市场定位，寻找正确的业务方向，打响品牌口碑，创造差异化竞争优势。

3. 突破人才瓶颈 增强医生合理自由流动，充分发挥医师"多点执业"制度的作用，另外，社会办医疗机构要完善自身"造血"功能，在保证社会办医疗机构在人才引进、职称评定、薪资福利、学术发展等方面与公立医疗机构享受同等待遇的同时，还要建立优秀的医院文化，理解并尊重卫生人员，给予其宽松向上的工作环境，才真正有可能改善社会办医疗机构卫生人员短缺的现状。

4. 纳入区域卫生规划和医疗机构设置规划 切实落实政府办医责任，合理制定区域卫生规划和医疗机构设置规划，明确公立医疗机构的数量、规模和布局，坚持公立医疗机构面向城乡居民提供基本医疗服务的主导地位。同时，鼓励企业、慈善机构、基金会、商业保险机构等以出资新建、参与改制、托管、公办民营等多种形式投资医疗服务业。大力支持社会资本举办非营利性医疗机构、提供基本医疗卫生服务。进一步放宽中外合资、合作办医条件，逐步扩大具备条件的境外资本设立独资医疗机构试点。各地要清理取消不合理的规定，加快落实对非公立医疗机构和公立医疗机构在市场准入、社会保险定点、重点专科建设、职称评定、学术地位、等级评审、技术准入等方面同等对待的政策。对出资举办非营利性医疗机构的非公经济主体的上下游产业链项目，优先按相关产业政策给予扶持。鼓励地方加大改革创新力度，在社会办医方面先行先试，国家选择有条件的地区和重点项目作为推进社会办医联系点。

5. 支持力度不断加大

（1）放宽举办主体要求。建立公开、透明、平等、规范的社会办医准入制度。

（2）放宽服务领域要求。凡是法律法规没有明令禁入的领域，都要向社会资本开放。

（3）放宽大型医用设备配置。各地要科学制定本地区大型医用设备配置规划，严格控制公立医疗机构配置，充分考虑非公立医疗机构的发展需要，并按照非公立医疗机构设备配备不低于 20% 的比例，预留规划空间。

（4）完善配套支持政策。按照国家有关法律法规和政策规定，在当地政府的统一领导下，各级行政管理部门要加强与有关部门的协调和沟通。

三、医院管理发展趋势

（一）完善医院管理制度

制定医院章程，规范内部治理结构和权力运行规则，提高医院运行效率。健全医院决策机制，保证党组织意图在决策中得到充分体现，发挥专家治院作用。健全民主管理制度，职工参与民主决策、民主管理和民主监督。健全医院医疗质量安全、人力资源、财务资产、绩效考核、人才培养培训、科研、后勤、信息等管理制度，提高医院科学管理水平。加强医院文化建设，塑造行业清风正气。全面开展便民惠民服务，构建和谐医患关系。

（二）建立健全医院治理体系

明确政府对公立医院的举办职能，积极探索公立医院管办分开的多种有效实现形式，统筹履行政府办医职责。明确政府对医院的监管职能，建立综合监管制度，强化卫生行政部门医疗服务监管职能，发挥医保对医疗服务行为和费用的调控引导与监督制约作用。落实公立医院内部人事管理、机构设置、中层干部聘任、人员招聘和人才引进、内部绩效考核与薪酬分配、年度预算执行等经营管理自主权。加强社会监督和行业自律，探索建立第三方评价机制。

（三）加强医院党的建设

加强医院党的建设是建立健全现代医院管理制度的重要内容，是坚持以人民为中心、确保医院公益性的根本保证，是当前医院改革发展一切工作的中心主线，对全面落实党的新时代卫生与健康工作方针、实施健康中国战略具有重要意义。充分发挥医院党委的领导核心作用，全面加强医院基层党建工作，积极探索发挥党建"把方向、管大局、做决策、促改革、保落实"五大职能作用，引领医院统筹实施"领航工程、人才工程、强基工程、清廉工程、文化工程"五大工程建设。

（四）强化医院运营管理

健全运营管理组织体系，以全面预算管理为核心，强化内部风险控制，完善内控体系，建立医院运营管理信息集成平台，实现运营管理数据监控评价和动态反馈，促进业务管理与运营管理充分融合，为管理决策提供数据支持，全面提升医院运营管理效率效益。

（五）数字化、智能化赋能医院管理

以大数据、物联网、区块链、互联网+、人工智能等技术为支撑，重塑医院管理的关键业务与环节，推动医院管理与数据的深度结合，使医院决策与管理向科学化、精细化转变，促进医院总体业务提质增效。

（六）多部门协作，多学科融合

随着社会的不断发展，越来越激烈的竞争环境，导致单一部门和学科越来越难以胜任复杂的医院管理工作。各部门结合具体问题通过科学的分工与协作，利用管理学、统计学、流行病学、心理学、计算机科学等学科知识，才能胜任复杂的医院管理问题，加速了多学科知识在医院管理领域中的应用与融合。

【本章小结】

现代医院管理制度是中国特色基本医疗卫生制度的重要组成部分。本章通过学习医院和医院管理学的相关概念，研究对象学科体系，医院管理的职能及发展等知识点，使学生对医院管理学有具体的了解和认识，从而初步具备运用医院管理理论指导医院管理实践的思维和能力，培养未来从事医院管理工作的综合素质和管理理念。

实训案例 I

我国医院的"十三五"发展回顾和"十四五"战略展望

［引言］

2021年国务院办公厅《关于推动公立医院高质量发展的意见》（以下简称《意见》）中明确指出，公立医院改革发展作为深化医药卫生体制改革的重要内容，取得重大阶段性成效，为持续改善基本

医疗卫生服务公平性可及性、防控新冠等重大疫情、保障人民群众生命安全和身体健康发挥了重要作用。

[主要内容]

"十三五"期间公立医院取得较大发展，有研究和统计数据显示，2018年我国共有医院33 009家，在数量构成比上，民营医院于2015年首次超过公立医院，占到我国医院总数的一半以上。从医院等级上，三级医院中公立医院占比高达88.8%，而民营医院仅占11.2%；从医院规模上，有42.8%的公立医院床位超过300张，95.9%的民营医院床位少于300张。在人力资源方面，卫生技术人员612.9万人，医护比为1∶1.5，小于亚洲平均医护比和世界卫生组织（WHO）建议的标准1∶2。在学历方面执业（助理）医师中有71.7%为本科及以上学历，注册护士中大专及以下学历占76.4%。在职称构成方面，55.3%的执业（助理）医师拥有中级及以上职称，而护士初级职称人数最多，高达72.1%。在医疗服务方面，2018年总诊疗人次数达到35.8亿次，入院人数达到2亿人。在服务利用方面，我国医院病床使用效率一直处于高效率状态，病床使用率始终高于80%。在卫生经费方面，我国各类医院的生存与发展主要是靠医疗事业收入维持，政府虽然是公立医院出资人，但财政补贴仅占总收入的9.5%。

到2019年我国共有34354家医疗卫生机构。根据医院等级比较，三级医院中公立医院占比高达87.4%，而民营医院占12.6%；根据床位数比较，44.5%的公立医院床位数超过300张，而民营医院中床位数超过300张的仅占4.4%。医疗机构中，大专及以下工作人员占比超过一半，为61.6%。其中，执业（助理）医师研究生学历仅为13.6%；注册护士学历大多为大专及以下，占比达76.2%；管理人员研究生学历仅为5.5%。三级医院共诊疗人次达205 701.2万人次，占比达53.5%，其中综合医院共诊疗人次达277 879.5万人次，占比达72.3%。

由此可见，"十三五"期间我国公立医院改革成效斐然，大型综合性公立医院仍是我国卫生健康行业的支撑。虽然民营医院的数量已超过公立医院，但是等级低、规模小，发展空间仍较大；同时也存在卫生技术人员内部结构不平衡，收入过多依靠医疗服务以及人员经费投入占比较大等问题。

有学者提出"十四五"期间我国医院发展战略，一是要建立与国际医院管理模式接轨、体现中国特色的现代医院管理制度；二是要以公立医院为核心的整合型医疗服务体系构建与运行机制的设计；三是要完善防控时代的医院平战结合体系建设，提高应急保障能力；四是要"互联网+医疗健康"战略背景下医院服务模式的变革；五是要推进人才优势化，激发人才创新活力；六是要提升国际化、信息化水平。这与《意见》的要求，通过加强临床专科建设、推进医学技术创新、推进医疗服务模式创新、强化信息化支撑作用，成为引领公立医院高质量发展新趋势相吻合。

[案例小结]

本案例通过列举"十三五"期间公立医院发展在数量构成比、医院等级、医院规模、人力资源配置、医疗服务方面的成绩和不足，对照国务院办公厅《关于推动公立医院高质量发展的意见》，提出"十四五"期间我国医院发展战略的思考。

[问题思考]

1. 案例中列举的"十三五"期间我国医院发展的优势和不足对未来医院管理有何启示？

2. 根据案例如何理解"十四五"期间我国医院发展战略与重点方向助推健康中国建设？

紧扣高质量发展，促进公立医院改革

[引言]

为落实《关于推动公立医院高质量发展的意见》，国家卫生健康委、国家中医药管理局联合印发《公立医院高质量发展促进行动（2021—2025 年）》（以下简称《行动》）。在"十四五"期间，高举公益性旗帜，坚持新发展理念，以改革创新为动力，以高水平公立医院为引领，以学科、人才队伍和信息化建设为支撑，以医疗质量、医疗服务、医学教育、临床科研、医院管理提升为重点，以公立医院高质量发展指数为标尺，推动我国公立医院医疗服务和管理能力再上新台阶。

[主要内容]

《行动》的重点任务包括建设高水平公立医院网络、临床重点专科群、高质量人才队伍、"三位一体"智慧医院四项建设任务和实施医疗质量提升行动、患者体验提升行动、医院管理提升行动、临床科研提升行动四个能力提升行动。通过打造一批医疗技术顶尖、医疗质量过硬、医疗服务高效、医院管理精细、满意度较高的公立医院，推动我国公立医院整体进入高质量发展阶段。到 2025 年，初步构建与国民经济和社会发展水平相适应，与居民健康新需求相匹配，上下联动、区域协同、医防融合、中西医并重、优质高效的公立医院体系，为落实基本医疗卫生制度提供更加有力的保障。

2024 年 1 月 11 日至 12 日，全国卫生健康工作会议在京召开。面对经济社会发展新机遇、新挑战，公立医院高质量发展继续往深处走。紧扣公立医院高质量发展新形势、新任务，各地在全面提升医疗质量上快速行动起来，紧扣公立医院改革高质量发展出实招。

一是更加突出内涵式发展，推动高质量发展走深走实。例如，吉林对标国家质控中心设置分类，按照成熟一个、建设一个的原则，在全省 45 个质控中心的基础上，再遴选部分专业质控中心，进一步完善省级临床质控体系建设，持续提升医疗服务质量。

二是更加注重人才技术要素，优化医院人员结构。例如，湖北将推动公立医疗机构的编制更多向护士倾斜；同时，在急危重症护理、新生儿护理、创伤护理等技术要求高的领域，探索开创护理专科门诊，不断激发护理人员积极性。

三是更加注重以患者为中心，强化临床专科能力建设。例如，天津聚焦能力提升，以优质医疗服务供给增强人民群众就医获得感；大力加强临床专科能力建设，提升心脑血管疾病、恶性肿瘤等重大疾病救治水平，加强精神科、儿科、麻醉科等薄弱专科能力建设，完善重症医学科等科室建设管理规范和标准；推进急诊急救体系建设，着力发展胸痛、卒中、创伤、危重孕产妇、危重新生儿和中毒"六大中心"，打造快速、高效、精准、有序的急救体系。

四是更加发挥好信息化的驱动引领作用，推动公立医院高质量发展。例如，北京建成的全市统一预约挂号平台覆盖 270 家二级以上医疗机构，其中 110 家三级医院已全部实现医保移动支付、检验检查报告及医疗影像在线查询等功能。后续还将继续推进信息化建设，完善 20 多个应用场景，实现在手机端就能获取患者诊疗信息、了解医院和政府的决策等。

五是更加强化政策供给，全面提升公立医院能力。上海已出台科技创新、体系建设、能力提升和综合保障等方面的 24 条支持政策，分层分类推进国家、上海市公立医院高质量发展试点和示范项目建设；市级医院建设研究型医院和健康服务高地；区级综合医院以紧密型医联体为路径，打造"家门口"的好医院；社区卫生服务中心做实"全专结合""医防融合"，为居民提供全生命周期健康服务。

[案例小结]

本案例紧扣《公立医院高质量发展促进行动（2021—2025年）》提出的公立医院高质量发展新形势、新任务，列举各地在全面提升医疗质量出实招，包括突出内涵式发展、注重人才技术要素、强化临床专科能力建设、发挥信息化驱动引领作用、强化政策供给等方面，提供优质高效的医疗卫生服务，不断增强人民群众就医获得感、幸福感、安全感。

[问题思考]

1.如何理解《行动》对推动公立医院实现高质量发展，进一步强化公立医院公益性的重要作用？

2.通过案例的材料，思考《行动》对提供优质高效的医疗卫生服务，不断增强人民群众就医获得感、幸福感、安全感有哪些积极意义。

（汤 榕 党媛媛 许 鹏）

第二章　医院战略管理

【学习目标】

知识目标：掌握医院战略管理的概念与特点、实施医院战略管理的意义、医院战略制订过程、医院战略的实施、医院战略控制等知识点；熟悉战略方案的常见类型，战略方案评价与选择的常用方法；了解战略管理的理论与发展，我国医院战略管理的现状等内容。

能力目标：具备运用战略管理理论指导医院战略管理实践的能力，并能选择科学的方法分析、制订、评估适合医院发展的战略规划。

素质目标：在医院管理工作中形成始终坚持把维护人民健康权益放在首位的理念，并培养战略思维，不断增强工作的原则性、系统性、预见性和创造性。

战略是具有全局性、长远性、根本性的重要谋划与方略，医院战略则关系医院前途命运，在医院管理中处于核心地位。在社会需求和市场竞争态势不断变化的环境下，医院如何运筹帷幄，决胜于千里之外取决于医院能否适应内外部环境的变化，从而制订出合理的发展战略。因此，战略管理对于医院而言，意义重大。强化医院战略管理能力，提高医院战略管理水平，有利于优化医院战略决策，推动医院高质量发展。

第一节　医院战略管理概述

一、战略管理的概念与特点

（一）战略的概念

战略一词来源于军事，古称"韬略"，指对战争全局的筹划和谋略。在中国，"战略"一词历史久远，"战"指战争，略指"谋略"。现在，"战略"一词被引申至政治领域和经济领域，其含义演变为泛指统领性的、全局性的、左右胜败的谋略、方案和对策。

战略（strategy）：组织为了实现长期的生存和发展，在综合分析组织内部条件和外部环境的基础上做出的一系列带有全局性和长远性的谋划。在理想情况下，它应使资源与变化的环境相适应，尤其使其与市场、消费者或者客户相匹配，以便达到所有利益相关者的预期。

（二）战略管理的概念

早在1965年，美国学者伊戈尔·安索夫（Igor Ansoff）在《公司战略》（*Corporate Strategy*）一书中正式提出了"战略管理"的概念，并进一步提出了战略规划的安索夫模型。他认为理性化发展目标通常包括三个方面的内容：生存目标、双赢目标和可持续发展目标。

战略管理的本质与其他管理是不同的。具体的管理经常是处理许多经营控制问题，如产品的高效生产、销售人员的管理、对财务进行监控等。这些工作是在战略指导下，在相应环境状况下，组织管理的一部分。实际上，很多管理者大部分时间是在进行经营控制。那么战略管理是什么？战略管理是在充分占有信息基础上的一个决策和实施过程，包括三个相关联的主要阶段，即战略分析阶段、战略选择阶段、战略实施阶段。具体来说，战略管理的定义可以界定为：为实现组织的愿景、使命和战略目标，科学地分析组织的内外部环境与条件，制订战略决策，通过分析、选择并实施战略方案，控制战略绩效的动态管理过程。

（三）战略管理的特点

1. 全局性 战略管理应服务于组织的整体目标，根据组织的总体发展需要制订总的行动方针和纲领，并协调好内部各要素之间的关系，即要求局部利益服从整体利益。

2. 指导性 战略管理不是具体细致的工作安排，而是对具体工作的原则性指导，是行动的指南，是一切经营、管理活动的基础，制约着经营管理中的一切具体行为。

3. 长期性 组织的战略规划通常是对组织未来较长时间内（3 年、5 年或 5 年以上），就其如何生存和发展等一系列问题进行统筹规划。

4. 稳定性 组织战略一旦制订出台，就应在较长的一段时间内保持相对的稳定性，从而才能更好地服务于组织的长期发展。

5. 适应性 组织战略是在对组织的内外环境进行充分分析的基础上得出来的，是适应组织内外环境特点的计划。

6. 动态性 组织战略制订后，也不是一成不变的，需要在组织内外环境发生重大变化时，适时作出调整。由于组织外部的环境是复杂多变的，所以组织应根据内外部变化的环境及时、科学地调整自己的发展战略。

7. 风险性 战略管理站在顶层、统揽全局、谋划未来，管理的是面向未来的复杂系统。而未来充满着不确定性，战略管理水平的高低决定于对不确定性的管理能力，这就导致战略决策具有一定程度上的风险性。

8. 连续性 战略管理是一个从计划、实施到评估的连续过程，通过反馈，开始新一轮的战略过程。

9. 全员性 战略的制订通常是组织领导层的工作，但在战略实施的过程中必须有全体成员的参与和认同，才能使组织战略通过组织行为表现出来。

（四）战略管理的理论与发展

无论是在管理理论还是管理实践中，战略管理理论皆占据着十分重要的地位。从发展的先后顺序上看，它大体可以分为：以环境为基点的经典战略管理理论，以产业（市场）结构分析为基础的竞争战略理论和以资源、知识为基础的核心竞争力理论。

1. 以环境为基点的经典战略管理理论 20 世纪 60 年代初，美国著名管理学家钱德勒（Chandler）的《战略与结构：美国工商企业成长的若干篇章》一书的出版，首开企业战略问题研究之先河。在这部著作中，钱德勒分析了环境、战略和组织结构之间的相互关系。他认为，企业经营战略应当适应环境和满足市场需要，而组织结构又必须适应企业战略，随着战略变化而变化。因此，他被公认为研究环境—战略—结构之间关系的第一位管理学家。该理论的主要特点有：

（1）企业战略的基点是适应环境。

（2）企业战略的目标在于提高市场占有率，企业战略适应环境变化旨在满足市场需求，获取理想的市场占有率，这样才有利于企业生存与发展。

（3）企业战略的实施要求组织结构适时变化并与组织内外部环境相适应。

2. 以产业（市场）结构分析为基础的竞争战略理论　竞争战略理论指出了企业在分析产业（市场）结构竞争环境的基础上制订竞争战略的重要性，从而有助于企业将其竞争战略的眼光转向对有吸引力的产业的选择上。然而，同经典战略理论一样，竞争战略仍缺乏对企业内在环境的考虑，因而无法合理地解释下列问题：为什么在无吸引力的产业中仍能有盈利水平很高的企业存在，而在吸引力很高的产业中却又存在经营状况很差的企业？受潜在高利润的诱惑，企业进入与自身竞争优势毫不相关的产业进行多元化经营，最终这些企业缘何大多以失败告终等。迈克尔·波特后来对此缺陷有所认识，于是在《竞争优势》一书中，从企业的内在环境出发，提出以价值链为基础的战略分析模型，试图弥补原有理论的不足。但是，就价值链的分析方法而言，它几乎涉及企业内部所有方面，存在着对主要方面（如特定技术和生产方面）重视不足的局限性。在这样的情形下，以资源、知识为基础的核心竞争力理论便迅速发展起来。

3. 以资源、知识为基础的核心竞争力理论　该理论认为，企业经营战略的关键在于培养和发展企业的核心竞争力。所谓核心竞争力是"组织中的积累性学识，特别是关于如何协调不同的生产技能和有机结合多种技术流的学识"。因此，核心竞争力的形成要经历企业内部资源、知识、技术等的积累、整合过程。只有通过这一系列的有效积累与整合，形成持续的竞争优势后，才能为获取超额利润提供保证。很明显，该理论着重强调的是企业内部条件对于保持竞争优势以及获取超额利润的决定性作用。这表现在战略管理实践上，要求企业从自身资源和能力出发，在自己拥有一定优势的产业及其关联产业进行多元化经营，从而避免受产业吸引力诱导而盲目地进入不相关产业经营。

二、医院战略的概念与层次

（一）医院战略的概念

医院战略（hospital strategy）：医院根据激烈变化、严峻挑战的外部环境及内部资源和能力状况，在符合医院使命的条件下，为求得长期生存和不断发展而进行的总体性谋划。

知识拓展

差异化战略　民营医院的明智之举

差异化战略最早由迈克尔·波特提出，是指医院在遵循医疗服务诊疗规范的前提下，从医疗服务内容、医疗服务形式和医疗服务渠道等方面提供与其他医院不同的医疗服务，突出自身医疗服务的特色，满足患者的多层次和多样化的医疗服务需求，使医院在医疗服务市场中获得竞争优势。对于民营医院而言，实施差异化战略有利于提升其核心竞争力。

1. 实施差异化战略，有利于满足患者的多样化就医需求　随着中国经济的持续发展，民众生活水平的日益提高，对医疗保健的关注度也不断上升。由于收入水平和消费观念的差异，公众的医疗需求逐渐呈现出多样化和个性化的趋势，这为民营医院提供了机遇。民营医院的就医环境和员工服务态度优于公立医院，而且用人方式灵活，能够高薪聘请相关领域的专家，满足患者的个性化、差异化需求。实施差异化战略可以突出医院在技术、人才、服务、管理等方面的独特优势，形成服务特色，提高服务质量，改善服务态度，提高患者的满意度，树立品牌形象，增强患者对医院的信任感，降低患者对价格的敏感度，从而更好地满足公众个性化、差异化的医疗需求。

2. 实施差异化战略，有利于培育医院的核心竞争力　医院的核心竞争力使其能在竞争中取得优势，民营医院相对公立医院在多方面处于劣势且难获外部资金支持，可通过实施差异化战略提升服务能力与水平，结合集中打造特色强项和重视人力资源开发等措施培育核心竞争力，提升大众对医院的认可度。

（二）医院战略的层次

医院战略可以分为总体战略、业务战略和职能战略三个层次。

1. 总体战略　是一个医院的整体战略总纲，是医院最高管理层指导和控制医院的一切行为的最高行动纲领，是为实现医院总体目标而对医院未来发展的总方向所进行的长期的、总体性的谋划，即根据医院的总体目标选择经营领域和发展方向。

2. 业务战略　也称事业部战略，或者是分公司战略。业务战略是在总体战略指导下，各个经营单位制订的部门战略，是总体战略之下的子战略。具体而言，是在总体战略的指导下，医院具体科室的经营计划和方略，业务战略侧重着眼于专业科室的局部战略问题。

3. 职能战略　是为贯彻、实施和支持总体战略与经管单位战略而在医院特定的职能管理领域制订的战略，是医院主要职能的短期战略。它是医院职能部门创建和有效运用研究开发、医疗服务、财务运营、人力资源等方面的战略。

三、医院战略管理的概念与特点

（一）医院战略管理的概念

医院战略管理（hospital strategic management）：医院为了长期的生存和发展，在充分分析医院外部环境和内部条件的基础上，确定和选择医院战略目标，并针对目标的落实和实现进行谋划，进而依靠医院内部能力将这种谋划和决策付诸实施的过程。主要任务包括：提出医院的使命和愿景，明确医院的方向性战略后，制订医院职能战略，把长远的、全局性的战略和目标落实到医院具体部门的日常工作中。

（二）医院战略管理的特点

医院战略管理主要涉及医院的方向性问题，如医疗服务领域的选择、医院规模的扩大等，是有关医院未来发展的全局性谋划和决策；战略管理追求医院的长期生存、发展和战略竞争力的提高，重视医院的长远利益和发展潜力；战略管理以复杂多变的经营环境为前提，注重监测医院外部环境的变化，制订有效的战略计划，利用有限的资源，保证医院在变动的环境中生存和发展。

战略管理不同于经营管理。经营管理是医院在方向既定的情况下组织好管理和服务，有一套比较稳定的规章制度和程序；主要追求目前的经营成果和利益，以稳定的经营环境为前提，重点放在日常的经营活动上。这种职能性管理是医院必不可少的，但医院是由具有执行不同职能的部分所组成的统一整体，如何将医院的各个职能部门协调一致，有机地结合起来运作，就需要战略管理来发挥作用。战略管理从医院整体、全局的角度出发，综合运用职能管理功能，处理涉及医院宏观层面的管理问题，使医院的管理工作达到整体最优。

四、医院实施战略管理的意义

医院战略管理是一种以思想创新为特征的全局性、长期性的医院管理方法，全局性是基于医院发展的大环境确定策略，长期性是指医院要有变化的思维，从长远的角度审视医院战略。在社会需求和市场竞争态势不断变化的环境下，实施战略管理对我国医院的改革和发展具有重要的现实意义，主要包括：

（1）战略管理有利于提高医院管理的前瞻性和效能。战略管理能促使医院管理者更长远、全面地思考医院发展与社会承受能力的关系，降低医疗成本，优化医疗服务，提高管理效能。

（2）战略管理能确保医院的可持续发展。战略管理能指导管理者结合环境的机遇与自身条件作出正确评判，制订符合社会需要和医院自身条件的发展目标，保持医院的稳定经营。

（3）战略管理可以优化医院的资源重组。在医疗体制改革不断深入的今天，医院的重组无法避免，从战略的高度审视医院间的优势、劣势，选择合适的重组方案，合理配置医疗资源，形成结构合理、优势互补、功能齐全、效率优先的医疗机构。

（4）战略管理可以提高医院运行效率。随着我国医疗市场的逐渐开放，医院的发展将更多地取决于市场的作用和医院自身的力量，战略管理有助于医院充分发挥现有资源的使用率，提高运营效率，提供优质、高效的医疗卫生服务。

第二节　医院战略制订过程

一、我国医院战略管理现状

随着市场竞争的不断加剧和环境的复杂化以及医药卫生体制改革的深化，医院生存与发展的内外环境发生深刻变化，因此医院战略管理的必要性日益凸显。当前，医院均有为长期发展制订战略的想法，从发展态势来看，医院对战略管理越来越重视。但目前，我国医院战略管理仍存在"生搬硬套"现象，缺乏系统的医院战略管理理论指导等。具体体现在以下几个方面：

（一）医院战略管理意识薄弱

许多医院的领导没有系统的管理学理论知识，对战略管理重视不够，医院没有形成一种战略管理的观念，缺乏足够的竞争及危机和效率意识，对医院在总体、长期和全局层面上的发展认识不足。许多医院只有针对医院存在的问题或优势比较明显的一方面提出以后的发展计划及相关策略，而没有对医院所处的市场环境、医院本身的发展情况及医院的发展前景进行分析，提出符合医院自身发展的医院整体发展战略。

（二）医院战略分析亟待加强

医院要制订能够促进其长期稳定发展的战略，必须先对医院所处的内、外部环境进行科学分析，而目前许多医院的发展战略是由医院领导自己制订的，并没有经过专门的团队通过对相关法律法规、国家相关政策、社会的经济发展水平、医院所处的医疗卫生市场需求、医院所在的区域发展、医院内部发展等因素进行科学的分析，从而根据医院面临的机会、威胁、优势、劣势等制订符合医院自身发展的医院战略。

（三）医院没有制订符合自身发展的总体发展战略

有些医院只是提出了发展目标，没有制订医院的整体发展战略及规划，对医院发展战略的研究没有形成科学、系统的战略方案，没有把医院的发展战略上升到理论层面。

（四）医院发展战略没有真正落实到位

有些医院制订的发展战略没有形成一套从医院院长等高层管理者到普通的基层员工如何实施的相关措施和策略，没有真正地落实到位，使医院的战略思想深入到医院的基层员工中，大部分基层员工甚至中层管理者对医院的发展战略不关心，甚至不知道医院是否存在发展战略，在医院进行战略管理的过程中没有形成一种主人翁意识。

（五）战略过于僵化或缺乏稳定性

战略是为了实现组织目标而进行的总体性、全局性和指导性的谋略，具有全局性、宏观性、长期性、稳定性等特点。在战略实施过程中，医院不能不顾环境的改变或突发事件的发生而一味地坚持战略的实施，应该保持一定的弹性。但发展战略还具有稳定性，因此医院在战略实施过程中，也不能随着环境的改变而随意改变医院的整体发展战略；目前有些医院在战略实施的过程中，如果医院的主要领导发生了更换，就会停止原有战略的实施，而重新制订一个新的发展战略，甚至改变医院的定位和主要发展方向，这就严重影响了医院的长远发展。

今后应增强医院领导层的战略管理意识，认识到医院战略管理的重要性，通过对宏观环境、医疗卫生服务市场和医院所处的内外部环境进行分析，找出自身竞争优势和核心竞争力，明确市场定位，继续强化战略管理的实施。

二、医院战略制订过程

医院战略的制订是通过对医院的内部环境和外部环境进行分析，在确定医院发展方向、目标的基础上，确定医院战略方案的过程。

（一）外部环境分析

外部环境分析是将影响医院运行的外部信息进行归类，确定和分析影响医院运行的主要因素，发现可能会影响医院运行的新的、尚未引起重视的因素，为医院内部评价和确立医院战略目标提供有用信息。医院战略制订者必须掌握外部环境的变化规律和发展趋势，通过对医疗市场结构的性质及竞争对手优劣势进行深刻分析，才能客观、全面地认识医院的外部环境。对医院外部环境进行分析常用的方法主要有简单趋势确认和外推法、专家咨询法等。

1. 简单趋势确认和外推法 通过对现有数据进行分析，预测下一阶段事物发生趋势的一种方法。这种方法相对较为简单，在现有数据较全面的情况下可使用。但在实际情况中，医院所处的外部环境相当复杂，因此使用简单趋势确认和外推法存在偏颇。这就要求医院战略制订者必须对医院外部环境有全面、深入的认知并有科学的判断力。

2. 专家咨询法 通常认为专家对于塑造和拓展领导者的思维可起到关键性的作用，因此在对医院外部环境进行分析时经常使用专家咨询法。常用的专家咨询法包括德尔菲法、头脑风暴法等。

德尔菲法是指依据系统的程序，采用匿名发表意见的方式，即专家之间不得相互讨论，不发生横向联系，专家只能与调查人员之间有联系，通过反复收集专家的意见，归纳诸多意见中较为一致的观点，最后汇总成专家基本一致的看法，作为预测的结果。

头脑风暴法是激发某一议题创新思维的一种方法，在此过程中，要集中有关专家召开专题会议，主持者以明确的方式向所有参与者阐明问题，说明会议的规则，尽力创造融洽轻松的会议气氛。主持者一般不发表意见，以免影响会议的自由气氛，由专家们提出尽可能多的方案。

（二）内部环境评估

内部环境评估着重认识和评价医院内部的资源状况、医疗业务状况、医学教育及学科发展状况，为未来医院战略的制订提供决策依据。内部评估常用的工具包括内部评估法、价值链分析法等。

1. 内部评估法　医院的内部评估是对医院资源的战略能力的评估，它更侧重于对医院各种资源的拥有和使用情况的分析。主要包括以下几个步骤：①医院资源评估，即确认医院是否拥有维持战略的资源，包括实物资源、人力资源、财务资源和无形资产。评估的目的在于确认医院可获得资源与达到目标所需资源是否存在缺口。②医院资源的使用与控制评估包括效率与效果分析、财务分析、比较分析、资源均衡状况评估等。③灵活性分析是指分析医院内外主要的不确定性因素，提出针对这些不确定性因素的行动方案。④确认关键问题，经过上述分析，可以初步对医院的主要优势和劣势作出判断，确定医院内部存在的主要问题。

2. 价值链分析法　价值链是由一系列相互依存的活动组成的系统。价值链分析法有利于分析医院内部每个价值活动优势及其相互之间的联系。医院价值链中的活动主要包括两类：基本性活动与支持性活动。

（1）医院基本性活动：是直接与医疗服务提供相关联的活动，可以划分为医疗服务提供前、医疗服务提供中和医疗服务提供后的活动。

（2）医院支持性活动：是以提供医疗服务产生要素及医院职能来支持医院医疗服务的提供，包括医院文化的构建、组织结构的设立、医院资源的获取等。

三、确定战略目标

1. 明确医院发展方向　医院战略规划和战略目标的制订都以医院的发展方向为基础。医院的使命、愿景、价值和目的的确立为医院战略制订指明了方向。

（1）使命：医院使命是由社会责任、社会义务或由自身发展所规定的任务构成，是构成医院理念识别的最基本出发点，是对医院长期目标的描述。主要内容包括医院的经营范围、医院的发展方向和规模大小、医院的目的以及医院管理的指导思想。

（2）愿景：医院愿景是医院管理者对医院未来的展望和期望，通过管理者传递给医院员工，并努力经过双向沟通而形成共同的愿景，由此激励所有成员为共同实现医院愿景努力。一般而言，良好的医院愿景包括两个主要成分，即核心经营理念和未来前景。

（3）价值：医院的价值取向决定了医院的经营和管理方向。价值有广义和狭义之分，广义的价值要求医院侧重对伦理的考量和社会责任的践行，而狭义的价值侧重的是医院自身专属利益的获得。

（4）目的：目的是医院遵守自己的宗旨所要达到的长期的、特定的目标，它可以看作是医院活动在一定时期内所要得到的结果。医院管理者在设定医院目的时，需要综合考虑患者、服务项目、技术水平、社会责任等众多因素。

2. 确立医院战略目标　医院未来一段时间内所要达到的一系列具体目标的总称，是使命的更明确的方向性陈述。

医院作为一个社会组织，其目标是多元化的，既有经济目标，也有非经济目标；既有定性目标，也有定量目标。概括而言，主要包括：①社会责任目标，医院社会责任有其不同于企业的、更为特殊的内涵，主要表现在医院不应以追求经济利益为目标，要承担起保障社会公众健康的责任，不应只考虑医院自身发展，还要考虑其他利益相关者的整体利益，即社会责任，如保障职工权益、合理处理医疗废物、帮扶与支援医疗状况落后地区、突发事件救援等；②技术目标，如新产品和新技术引进开发；③人力资源目标，如人力资源的获得、对个人能力的发掘和发展；④员工积极性目标，如对员工的激励、报酬；⑤效率目标，如业务增长率等。

四、形成医院战略方案

战略方案是战略目标的具体表现形式，它是由几个可能的、符合要求的长期目标和经营战略组成的集合。医院战略的分类较多，主要包括适应性战略、市场进入战略、竞争性战略。

1. 适应性战略　比方向性战略更为具体，它提供了组织实现愿景的最原始方法，是以适应环境为原则的战略，这与医院的经营范围有关。

2. 市场进入战略　描述的是如何通过购买、合作战略来确保适应性战略得以有效实现，提供了进入市场的方法和手段。

3. 竞争性战略　认为组织盈利能力取决于选择何种竞争战略，竞争战略的选择应基于以下两点考虑：①选择有吸引力、高潜在收益的行业；②在已选择的产业中确定自己优势的竞争地位。

五、战略方案选择与评价

1. 战略方案选择

（1）根据市场条件做出战略选择：要根据市场条件，判断当地的医疗服务市场是一个迅速变化的、成熟的还是细分的市场。在一个迅速变化的医疗服务市场中，适合的战略方针有利于建立关键的技术优势、提升医院的资源性能（如提高医务人员的技术水平、医疗设备的技术档次等）、建立强大的网络和合作伙伴关系。在一个成熟的医疗服务市场中，适合的战略选择可能是：医疗服务的支付者和患者更加成熟，要保持低成本的竞争优势；设计合理的产品线组合，致力于难度更大的改革，采取兼并和收购等方法寻找外部发展机会。在一个细分市场中，关注服务成本，根据需要、地点以及产品线更好地理解当地市场。

（2）根据医院的市场定位作出战略选择：在一个地区的医疗服务市场中，一个医院既可能是市场的领导者，也可能是市场的挑战者，当然也可能会是一个市场的追随者或落后者。

作为市场的领导者，可以采取的战略方针，包括：想方设法增加自己的强势项目，保持优势地位；不要轻易放弃原来的患者；增加在资本运作和市场影响方面的投资等。作为市场挑战者，可以采取的战略方针，包括：寻找空白的细分市场并尽量专业化，在患者中间建立有特色的声誉或印象。而作为市场的追随者或落后者，应该考虑与其他机构形成联盟或建立固定的合作关系以增强竞争实力；集中力量寻找一个或几个可能的细分市场作为发展方向；放弃次要的服务项目，大力削减成本。在我国城市地区，三级医院从规模和设备条件等方面可以作为市场领导者。对于这样一些医院来说，可以通过寻找资本运作的方式扩大机构规模，改善服务条件。通过提升设备技术水平和人才梯队建设保持强势项目的竞争优势和长期发展能力。

（3）生产型/资本型发展战略的选择：改革开放以后，一些医院特别是三级医院主要依靠资金投入，经历了单体规模扩张的发展时期，床位数、服务量和工作人员数都已经达到了相当大的规模，单体工作负荷的压力也很大。在这种情况下，规模型扩张已经不再是医院发展的最重要方式，可以考虑以资本运作为主要内容的资源重组。在国务院办公厅转发的《关于城镇医药卫生体制改革的指导意见》中明确指出，可以通过兼并、撤销等方式进行调整。鼓励各类医院合并，共建医疗服务集团，医院可以通过资本运作的方式，通过兼并、购买、托管等资本运作手段，实现新一轮的规模发展。资本运作还为中小医院的发展提供了新的机会，可以尝试通过连锁服务的形式扩大社会知名度，改善服务效益。

2. 战略方案评价　对各个业务单位当前的发展趋势进行分析，以决定如何合理地在它们中配置有限的资源，以形成总体上的竞争优势。

医院战略方案的评价可以在自身能力与外部环境的优劣势分析上厘清不同因素之间的相互作用机制和层次，确定关键影响因素和操作路径。新时期医院管理者应从系统的角度厘清分级诊疗、零差率和多点执业等政策对机构的影响，集中力量解决影响现阶段和未来医院战略实施的关键阻碍。战略评价的标准主要有3个：适用性、可接受性和可行性。任何一个备选方案都有优缺点，需要对战略方案进行评估从而作出选择。本节主要介绍SWOT分析法。

SWOT是常用的综合分析方法，它可以对外部环境的威胁、机会进行分析辨别，同时评估组织内部的优势与劣势，有助于选择有效的组织战略。

SWOT全面分析医院的内部环境的优势和劣势、外部环境机会与威胁，并通过内、外环境的综合分析与评价，帮助医院制订优势-机会战略（SO战略）、劣势-机会战略（WO战略）、优势-威胁战略（ST战略）和劣势-威胁战略（WT战略），各因素构成了SWOT矩阵，如表2-1。

表2-1　SWOT矩阵

内部环境　　外部环境	优势（S）：逐条列出优势，如管理、人才、设备、医疗服务、教学与科研和信息发展等方面优势	劣势（W）：逐条列出劣势，如管理、人才、设备、医疗服务、教学与科研和信息发展等方面劣势
机会（O）：逐条列出机会，如目前和未来政策、经济、新技术、疾病谱及医疗市场等有利于医院发展的方面	SO战略 发挥优势，利用机会	WO战略 利用机会，克服劣势

续表

外部环境 ＼ 内部环境	优势（S）：逐条列出优势，如管理、人才、设备、医疗服务、教学与科研和信息发展等方面优势	劣势（W）：逐条列出劣势，如管理、人才、设备、医疗服务、教学与科研和信息发展等方面劣势
威胁（T）：逐条列出威胁，如目前和未来政策、经济、新技术、疾病谱及医疗市场等有不利于医院发展的方面	ST 战略 利用优势，回避威胁	WT 战略 减少劣势，回避威胁

制作 SWOT 矩阵的过程需要 8 个步骤：①列出医院的关键外部机会；②列出医院的关键外部威胁；③列出医院的关键内部优势；④列出医院的关键内部劣势；⑤将内部优势与外部机会匹配，列出可能的战略选择，将结果填入 SO 战略的格子中；⑥将内部劣势与外部机会匹配，列出可能的战略选择，将结果填入 WO 战略格子中；⑦将内部优势与外部劣势匹配，列出可能的战略选择，将结果填入 ST 战略格子中；⑧将内部劣势与外部威胁相匹配，列出可能的战略选择，将结果填入 WT 战略的格子中。

知识拓展

医院如何科学地制定战略目标

为有效应对激烈变化的外部环境，医院应如何制定科学的战略目标？通常情况下，医院战略管理多处于被动状态，受政策的影响较大，总是在政策出台后被动调整，其原因在于有些管理者认为由于外在环境变化极快，今天的成功不能保证明天的高枕无忧，做所谓的战略规划，无非是画饼充饥。因此，从根源上讲，医院的战略目标应考虑到社会对医院的定位。在我国，政府对不同级别、性质的医院的功能定位不同，公立医院需要体现政府办医责任，弥补市场不足。不同时期，对公立医院的定位与管理要求也会有差异。当前要求公立医院关注医疗产业的系统效益，在自身发展和公益性之间获得平衡。在国家构建分级诊疗体系的背景下，公立医院应该走内涵式发展道路，不断提升自身差异化的核心竞争力。同时，对于一些积重难返的大型公立医院，必须及时纠正战略偏差，考虑患者对高质量医疗服务的需求，避免提供同质化服务，尝试在康复理疗、医养结合、长期护理和特色专科上做出布局规划。被医改政策被动牵制会大大影响医院的发展，如果医院的战略能先于政策，那外部环境必然会成为医院发展的有力推手。

第三节　医院战略规划的实施

一、概　述

战略规划一经确定，就要付诸实施。战略规划书面报告的完成并不意味着各项计划就会得到实施，需要组织从上至下的全体员工参与到战略规划的实施过程中。一个停留在文字上的战略规划对医院的发展不会发挥任何作用，甚至可能会起到负面作用。在战略实施上应着重注意以下几个方面的问题。

1. 创造组织战略的实施条件　战略规划必须为全体员工所了解、掌握和理解，因此首先应充分开发组织内部的员工，使得员工能够充分地参与到组织战略实施的过程之中。

2. 将战略方案层层分解，战略规划具体化，制订详细的实施计划　将详细的实施计划落实到具体的责任人手中，使得所有组织员工能够各司其职、各尽所能。

3. 通过反复宣传和制度改革改变人们的观念和行为　通过观念和行为的改变使得员工能够更加容易接受并熟识组织的战略实施步骤，且能全身心地投入到组织战略实施的过程当中。

战略实施后，医院需要明确科室运行目标，制订科室行动计划，并对经费进行预算等。其中，平衡计分卡（balanced score card，BSC）是医院战略实施的有效工具，它可以运用到医院战略管理的每个阶段。平衡计分卡有四个维度，即财务、客户、内部流程和创新与学习，它可以将战略目标的各个驱动因素都转化为必须行动的责任。

平衡计分卡在医院管理中的应用

平衡计分卡往往作为理论基础应用于医院绩效评估中。通常以它的四个维度为基础设立平衡计分卡指标。例如，结合体现医务人员专业技能、劳动价值、工作责任心等指标，并根据临床工作的难点、重点与易出错流程，制订考核指标及权重，并通过课题小组集体评议，对医务人员绩效考核指标进行筛选，同时予以持续改进。最终明确患者维度、内部管理维度、学习成长维度等一级指标，并延伸出医院感染管理、服务质量、安全管理质量等二级指标，所选指标均涵盖了平衡计分卡的各项维度，有助于全面、规范地评定医务人员的整体水平，同时可依据不同的评价目的选取相应的评价指标，以完成客观的目标性评价。

二、医院战略控制

为使战略目标得以实现，医院需要建立控制系统来校正绩效和评估偏差，调整及改进战略，做到有计划、有步骤、有组织、有领导、有监督，及时发现问题。

医院战略控制（hospital strategic control）：就是根据信息反馈将医院战略执行的实际成效与预定医院战略目标进行分析比较，以检测两者的偏离程度，进而采取有效的措施进行纠正，在保证医院战略行动有效性的同时实现战略目标。

实施战略目标一般要遵循下列程序：

1. 确定目标和判断标准　医院管理部门在战略方案实施前就要确立明确、具体的战略总目标和阶段目标，并将目标层层分解到下属各部门、各岗位。同时，制订考评标准，以明确目标的实现程度。并使各部门和全体员工明确自身的前进方向及实现目标的方法和手段。

2. 建立信息统计和反馈系统　医院建立战略实施的监控体系和纠偏系统，进行战略绩效考评的前提是收集到医院战略管理评价周期内的相关信息和数据。这些数据和信息应该包括医院战略生态环境中各类信息和数据，既包括宏观生态环境的信息，也包括行业和医院内部生态环境的信息和数据。所收集的信息要尽可能具体，尽可能量化。信息收集的渠道包括医院信息系统（HIS），医院各管理部门所掌握的管理数据，政府部门网站，其他医院横向联系所得数据和信息等。对所收集到的信息应集中到指定的部门进行处理，形成报告后反馈给医院决策层和各管理部门。

3. 进行绩效检查与评价　医院必须建立绩效管理体系，及时将收集到的信息资料与既定标准进行比较和评价，找出工作差距和产生的原因，并根据其工作绩效对员工实施奖惩，激励先进，开发潜能。

4. 进行纠偏和持续改进　将检查和评价的结果反馈到相关部门和岗位，激励先进、鞭策后进，督导及时调整目标计划和实施方略，制订纠正和预防措施，不断持续改进医院战略管理绩效。

【本章小结】

医院战略管理是一种以思想创新为特征的全局性、长期性的医院管理方法。通过实施战略管理可以审视医院现有资源状况，明确发展路径进而集中优势资源，培养医院核心竞争力，保障医院长期稳定健康的发展。本章通过介绍医院战略管理的基本概念、特征，医院实施战略管理的意义、医院战略规划的实施等内容，培养学生初步形成战略管理的思维，并学会借鉴战略管理理念，运用战略管理工具分析、制订、实施、评估适合医院高质量发展的战略规划，充分分析医院外部环境和内部条件进而确定和选择医院战略目标，并针对目标的落实和实现进行评估与选择，进而付诸实施。

实训案例 I

坚持以问题为导向，谋求医院高质量发展战略

［引言］

健康中国战略明确了以"践行健康生活理念和健康生活方式"为核心的医疗卫生服务体系供给侧结构性改革方向。公立医院集聚了大量国家、区域的优质公共医疗卫生资源，理应积极回应"健康中国"对医疗服务范围、内容、方式和筹资机制等方面提出的新挑战，发挥先试先行的创新引领功能。新形势下，公立医院如何运筹帷幄，制定符合自身发展的战略方案对其提升核心竞争力有着重要的意义。

［主要内容］

作为某市规模最大的公立三级甲等医院，多年来，S医院为保障该市及周边地区人民群众生命安全与健康发挥了重要作用。"十四五"时期是我国医疗卫生事业高质量发展的机遇期。新形势下，S医院应通过制定符合自身发展的战略方案来助推医院实现高质量发展。

一、公立医院高质量发展背景

新时代、新发展阶段，我国确立"十四五"时期经济社会发展以推动高质量发展为主题，这是顺应我国发展阶段、发展条件、发展格局变化的必然要求。公立医院作为我国医疗服务体系的主体，是全面推进健康中国建设的重要力量。因此，提高卫生健康供给质量和服务水平，必须把公立医院的高质量发展放在更加突出的位置。

二、S医院战略目标

随着该市有关健康战略的实施，需要切实解决医疗卫生事业发展过程中存在的不平衡、不充分现象，从而满足人民群众日益增长的美好生活需要，有效提升医院的核心竞争力。为了抓住新形势下的新机遇，S医院需要达成的目标：

1. 政策层面　随着国家医改的不断深化和健康中国战略的全面实施，S医院有机会顺势而为、克服困难。

2. 市场层面　应做好与现行政策的精准对接，通过推进分级诊疗、医联体建设全面实施提升S医院的区域品牌力和竞争力。

3. 行风建设层面　多措并举，营造风清气正的行风，如加强职业道德教育，提高医务人员的道德

素质和职业操守；加强医疗行业的自律管理，推动医疗机构和医务人员自觉遵守行业规范和道德准则。

4. 文化建设层面 S医院应注重人文素养的培育和人文关怀的实施，以医院文化建设为驱动力提升医院的综合品质。

5. 内涵建设层面 在质量与安全体系、学科建设、人才建设、科研创新、管理支撑体系建设上取得实质性突破。

三、S医院战略定位

战略定位是将企业的产品、形象、品牌等在预期消费者的头脑中占据有利位置的过程。对于公立医院来说，就是要充分发挥自身优势，克服劣势，从而更好地成为人民群众所期望的公益性医疗机构。S医院是某市规模最大的公立三级甲等医院，作为一所大型的公立医院，公益性和非营利性是基本属性，其承担着满足人民群众的基本医疗、公共卫生服务和健康保健等多方面需求的重大责任。

四、基于SWOT分析的S医院战略选择

选择SWOT分析法，就是对S医院自身发展的既定内在环境以及外部环境进行分析，进而明确医院目前的主要内部优势（strength）与劣势（weakness）、外部的机会（opportunity）与威胁（threat），并以此为依据帮助医院建立SWOT战略矩阵。利用该矩阵法进行分析，可以提出四种战略，即增长型战略（SO）：发挥医院优势，利用外部机会；经营战略（ST）：发挥医院优势，应对威胁；扭转型战略（WO）：克服医院劣势，利用外部机会；防御型战略（WT）：克服医院劣势，回避外部威胁。利用SWOT分析，为S医院制定科学的发展战略提供最优选择。

［案例小结］

能否抓住用好新形势下的新机遇，对于公立医院的转型与发展有着重要意义。S医院应坚持以问题为导向，制定出适合医院长期发展的战略方案。

［问题思考］

1.结合所学知识，根据案例中提供的信息，对S医院在公立医院高质量发展背景下的战略目标定位进行分析。

2.结合案例，查阅有关文献资料，谈一谈假如你作为S医院的院长，还可以从哪些方面来提升该医院的战略管理水平？

实训案例Ⅱ

锚定目标，做好民营医院战略定位

［引言］

2009年，中共中央 国务院出台《关于深化医药卫生体制改革的意见》，明确提出：鼓励和引导社会资本发展医疗卫生事业，积极促进非公立医疗卫生机构发展，形成投资主体多元化、投资方式多样化的办医体制。这充分肯定了民营医院在医疗服务体系中不可或缺的作用，同时在政策层面为社会资本办医搭建了平台。民营医院的发展，在一定程度上缓解了当前医疗服务的供需矛盾，成为公共医疗卫生资源的有益补充。因此，民营医院要锚定目标，做好战略定位，不断满足社会日益多元化的医疗服务需求。

[主要内容]

尽管突发公共卫生事件推动了我国民营医院的发展，但其仍存在效仿国外民营医院经营管理模式的现象，且日渐陷入同质化的泥潭。

一、顺应趋势，挖掘生存空间

德勤公司发布的《2019 全球生命科学展望》指出，全球医疗卫生支出呈快速上升趋势，预计到 2019 年，全球医疗保健在国内生产总值中所占的比重将达到 10.5%。2018 年，我国卫生总费用为 5.7 万亿，占 GDP 比重达到 6.4%。随着我国经济增长，2020 年，健康服务业总规模将达到 8 万亿，到 2030 年，健康服务业总规模为 16 万亿。民营医院应合理分析当前卫生费用的变化趋势，努力挖掘自身发展的生存空间。

二、整合资源，提升管理效率

医院是一个复杂的集合，具体而言，应由实施管理、技术管理、人才管理、产品管理、文化管理和科学管理模式六个系统构成。唯有让六个系统相互配合、相得益彰，才能让医院发挥聚集作用，快速获得社会效益和经济效益。医院经营管理不同于医疗技术管理，任何先进的医疗技术和医疗人才需要在医院系统管理基础上，才可发挥应有作用。

截至 2020 年底，虽然全国民营医院的注册数量占比超过 60%，但以床位数、诊疗人次、住院人次等指标衡量的服务能力，却只占到全国的不到 20%，增长速度没有与数量成正比，存在资源浪费、效益低下等问题，综合效率、规模效率明显低于公立医院。在这样的背景下，国家卫生健康委、国家中医药管理局于 2020 年 8 月份联合发布了《"民营医院管理年"活动方案》，明确提出以"规范促发展、质量提内涵"为主题，因此，民营医院应通过合理整合内部资源来提升自身的管理能力与服务能力。

三、分析现状，明晰发展方向

公立医院高质量发展，必定是一条坚定不移的发展道路。而反观之，我国民营医院不论在发展定位、发展环境，或发展阶段上，均与公立医院有明显不同。对于通常被认定为"营利性医疗机构"的民营医院而言，与非营利性医疗机构比较，需要承受更大的经营风险和财务风险。正因如此，民营医院要有时代的敏锐性，了解当前医疗改革的重心，明晰发展方向，方能实现高质量、内涵式的发展。

[案例小结]

民营医院要突破现有困境，唯有发挥管理体制和机制的优势，通过打造特色品牌，突出特色学科，实现高水平、高质量的医疗服务，聚焦我国医疗服务体系的"重要组成部分"定位，才能为居民提供"多样化多层次的医疗服务"。

[问题思考]

1. 结合所学知识，谈谈假如你是该民营医院的投资人，在制定医院战略规划时应考虑哪些因素？
2. 请查阅有关文献材料，运用 SWOT 分析法为该民营医院制定一个五年发展战略方案。

（张丽虹）

第三章 医院组织管理

【学习目标】

知识目标：掌握组织的概念、构成要素，医院组织管理的概念、医院领导结构、医院部门的构成等内容；熟悉医院组织管理的工作内容，医院领导者素质、医院规模的设置；了解医院组织管理的相关原则和方法以及我国公立医院领导体制相关内容。

能力目标：具备分析组织管理规律的能力，并能够从实际出发，探索与新形势、新任务、新发展相适应的医院组织管理工作新思路。

素质目标：培育学生在医院管理工作中以创新理念为驱动、以"岗位胜任力"为导向，不断修正管理的方针、政策、经营理念等，以进行自我改造从而适应组织内外部环境的变化，提升学生的综合素质，并进一步强化学生的责任感和使命感。

医院的组织管理是医院工作的重要组成部分，是发挥医院整体功能的组织保证，是完成任务目标的内生动力。医院管理人员应积极探索符合医院发展的组织管理模式，探索与医院相适应的组织管理工作新思路，从而实现医院整体工作的有序、健康发展。

第一节 医院组织管理概述

一、组织的概念及构成要素

（一）组织的概念

组织（organization）：人们为了实现既定的共同目标，经由分工、合作及不同层次的权力和责任制度而构成的集合系统。"组织"一词从不同的侧面包含两种不同的含义。其一，作为一个实体，组织是为了达到自身的目标而结合在一起的具有正式关系的一群人。其二，组织是一个过程，主要指人们为了达到目标而创造组织结构，为适应环境的变化而维持和变革组织结构，并使组织结构发挥作用的过程。

医院就是这样的一个组织，其目标就是为患者提供更高质量的医疗服务。为了实现这一目标，医院将所有的管理活动加以组织分类，同时授予各类管理人员开展活动所必需的职权，从而实现医院组织的管理职能，发挥医院组织的总体功能。

（二）组织的构成要素

一个健全、结构功能合理的组织应具备以下要素：①明确的组织目标，目标是组织赖以生存的前提和基础，是维系组织发展的核心。②清晰的职能范围，职能范围是根据组织的目标对组织所要完成的工作任务、职责及其作用的总体要求。清晰的职能范围能使得员工更加明确自己的职责，从而为组织的发展作出更大的努力。③合理的机构设置，机构设置是根据组织目标、职能范围在组织机构内部按照单位进行分工的结果，即"定责授权"。只有设置科学、合理的组织结构，才会使组织更高效地完成相应的工作。④优秀的组织成员，组织成员是完成组织工作的灵魂，因此组织必须由满足能力要求的成员组合而成。⑤完备的规章制度，规章制度是用正式文件或书面规定的形式明确组织目标、内部分工、权责关系、职能任务等，是保障组织正常运行的基础。

二、医院组织管理的概念及工作内容

（一）医院组织管理的概念

组织管理（organization management）：通过建立组织结构，确定工作岗位或职位，明确责权关系，有效协调组织内的各种资源，使组织中的成员相互配合、齐心协力，从而提高组织工作效率，使得组织目标得以实现的过程。

医院组织管理（hospital organizational management）：为了使医院安全、高效地提供医疗服务而围绕具体开展的业务设置相应的部门、科室或工作岗位的过程。医院组织管理的实施有助于医院工作人员明确各自的工作和职责范围，使得医院协调、高效运行，保障医院总体目标的顺利实现。

医院组织管理需要根据服务对象的需求展开，具体包括确定医疗服务项目和服务规模，设置适宜的组织结构、科室和工作岗位，配置相应的服务设施和工作人员，明确界定各岗位的工作职责、工作制度和工作流程。

（二）医院组织管理的工作内容

（1）根据服务对象的需求确定医院提供服务所需开展的医疗服务项目，按照专业分工的原则统筹考虑、合理设置医院临床科室和职能科室，同时设置相应的工作岗位。

（2）根据医院发展目标、工作特点及内外部环境的要求设置医院组织结构、工作部门和工作岗位。

（3）明确医院组织结构中各职能部门的权责范围，熟悉组织结构中各部门、科室、岗位间的相互关系。

（4）制订医院组织管理过程中的相关规章制度。

（5）根据医院内外部环境的变化，动态调整医院组织结构、部门职能或工作流程，使医院顺利开展相关工作。

第二节 医院领导

一、医院领导概述

（一）领导

领导是一种重要的管理职能，也是人类社会活动的重要组成部分。任何一个组织，都离不开领导和领导者。

领导（leader）在一定的组织机构内或群体内，为了实现组织目标或群体目标而利用其权力向其他组织成员施加影响的行为或行为过程。现在的领导观念认为：领导的实质是影响别人，领导是一种影响过程。通过这一过程，可以使下属为实现组织目标而努力。

（二）医院领导的含义和作用

1. 医院领导的含义　指挥、带领、引导和鼓励医院全体职工为实现目标而努力的过程，医院领导者就是致力于这一过程的人，即领导主体。

2. 医院领导的作用　领导活动的有效性直接关系着医院管理目标能否得以实现。医院领导的基本工作是决策、计划、组织、人员、协调、控制。

（1）决策：决策是领导者的基本职能，也是管理最本质、最高级的职能。提高科学决策能力，是提高医院管理水平的重要环节，也是检验领导水平的重要标志。

（2）计划：领导者要在充分研究论证的基础上，对未来工作的发展方向，形成有条理的想法，确定目标，并做出贴合实际的规划。

（3）组织：领导者要建立一个适当的工作系统，将医院的各个要素（人、财、物、信息等）、各个部门、各个环节合理地组织起来，形成一个有机的整体。

（4）人员：领导者要知人善任，要善于发现各种不同类型的人才，要有用才之能，要善于激励，要大力培养人才，促进事业的兴旺与发展。

（5）协调：领导者在纷繁复杂的环境面前，在盘根错节的人际关系之中，要起到一个协调的作用，要善于排除各种不利因素，促进医院整体效能的提高。

（6）控制：医院领导者要及时发现组织发展中的偏差，寻找原因和对策，控制好医院发展的方向。

二、医院领导者素质

领导者素质（quality of leader）是指领导者在一定时间、空间条件下实施领导的知识、才能、品德、作风等的总和，是领导者在自身生理素质基础上，通过后天的实践和学习所获得的领导能力。医院领导者的素质状况，不仅是领导者自身素质的体现，也关系着医院的前途和命运。具体而言，医院领导者的素质主要包括：

（一）政治素质

医院领导者必须具有高度的政治觉悟和理论素养，因为其直接决定着医院工作发展的方向。医院领导者的政治素质主要包括以下三方面：

1. 正确的政治立场　医院领导者要学会用社会普适的理念、价值观和方法去分析、解决医院管理工作中的常见问题。

2. 高尚的品德素质　医院领导者应有崇高的思想境界、无私无畏的高尚情操以及勇于奉献、百折不挠的精神。

3. 强烈的进取精神　医院领导者要有强烈的进取精神、责任意识，敢于探盲区，勇担当，取实效。

（二）知识素质

医院领导者应该具有较为广博的知识，涵盖社会科学、人文科学、领导科学等方面，合理的知识结构有助于领导者在管理过程中发挥正确的职能。

（三）能力素质

能力是指人们认识世界、改造世界的本领，是在社会实践活动中表现出来的智慧、体力和技能的总和。医院领导者的能力具体包括以下四方面的内容：

1. 尽职尽责的实践能力 医院领导应具备收集处理信息的能力、发现问题和解决问题的能力，提升自身的实践能力，有助于医院领导者灵活应对日常工作中出现的问题与挑战，并提出合理的解决方案。

2. 统筹兼顾的综合素质 医院领导者能正确运用系统分析的方法，从全局出发，统筹兼顾，能掌握关乎医院发展的关键问题。

3. 缜密辩证的思维能力 要求医院领导者具有良好的分析判断能力及逻辑推理能力，同时要有当机立断的魄力和胆识，能够未雨绸缪科学决策。

4. 良好的组织协调能力 良好的组织协调能力对于医院的领导者而言，是必不可少的。其主要包括计划、组织和协调能力，人际交往能力和语言表达能力。

（四）身心素质

健康的身心素质是领导者做好领导工作的基本条件。当今社会快节奏和高效率的工作要求医院领导者应具备健康的体质、充沛的精力和敏捷的思维能力，才能够胜任繁重的领导工作。面对复杂多变的环境和各种不同类型的人物，领导者要想应付自如、游刃有余，除了具备健康的身体素质外，还需具备健康的心理素质。

三、医院领导结构

合理的领导结构，可以通过成员间的有效组合，提高机构的决策水平，最大限度地发挥领导班子成员的个人优势和能力，产生良好的领导群体效能。进而提高医院决策水平和管理效能，实现医院的高质量发展。

1. 合理的年龄结构 合理的年龄结构要求在领导班子内老、中、青的比例合适，并在不断地调整中实现动态平衡。一般而言，不同年龄的人具备不同的优势：年长者经验丰富，洞察力强，思虑周密，处事稳健，善于把握方向和处理复杂问题；中年人年富力强，有开拓创新精神，善于接受新知识；青年人朝气蓬勃，思维敏捷，敢作敢为，善于从事攻坚性工作。具有合理年龄结构的领导班子成员发挥各自特长，是群体最佳效能发挥的前提。

2. 相济的知识结构 知识结构是指领导班子成员的学识。现代医院管理工作不仅需要领导者具备专业的医疗卫生专业知识，还应具有广博的通识知识，如管理、金融、法律等知识。领导者个人应该具备自己所负担的工作所必需的专业知识，成为内行领导。同时，就领导群体而言，专业知识结构应门类齐全、合理搭配。这样，既能做到分工合理，又可以做到术业有专攻。

3. 互补的专业结构 领导班子成员应由合理比例的各类专业人员组合而成。医院领导者专业化，不单是指医院领导班子不仅要由医学专家组成，也应包括医院管理相关的专家。现代医院的经营管理已不单是医院自身的问题，还关系到医院与社会发展相适应的问题，因此要求领导班子成员应具备互补的专业结构，能够在医院管理的过程中形成合力，促进组织的良性发展。

4. 协调的人格结构　由于先天遗传和后天实践的影响，人们的人格不尽相同。应辩证地看待不同的人格类型。在一个领导群体中，应当充分发挥每个成员人格类型的优势，使之相互制约、相互补充，发挥其协调效应。因此，在组建领导班子时要考虑成员间气质和性格的搭配问题，以便互补。

四、领 导 体 制

（一）领导体制的概念

领导体制（system of leadership）组织内部基于权限划分所设置的领导结构关系及其制度规范，包括组织结构内部的层级权限、组织机构设置、领导活动的程序与方法，以及不同组织层级间的相互关系。

1. 领导结构　医院内部各部门领导岗位之间的相互关系，包括纵向隶属关系和横向协作关系。纵向隶属关系决定了领导之间的上下级关系，横向协作关系决定着组织内部各平行部门之间的协作关系。

2. 领导层级与领导幅度　即管理幅度与管理层次之间的关系。领导层级主要是指组织系统内部按照隶属关系划分的层次及关系，有多少组织层级，就有多少领导层次。领导幅度是组织内部一个领导者有效领导下级的范围或人数。通常情况下，组织的领导层级与领导幅度成反比。

3. 领导权限与责任划分　具体是指医院内部各领导岗位的职责权限范围，不同的领导岗位或部门之间均应有明确的职权和责任规定。

（二）领导体制的构成

通常情况下，组织机构的领导体制主要由决策、咨询、执行、监控和信息反馈五大部门组成。决策部门负责制订组织发展的重大事项；咨询部门负责为决策提供科学的经验依据；执行部门负责具体实施组织的各项工作；监控部门负责监控组织的运营；信息反馈部门负责收集组织运行的各类信息，以便及时发现问题，供相关部门进行改进。

五、我国公立医院领导体制

根据中共中央办公厅印发《关于加强公立医院党的建设工作的意见》，公立医院全面实行党委领导下的院长负责制，明确党委会决策地位，党委通过集体讨论作出各项决定，院长依照法律法规，独立地行使职权。进一步将医院党委领导作用扩展到"把方向、管大局、作决策、促改革、保落实"5个方面，职能由"政治核心"转变为对"三重一大"等问题进行决策的"领导核心"、在医院建设发展中起决定作用。

┌─ 知识拓展 ────────────────────────────
公立医院实行党委领导下的院长负责制的重大意义

党委领导下的院长负责制是实现公立医院党的全面领导的关键制度。在贯彻落实新时代党的卫生与健康工作方针的背景下，进一步完善公立医院党的领导体制，充分发挥党委把方向、管大局、作决策、促改革、保落实的作用，对于促进公立医院党的建设和医药卫生事业发展，健全现代医院管理制度，推动实施健康中国战略具有十分重要的意义。

1. 是加强党对公立医院全面领导的必然要求 医院党委充分发挥领导核心作用，通过提高政治站位，以人为本，从公益性出发，将党的政治路线、卫生工作方针政策落实到医院各项工作的全流程。坚持以党的政治建设为统领，才能统筹推进公立医院高质量发展，对标国家战略，更好地为人民群众提供卫生健康服务。

2. 是推进公立医院实现精益化管理的有效举措 纵观公立医院的发展历程，国家围绕公立医院治理机制也进行了多次改革，通过发展方式由规模扩张型转向提质增效型、管理模式由粗放管理转变成精细化管理等途径，探索公立医院内涵式发展路径，健全医院内部运行制度，实现科学化、规范化、精益化管理。

3. 是进一步深化医药卫生体制改革的根本保证 2018 年《关于加强公立医院党的建设工作的意见》出台，对公立医院党委领导下的院长负责制予以进一步明确，体现了现代医院治理的政治前提，为具有中国特色的医药卫生体制改革进入快车道提供重要保证。

4. 是深入践行现代医院管理制度的重要途径 《关于加强公立医院党的建设工作的意见》的出台，为公立医院在现代化治理背景下实现高质量发展提供了方向指引。

第三节 医院部门的构成和规模设置

一、医院的部门构成

医院的部门是构成医院组织的细胞。医院的部门划分是指对医院各种职能加以分类，并按照管理专业化、科学化的原则将工作和人员编制成适宜的单位，目的在于发挥专业人员的特长，提高组织的运行效率。因此，合理的医院部门构成有助于医院组织目标的顺利实现。医院部门通常包括临床、医技、行政等部门。

（一）临床科室

临床科室是直接为患者提供诊断、治疗服务的科室，其设置应根据服务人群的患病状况和医疗服务需求而确定。临床科室的设置应视患者疾病诊治的需要以及医院规模大小而确定。

按照国家卫健委制定的《医疗机构诊疗科目名录》，我国医院的一级临床科室包括预防保健科、全科医疗科、内科、外科、妇产科、妇女保健科、儿科、小儿外科、儿童保健科、眼科、耳鼻咽喉科、口腔科、皮肤科、医疗美容科、精神科、肿瘤科、急诊医学科、康复医学科等。

（二）医技科室

医技科室是指配合临床科室为患者提供诊断、治疗服务的科室，包括医学检验科、病理科、医学影像科、药剂科等一级科室。

（三）行政职能处室

医院行政职能处室不同于业务科室，其工作应属于支持、服务和保障性质，同时又是确保医院运行的关键部门，处于医院管理的核心位置。具体工作内容往往涉及医院运行方方面面的日常性和临时性事务。受内外环境等各种因素的影响大，政策性、指令性、阶段性、临时性工作任务多，工作弹性大。具体而言，医院行政职能处室包括院长办公室、医务处、门诊部、护理部、科教处、病案统计处、人事处、保卫处、财务处、总务处等部门。

二、医院规模的设置

医院规模（scale of hospital）：医院规模设置是医院组织管理的一个重要内容，主要涉及医院床位数的编制和相应人员的编配两个方面。医院规模的大小通常是以医院的床位数来衡量的，床位数通常又是人员编配的重要参考标准。医院规模的设置必须遵循一定的原则，按一定的方法或参考国家的有关标准进行。

（一）床位的设置

医院床位的多少并不一定是医院业务水平高低的标志，但是床位设置是否合理会影响医院资源配置及医院运行效率。医院床位的编制通常要遵循以下基本原则。

1. 合理布局　一个国家或地区的卫生资源是有限的。医院床位的编设要依照当地区域卫生规划的总体要求，以保证卫生资源的合理配置和充分利用，满足本地区人群对医疗保健服务的基本需要。

2. 适应社会需求　社会需求是决定一个医院规模及相应床位编制的重要指标。医院服务范围、地区经济特征、服务人群的人口特征、人群疾病谱和发病率、其他医疗机构的分布状况和床位设置、当地医疗保健体制、医院及其工作人员的工作效率和业务能力等，都是影响社会需求的因素。

3. 服从医院等级　不同等级的医院承担不同的社会功能。其床位编设的规模与比例也不同。目前的二、三级医院从其功能出发一般配备适当比例的床位数。

4. 效益与动态管理　医院床位的使用效率是衡量医院管理和运行水平的一个重要指标，也是医院效益的重要影响因素。因此，医院床位的编设，要注意床位使用效率，以保证卫生资源的充分利用。

5. 保证重点与反映特色　不同的医院或多或少都有自己的重点学科或反映本院特色的专科，尤其是省、市级医院，其重点学科和专业特色在床位编设时必须予以充分考虑，保证其重点学科与特色专科的发展，同时满足患者的医疗要求。

（二）医院人员的配置

1. 确定编制总额　医院人员编制总额是依据卫生行政主管部门核准的床位数和一定的人员编制标准核定的。

其计算公式为：$M=B \times Y+[(B-B_{min})/(B_{max}-B_{min}) \times (Y_{max}-Y_{min}) \times B]+A_1+A_2+\cdots+A_n$

式中，M 为核定人员编制总数；B 为核定床位数；B_{max} 为规定该等级医院床位数的上限；B_{min} 为规定该等级医院床位数的下限；Y 为编制常数平均值；Y_{max} 为该等次常数上限；Y_{min} 为该等次常数下限；A_1, A_2, $\cdots$, A_n 为医院其他附属编制。

2. 制订编制方案　人员编制方案是编制员额、类别及岗位、职数、各类人员结构比例等方面的规定。

3. 核定编制比例　编制比例是指编制员额与核编参数之间的比例关系的规定。医院编制比例，通常由一定数量的编制员额与一定数量的核编参数组成。对于医院来说床位数就是核编参数。

4. 进行人员配备 根据核定好的比例配备人员。

【本章小结】

医院组织管理的实施有助于医院工作人员明确各自的工作和职责范围，使得医院协调高效运行，保障医院总体目标的顺利实现。本章通过介绍组织、组织管理、医院领导体制和领导者素质等基本概念，了解我国公立医院的组织结构体系、相关原则和方法。培养学生的使命感和创新能力，使其具备分析组织管理规律的能力，进一步理解现代中国公立医院领导体制内涵与意义以及组织管理在现代医院发展过程中的重要性，从实际案例出发，积极探索医院组织管理新思路。

实训案例 I

聚焦医联体建设，助推公立医院高质量发展

［引言］

城市医疗集团作为医疗联合体的典型形式，其在带动公立医院高质量发展方面的意义非凡。2021年，国务院办公厅印发《关于推动公立医院高质量发展的意见》（国办发〔2021〕18号），明确了建立现代医院管理制度的目标，需要均衡规划区域医疗卫生资源，建立城市医疗集团等各类型的整合型医疗服务体系。

［主要内容］

为全面深化公立医院改革，创新发展运行机制，切实解决群众"看病难、看病贵"的问题，X市于2016年在探索分级诊疗制度和医联体建设的基础上，正式提出建立X市第一医疗集团。

一、构建新发展体系

X市人民政府办公厅于2016年发布了《关于印发X市组建紧密型一体化医疗联合体的指导意见》，以X市第一人民医院为总院，整合县级公立医院、乡镇卫生院/社区卫生服务中心和村卫生室/社区卫生服务站资源，成立X市第一医疗集团，成员单位包括4家公立医院、40多所乡镇卫生院（社区卫生服务中心）和301所社区卫生服务站、村卫生室。X市第一医疗集团积极创新现代医院管理制度，构建科学合理的治理结构和治理机制，通过设立董事会和监事会，实行董事会领导下的院长负责制，实现了统一管理、分级核算的组织架构。

二、紧跟新发展趋势

2017年3月，X市第一医疗集团在转诊制度建设方面提出加强重大疾病诊治体系建设。在医疗集团内遇到疑难、急危重症患者时，按照既定的规定，医疗集团内各医疗机构需严格执行首诊医师负责制、急会诊制度等核心制度。即积极组织抢救、做好相关记录，然后迅速逐级上报，如遇到下级医疗机构医疗条件不能满足抢救需求，需转诊到上级医院抢救时，总院开通急救绿色通道，相关部门在患者到达前做好相应准备工作，保证患者及时入住并实施抢救。

三、提升新发展效能

为了提升整体效能，X市第一医疗集团采取了精细化管理措施。该集团通过设立董事会、监事会和经营管理层，重新构建了法人治理结构，建立了决策、监督和经营相互制衡的内部治理机制。同时，还制定了管理章程，以确保制度规范的一致性。董事会作为最高决策机构，由总院长、副院长、各分院院长和医学专家组成；监事会作为监督机构，由卫生健康、国资、审计、监察部门和医院职工代表等组成；总院则是医疗集团的日常经营管理机构。

四、激发新发展动力

2018年，X市第一医疗集团制定了人事薪酬制度改革方案，强调了四个关键方面：一是完善内部分配机制，以体现医务人员的劳务价值。二是建立健全绩效考核机制，确保分配过程的公开、公平、公正和透明。三是根据科室目标、业务开展和社会公益活动的完成情况，动态调整医务人员的绩效管理机制，逐步提高薪酬水平。四是强化激励机制，突出人才的重要性。这些改革旨在创新人事薪酬制度，以更好地反映医务人员的劳务价值。

五、重视新发展基调

在深入推进公立医院薪酬制度改革的过程中，X市第一医疗集团实行了学科带头人年薪制，以充分激发学科带头人的积极性，以此加快相关学科的建设步伐。该集团秉持服务发展、激励创新的原则，强化了学科带头人的激励约束机制，鼓励他们改革创新，提升服务能力和效率。

[案例小结]

X市第一医疗集团在带动公立医院高质量发展过程中做了诸多尝试，为切实解决群众"看病难、看病贵"问题发挥了重要作用。

[问题思考]

1.结合案例概括X市第一医疗集团在促进公立医院高质量发展过程中的成效。

2.结合案例谈谈在公立医院高质量发展过程中应如何加强医院自身的组织管理。

实训案例 II

对标改革要求，探索公立医院法人治理模式

[引言]

探索法人治理结构是我国公立医院管理体制与运行机制改革的核心内容。公立医院法人治理结构改革的目标是在坚持公益性的同时，探索"政事分开、管办分开"的有效方式，即厘清所有者和经营者的代理关系，健全政府（所有者）和公立医院管理者（经营者）权力、义务的格局配置及运行机制。

[主要内容]

依据医药卫生体制改革的要求，某市针对7家产权结构单一的公立医院进行法人治理改革探索。此次改革旨在改变医院的管理模式和运行方式，通过建立决策权、执行权、监督权"三位一体"的组织架构，构建理事会、管理层和监事会之间相互协调、相互制衡的运行机制。

一、重塑医院决策机构

理事会作为公立医院的决策机构，主要负责制定医院的发展规划、人事管理、职工待遇、科研计划等重要事项；修订医院章程；制订医院重大业务活动计划；审批医院内部机构设置方案、主要管理制度；制订院长任期目标和医院其他人员考核评价办法、薪酬管理办法；审议管理层工作报告；审议医院财务预算和决算；决定医院其他重大事项。理事会由13名理事组成，包括1名理事长。理事分为执行理事、职工理事和外部理事，其中外部理事有6名。首届理事会由该市卫健委组建，执行理事由该委员会委派，职工理事由公立医院职代会或职工大会选举产生并报该委员会备案，外部理事主要来自政府有关部门、服务对象和业内专家。

二、完善医院管理机构

管理层作为医院的执行机构，负责执行理事会的决策，并向理事会负责，定期报告工作。按照理事会的决议开展医院的医疗、教学、科研等各项业务工作，组织实施医院的发展规划和年度工作计划等日常业务管理，负责医院的人事、财务、资产等日常管理，并承担法律法规和医院章程规定的其他职责。

三、健全医院监督机构

作为公立医院的内部监督机构，监事会负责监督理事会的决策和管理层对理事会决策的执行情况，以及医院理事会和管理层的履职行为，监督医院的财务资产和运营情况，并履行法律法规和医院章程规定的其他职责。监事会根据法律法规和医院章程履行职责。监事会会议通常每年召开两次，必须有三分之二以上的监事出席才能举行。在特殊情况下，可以召开监事会临时会议。监事会的决议必须经过全体监事半数以上的通过。监事会还需要定期向该市卫健委和事业单位监督管理局报告工作。

[案例小结]

健全与完善医院法人治理结构，就是要改变和解决这种现象与问题，既要实现决策、执行与监督三权的分立与相互制衡，又要提高医院内部管理与运行效率。

[问题思考]

1. 结合案例简述医院法人治理背景下医院领导必备的领导者素质及管理职能有哪些？
2. 请思考该医院的实践对我国其他公立医院管理有何启示？

（张丽虹）

第四章　医院文化建设

【学习目标】

　　知识目标：掌握文化的特征和功能，医院文化的含义、特征和功能，医院文化在现代医院管理中的地位和作用，医院文化建设的重要性，医院文化建设策略；熟悉医院文化与医院管理的关系，医院文化建设存在的问题；了解文化的含义，医院文化的结构与内容。

　　能力目标：能够具备独立思考我国医院文化建设存在的问题以及医院文化建设策略的能力，并能够在未来更好地指导医院管理实践，更好地传承优秀的医院文化，并不断地发扬光大。

　　素质目标：坚持以人为本的价值理念，不断加强职业道德建设，提升职业道德素养。同时，认识到我国医院文化是中国特色社会主义文化的重要组成部分，从而坚定中国特色社会主义文化自信，并坚持在继承中发展，在发展中创新。

　　医院文化作为医院核心竞争力的重要组成部分，是医院高质量发展的精神之源、力量之泉。加强医院文化建设，有利于激励医务人员自觉弘扬职业精神、增强凝聚力和向心力，有利于提升医院服务水平、推动构建和谐医患关系、树立医院品牌形象，有利于推动医院提升综合实力，实现高质量发展。

第一节　文化与医院文化的内涵

一、文化的内涵

（一）文化的含义

　　英国学者泰勒于1871年在《原始文化》一书中给文化下过一个定义："从广义的人种论的意义上说，文化或文明是一个复杂的整体，它包括知识、信仰、艺术、道德、法律、风俗以及作为社会成员的人所具有的其他一切能力和习惯。人类各种社会之间文化的条件是研究人类思维和行为规律的课题。"马克思主义认为文化起源于人类物质生产活动，是人类有思想的社会实践的一切成果。

　　在我国，"文化"一词最早出现在《易经》中，贲卦的卦辞云："观乎天文，以察时变；观乎人文，以化成天下。"意思是观察天地运行规律，以明察四季时序的变化；观察人的伦常秩序，以教化天下。可见"以文化人""以文教化"是文化的基本含义。《辞海》（第七版）是这样解释"文化"的：广义的文化是指人类社会的生存方式以及建立在此基础上的价值体系，是人类在社会历史发展过程中所创造的物质财富和精神财富的总和；狭义的文化是指人类的精神生产能力和精神创造成果。

（二）文化的特征

　　1. 抽象性与依存性　文化是人类思想观念在社会实践中的集中表现，是人类在社会实践中所创造的一切物质财富和精神财富的总和，不是某一种具体的文化表现形态，它只能依存并通过某一具体文化形态表现出来。

2. 类属性和继承性 文化的类属性是指某一个群体和某一类物品所体现出来的共性的思想、行为和价值观念等。文化的继承性主要是指文化本身是处在不断被创造、不断被丰富的过程中的，总是在前人文化的基础上对文化进行吸收和发展。

3. 功能性 任何产品都包含着制造者的价值观和审美观等思想观念，因此，任何人类的创造物都有文化性。先进的文化具有精神愉悦、价值导向和社会规范等积极功能；落后的文化有倒退人性、消解价值、低俗追求等消极功能。

（三）文化的功能

1. 认同功能 所谓认同功能是指文化使得社会群体、社会成员有了共同的可以交流的符号基础、心理基础，他们相互认可，认定自己属于同一种文化。文化认同具有很强的持久性和稳定性，是一种深层次的认同，这种认同甚至可以超越一般的群体归属界限。

2. 规范功能 文化使社会有了系统的行为规范，影响、指导、规定着社会成员的生活与行为方式。第一，文化给社会提供了基础，是社会交往的前提条件；第二，文化给社会提供了范本，社会成员便有了准则；第三，人们从事任何社会活动都只能取材于文化；第四，文化使社会秩序得以维持、使社会运行得以持续。

3. 整合功能 文化使社会团结有了重要基础，这一点被称作文化的整合功能，促使社会形成一个整体。仅有了社会要素还不等于一个社会，社会要素之所以能形成社会，是靠了文化的整合作用。

4. 教育与教化的功能 人是经文化的培育、教育、教化而成长起来的。文化对人的教化，是一个人适应文化、接受文化的过程，也即"文化涵化"。如此，一个人才能成为社会的人。

二、医院文化的内涵

（一）医院文化的含义

医院文化（hospital culture）是指在医院的管理和医疗活动中逐步形成和发展起来的以人为核心的，日趋稳定且具有本医院特色的精神财富和物质形态，涵盖了文化理念、价值理念、医院精神、道德规范、行为准则、历史传统、医院制度、文化环境等诸多内容，是一种无形的管理方式，它通过共同的价值观进行内化管理。

（二）医院文化的特征

1. 继承性与创新性 一是传承伟大精神，如白求恩精神、抗击非典精神、援外医疗精神、伟大抗疫精神等在医药卫生领域所传承的伟大精神；二是继承传统医学文化精华，如"医乃仁术""无德不医""大医精诚""人命至重，贵逾千金"等是我国医学文化精华；三是继承本院的优秀文化传统。医院文化是在医疗实践和医院管理活动中长期培养形成和不断充实发展起来的，而创新是发展的源泉，继承是创新的基础，创新是继承的发展，离开了创新的继承就意味着停滞不前。

2. 人文性与社会性 人文性是医院文化最显著的特征之一。医院的一切活动都以人为中心，医院的服务对象是人，是身心患有疾病的人群，因此，医院强调以患者为中心。医院文化强调在管理中要关心人、尊重人、信任人，强调激发人的使命感、自豪感和责任心。医院为员工提供了成就事业的条件，提供了工作和学习环境，同时医院的生存和发展也离不开其所处的社会大环境。

3. 时代性与传播性　医院文化作为医院管理学科的最新成果，是在一定的历史文化、现代科学技术和现代意识影响下形成和发展起来的，它受到当时当地政治、经济形势和社会环境发展变化的影响，带有时代的特征。医院是知识密集、技术含量高的单位，是精神文明传播的窗口。一方面，医院通过其医疗活动，为保障社会生产力，为人民的健康做出贡献；另一方面，又以自己特有的医院文化向医院外部辐射，影响整个社会。

（三）医院文化的功能

1. 导向功能　医院文化反映的是医院整体共同的追求，既是医院行为的再现，又是医院行为的完善和发展。一旦医院形成具有自身特色的文化，就具有一种特定的文化走势，具有相对的独立性和稳定性。医院文化的导向功能就是通过暗示或明示等不同方式渗入人们的灵魂，渗透到人们的心里，聚集于人们的观念，取得人们的共识。

2. 调解功能　医院作为一个整体，虽然医院的每一个职工由于医院文化的激励、凝聚、约束等功能能够团结一心，形成一个良好的精神风貌，但由于每个人的个性差异，如职务、职称、受教育程度、技术水平等有高低之分，能力有大小之分，观念思维上也有差异性，这就需要医院文化来调节，使职工自觉地为实现自我价值和医院总目标而奋斗。

3. 凝聚功能　医院文化是通过医务人员的知觉、信念、动机、期望等，沟通人们的思想，进而产生对医院目标的认同感。因此，医院文化就像一种融合剂，通过"认同感""亲切感""归属感""向心力"培养医院职工的群体意识，形成医院内部的和谐气氛，使全院职工自觉地树立爱院、兴院、强院的意识和主人翁责任感。

4. 约束功能　现代医院文化作为一种全新的管理理念，促进了医院各项规章制度和管理规定的建立与完善。规章制度和管理规定是医院管理科学化和民主化程度的反映，是保证医疗、教学、科研等工作正常运转并协调医院上下、内外之间关系，以及调动各方面积极性和创造性的手段与前提。

5. 激励功能　激励就是通过外部刺激，包括精神的、物质的，使人们产生一种高昂的激情和奋发进取的效应。共同的理想和目标可以增强职工的荣誉感和责任感，具有强大的激励作用。

6. 辐射功能　医院文化一旦形成较为固定的模式，不仅在医院发挥作用，对本院职工产生影响，而且也会通过各种渠道对社会产生影响。优质的医疗服务和良好的医院风貌将产生一种强大的辐射作用，使医院的知名度和社会形象得以提高，产生良好的社会效应，从而有利于吸引患者来院就医，为医院创造经济效益和社会效益。

7. 塑造功能　塑造医院形象是医院文化的外在表现。医院形象的本质是医院的信誉和品牌，是医院的面貌与特征在公众心目中总体的印象和反映。

8. 保障功能　医院作为社会客观存在的实体，既要追求繁荣与成功，还要着眼于长期的稳定和发展。医院文化在医院长期的稳定发展中，从深层次上持续地发挥其巨大的作用。

三、医院文化与医院管理的关系

文化与制度是相互促进和相互派生的，即任何制度的制订和实施，都是价值观和理念选择的结果，而制度差异的背后，就是价值观和理念选择的不同。同时，制度的实施及其结果，将直接引发被约束者的思维模式和行为模式的改变。

因此，医院文化与管理是相互影响、相互促进的，文化管理是医院管理的最高境界。文化与管理齐头并进，能够为医院发展带来意想不到的效果。医院文化与医院管理的关系如表 4-1 所示。

表 4-1　医院文化与医院管理的关系

医院文化	医院管理
医院文化是宏观的管理	医院管理是微观的管理
医院文化着力从思想上对员工产生潜移默化、根深蒂固的影响，从思想表现到行为表现	医院管理通过局部的、微观的文化渗透使医院管理从制度上影响人的行为，从而改变员工的认识、思想和习惯
医院文化为医院管理提供"软工具"，文化管理是管理的最高层次，调动员工的主动性、积极性和创造性	医院管理为医院文化发展提供"沃土"，只有扎根于医院管理的"沃土"之中，医院文化才能够凸显其生命力

四、医院文化在现代医院管理中的地位和作用

现代医院管理必须参与市场竞争。而市场竞争，不仅仅是市场份额的竞争，更是医院文化的深层次、高水平、全方位的竞争。因此医院文化建设在现代医院管理中的地位也越来越凸显。

（一）医院文化建设能推动医院管理的深化

医院管理最根本的是对人的管理，人是现代医院管理的核心，因此要充分调动人的积极性。医院文化建设注重医院精神的培育，更注重"以人为本"的思想，为医院发展创造良好的竞争环境、和谐环境和心理环境。当医院全体员工以共同的愿望、共同的目标、共同的价值观，作为自己的自觉行为，才能增强对医院发展的向心力和凝聚力，更好推动医院的发展。

（二）医院文化建设能扩大医院管理的内涵

先进的医院文化，使医院管理的内涵建设得以加强、得以深化、得以提高，并长期充满生机和活力。医院管理内涵建设不仅仅是那些规章制度、行政命令、全面激励和组织形式的建设，更是要注重现代管理思想在员工中内化程度、自觉行动、价值观念和道德准则的建设，激发每一个人的热情和才干，使之产生强烈的责任感和使命感，主动、能动、自觉、自愿地投身于医院的发展事业。

（三）医院文化建设能促进医院管理的变革

随着政策环境的推动、社会资本的涌入和市场需求的提升，社会办医逐步走上规模化、体系化的发展道路，营利性和非营利性医院的共存对医院管理是一场深刻的变革。这场变革，归根结底是医院文化的变革。只有建设适应变革需求的先进的医院文化，才能使医院

在发展与改革的困境中摆脱困难，走一条可持续发展的医院改革发展之路。

（四）医院文化建设能带来医院的管理效益

医院文化在一定意义上讲是无形的，但先进的文化一旦注入医院管理系统，就会给医院带来良好的社会效益和经济效益。先进的医院文化是医院无形的品牌，能吸引海内外的顶尖人才，能吸纳更多的无形资产，能在患者心中产生信赖，吸引更多的患者。因此医院文化建设不仅能带来社会效益，而且会带来很好的经济效益，促进医院的全面发展。

（五）医院文化建设能保持医院的持续发展

现代化医院管理的持续发展，关键在于不断地提高医院员工队伍的素质。员工素质的好坏直接影响医院的发展。而医院文化建设就是要建立完善员工培训制度、培训方法和培训体系。建立学习型的医院、学习型的科室和学习型的人的学习机制，使每个员工都成为终身学习的学员，不断顺应市场经济的潮流。

第二节 医院文化的结构与内容

一、医院文化的结构

医院文化的构成是分层的，学者们的观点略有不同，主要呈现两种观点：一种为三分法，分为表层物质文化、中层制度文化、深层精神文化三个层次；另一种为四分法，分为表层物质文化、浅层行为文化、中层制度文化、核心层精神文化四个层次。

（一）表层物质文化

表层物质文化（surface material culture），又称为显性文化，是以医院的实体物质形式表现出来的。医院物质文化层的横向网络结构，是由医院各种物质条件要素构成的，如医院门诊、病房以及各种辅助用房等建筑要素，医院山水、亭台楼阁、道路花草等环境要素，医疗仪器设备要素，医疗和生活设施要素，运输救护车辆要素，文化体育设施要素等，它们之间构成的有机联结的网络成为医院工作的物质基础。

（二）浅层行为文化

浅层行为文化（shallow behavior culture），属于实践文化或现象文化，是在医疗服务和医院生活中产生的活动文化，主要包括服务态度、服务技术、服务风尚以及医院宣传、群体活动中产生的文化现象。浅层行为文化是医院员工的精神风貌、医院形象和人际关系的动态体现，也是医院精神和医院价值观的折射。

（三）中层制度文化

中层制度文化（middle level system culture），又称为方式文化，是以医院的各种规章制度、规范和管理、行为准则表现出来的。医院是一个技术密集程度较高的单位，同时也是一个经济实体，它要求员工的个体行为受到规范，成为具有共性和行动统一的文化。制度具有权威性，制度一经确立，就必须执行，能够对个体行为进行协调、控制。

（四）核心层精神文化

核心层精神文化（core spiritual culture），属于思想意识形态，是以医院员工的观念和行为直接表现出来的。精神文化主要包括医院员工的文化心理、道德规范、习惯风俗、经营哲学、精神风貌等，是物质文化与制度文化等诸要素在人的精神和心理上的反映。它是以"人本性"为特征，通过每个员工的思想、观念、行为来直接表现，诸如医院员工的理想信念、价值标准、精神面貌、服务理念、行为取向、工作态度，心理特征、传统习惯和生活方式等。

二、医院文化的内容

（一）医院物质文化

医院物质文化（material culture of hospital），也称为医院基础文化，包括医院建筑、庭院建设、标志性构筑物、医院标识等。医院物质文化是医院实力的具体体现，是医院塑造良好形象的物质保证。

1. 医院建筑 医院建筑外观是医院对自身环境的营造。良好的医院建筑外观，可以使职工产生归属感和领域感，使公众产生信任感和温馨感。

2. 庭院建设 医院庭院包括医院建筑物周围和被建筑物包围的场地，应注意与医院周边环境的和谐，与医院建筑布局、外观、色彩等因素协调统一。

3. 标志性构筑物 标志性构筑物是指不具备、不包含或不提供居住功能的人工建造物，是医院最显著的标志。有条件的医院可以选择适合的位置建造标志性构筑物，能够使公众留下长久记忆。

4. 医院标识 医院标识是医院文化的表征，是体现医院个性的标志。它包括医院的院徽、院歌、院旗、医院员工的服饰仪容、药物包装等医院服务精神的象征符号和图案等要素。

（二）医院行为文化

医院行为文化（hospital behavior culture），也称为医院形象文化，包括医院领导者行为、医院模范人物行为、医院员工行为、信息传播网络、医院文化仪式等。医院行为文化能够使患者对医护人员产生亲切感、信任感，对医院产生信赖和忠诚。

1. 医院领导者行为 医院的整体经营决策主要来自医院领导层，最高领导者是医院经营的主角，其领导能力、方式、作风和人格魅力等都对医院的整体经营有着重大的影响。

2. 医院模范人物行为 医院模范人物是从实践工作当中由全体员工选举或认同的、在专业岗位上做出了突出贡献的佼佼者，是医院员工学习的榜样，同时也是医院价值观的人格化和形象化的代表。

3. 医院员工行为 医院人员的主体是医院的普通员工，医院员工行为的总和决定了医院整体的精神面貌和医院文明的程度。医院员工行为主要包括三方面内容：一是医疗服务行为，员工能否做到服务规范、技术精益求精、诊断正确无误是最关键的；二是员工积极为医院的发展出谋献策，并参与管理的行为；三是员工不断学习、提高自身素质的行为。

4. 信息传播网络 在医院组织中，信息传播渠道有正式和非正式两种。相对于公文、会议等正式传播渠道所传播的管理信息而言，非正式传播渠道通常是指群众口头传播的非官方文化信息的途径。

5. 医院文化仪式　医院文化仪式是指医院内的各种公益的义诊、表彰、奖励、庆典以及各种文化娱乐活动等。文化仪式是医院价值观和精神面貌的行为展现，有助于使人们通过这些生动活泼的活动来领会和感受医院文化的内涵。

（三）医院制度文化

医院制度文化（hospital system culture），也称为医院保障文化，包括医院领导体制、医院组织机构、医院管理制度、医疗技术规范等。医院制度文化作为医院文化的主体构架，是医院价值观念、道德标准、行为准则和技术发展的具体要求，也是依法治院、规范行医的重要保证。

1. 医院领导体制　医院领导体制是医院领导的组成、结构与工作模式的总称，是医院制度文化的核心内容。领导体制直接影响着医院组织机构的设置，制约着医院管理的各个方面。一个有着完善制度文化的医院，医院的领导体制必然与医院的现状相适应，与医院未来的发展相统一。

2. 医院组织机构　医院组织机构是指医院为了有效实现目标而设立的人员分工和协作关系。不同的组织结构反映了不同的医院文化。扁平化的医院组织结构增加了管理幅度。因此，工作项目的多部门合作而需要更多地采用矩阵结构，医院后勤服务社会化使得组织结构呈网络结构发展。随着医院集团的产生和壮大，医院的组织结构向委员会或董事会结构发展。

3. 医院管理制度　医院管理制度是指医院为保证日常工作的良性运行，获得最佳的社会和经济效益所制订的各种带有强制性的规定或条例。优秀的医院文化必然是科学完备的管理制度的体现。

4. 医疗技术规范　医务人员离不开精湛的医疗技术，仅有一颗为患者服务的心是无法治愈患者的。因此，医疗质量是衡量医疗服务水平的重要标准，其优劣程度直接影响到医疗效果，而精湛的医术是为患者服务的根本保证。

（四）医院精神文化

医院精神文化（spiritual culture of hospital），也称为医院核心文化，包括医院价值观、医院精神、医院哲学、医院道德等。医院精神文化是医院文化的核心和灵魂，是医院全体员工在长期实践中建立起的群体意识，是医院发展的原动力。

1. 医院价值观　价值观是医院文化的核心。医院价值观是指医院在经营管理的过程中，所推崇的基本服务信念和奉行的目标，是医院全体员工一致认同的对医院行为的价值判断。

2. 医院精神　医院精神是医院在长期的医疗实践中逐步形成的具有医院个性的共同信念、共同理想，是医院全体员工按照共同的价值观念和奋斗目标而创造的文化的结晶，是办院方向、医疗服务水准、服务宗旨、医务人员行为准则的综合体现。

3. 医院哲学　医院哲学是指医院在管理过程中提升出来的经营理念和方法论，是医院在处理人与人、人与物的关系上形成的意识形态。作为现代医院哲学，主要包含系统观念、动态观念、效率效益观念、风险竞争观念和市场观念等要素。

4. 医院道德 医院道德是调整医护关系和医患关系的行为规范的总和,是医院行为法规的必要补充。医疗卫生行业是与广大人民群众生命健康息息相关的行业,也是我国社会主义精神文明建设的重要窗口行业。

第三节 医院文化建设路径

一、医院文化建设存在的问题

(一)对文化建设的重视程度不够

文化建设相对于业务工作而言,缺少标准化、规范化的评价标准,且医院考核中,对于文化的考核较少,导致领导者对医院文化建设不够重视。加上对于医院文化建设的内涵及建设机制了解不足,在开展系统性、整体性建设方面存在盲区。没有将医院文化建设提升到医院使命、愿景、价值观的高度,也没有将制度建设、开展质量服务提升行动从文化建设的内涵延伸。此外,党政工团在文化建设中形成合力不够,缺少统一规划。

(二)文化建设缺少特色

公立医院文化建设中都将全心全意为人民群众健康服务作为使命,但没有结合自身专业优势和医院发展目标,甚至还有直接照搬的情况,文化雷同,不能凸显医院特色、顺应时代发展。在雷同的核心文化上形成的制度文化、行为文化也趋于大众化,不能很好结合实际指导工作,从长远来看影响和阻碍医院核心竞争力发展。

(三)职工参与度不高

医院的文化建设仍停留于管理层,职工层面对于文化建设热情不够,往往以科室文化、团体文化取代医院文化,文化建设存在形式化、表浅化、短视化的特点,认为文化建设就是宣传工作、征文比赛、演讲比赛等外在形式,没有形成文化整体观念,没有起到凝聚人心、精神引领、推动医院中心工作开展的作用。此外,与员工思想工作实际、与患者需求相结合不够,执行和约束力度不强。

(四)医院文化建设与医疗体制融合不够

医院文化建设受整个医疗行业文化影响深远,当前处于医疗体制改革的重要阶段,国家密集下发关于公立医院改革、公立医院现代化制度建设、加强公立医院运营管理、审计管理等文件。同时,医耗联动改革、医保基金管理等方面持续深化,但是反观医院文化建设动态调整不足,制度文化建设滞后,各项行为文化建设如规范化诊疗等与医疗制度改革要求的规范化、精细化、制度化的要求还存在较大偏差。

二、医院文化建设重要性

(一)有利于医院管理目标的实现

医院文化建设是医院管理永恒的主题,在医院管理中起到导向作用,可以为医院的发展提供强大的动力支持。如果以共同价值观、共同目标作为医院职工的行动自觉,便会极大增强医院发展的向心力和凝聚力,职工潜意识里会有一种集体荣誉感,将精神化为动力,自觉"以院为家",将自己的行为与医院的形象连在一起,朝着集体的大目标前进。同时通过各种传播渠道进行宣传,展示医院的高超技术水平和"全心全意以患者为中心"的服务意识,可增强医院的竞争力,为医院管理目标的实现打下坚实基础。

(二)有利于医院管理效益的提高

医院文化作为医院的无形资产。从医院管理的角度来讲,将医院文化发展好,会对医院产生良好的社会效益和经济效益。从管理学上讲,良好的医院形象是一种无形的品牌和口碑,不但可以吸引越来越多优秀的科研和专业技术人才,还可以吸纳更多的患者前来就诊,为更多的就医患者提供服务,有利于医生专业技术水平的大幅度提升,促进医院实现大发展,这是一个相互促进的过程。因此,医院文化建设不仅能带来社会效益,还会带来很好的技术效益、口碑效益,进一步帮助医院实现全面、整体的进步。

(三)有利于促进医院高质量发展

从国家战略上看,"十四五"规划明确提出全面推进健康中国建设,医疗服务从"以治病为中心"向"以健康为中心"转变,人民群众对健康的要求更高、需求更广。从内部机制看,我国公立医院更强调党旗领航,落实党委领导下的院长负责制;强调精细化管理,注重人才技术要素等。这些新政策、新要求的落地,必然要求公立医院重构先进的文化体系,将高质量发展目标转化为职工的价值取向和自觉行动,保证医院发展与国家战略同频共振。

三、医院文化建设策略

(一)梳理医院文化的内涵

每所医院都有其自身独特的发展历史、特殊的地域环境以及文化积淀,医院文化建设的首要任务便是对其进行全方位、多维度的深度梳理,明确哪些文化需要保持和发扬,哪些文化需要补充和完善,哪些文化需要抛弃和剔除。当代医院文化更加强调公益性,遵循以人为本的理念,在文化建设过程中应充分发挥党的政治优势和组织优势,引导公立医院文化建设始终将公益性作为出发点和落脚点。

(二)架构医院文化建设的科学体系

医院文化建设是一项全方位的工程。医院应从抽象的战略定位、远景目标、管理理念到具体的制度规范、组织机构、医院品牌系统地架构起具有本医院特色的一种多阶段、多层次、多能力、动态反馈的医院文化建设的框架。文化作为重要的软实力,从各种层面渗透进医院的管理之中,发挥其隐性的思想政治教育功能,规范员工行为,推进价值观建设,为医院提供精神动力和支柱,促进其发展。架构医院文化的科学体系是一个复杂的过程,需要融合医院本身的地域环境和特有的文化积淀,可以学习和借鉴其他杰出医院的文化建设成果。

(三)培养医护人员生活方式和职业习惯

医院文化建设的根本目的是要在全体医务人员中打造一种时时刻刻体现医院价值观的生活方式和职业习惯,从而让每名医务人员在工作和生活中自觉规范自己的思想和行为。

需要激发思想政治工作以点带面的辐射效应，和文化建设互融互通，达到事半功倍的效果。优秀的医院文化不应是纸上谈兵，或者流于形式，而是应该渗透在日常医疗工作中，融入党建工作，推进医院持久发展，真正实现内化于心，外化于行。

（四）营造良好的医院文化维护环境

医院文化仍面临着方方面面的冲击、挑战与考验，特别是在信息技术高度发达、文化交流日益通畅、市场环境不断变化的情况下，必须高度重视对医院文化的维护。医院文化维护必须紧跟时代发展，与时俱进，将公益性放在首位，牢记为人民服务的理念与宗旨，做到心中有党，心中有民。以党建为核心，共筑"家"文化，可以增强职工的凝聚力和向心力，积极构建良好有序的医院文化发展环境，营造良好的环境氛围，增强医院文化的凝聚力、号召力，发挥其引领和导向作用。

（五）通过创新保持医院文化生机活力

保持医院文化的生机与活力应以党建工作为重要抓手，引导和监督医院政治方向，为建设具有时代特色和行业特征的先进医院文化提供持续的精神动力。同时，应善于学习、借鉴和吸收其他领域的先进研究成果，始终把人民群众的诉求放在首位，想民之所想，用人民诉求来牵引发展，不断创新医疗技术，提高医疗水平，用奉献精神构筑价值体系，发挥医院文化的导向与凝聚作用。

四、建设公立医院高质量发展新文化

（一）强化患者需求导向

坚守纯粹医者信念，尊重医学科学规律，遵守医学伦理道德，遵循临床诊疗技术规范，为人民群众提供安全、适宜、优质、高效的医疗卫生服务。持续改善医疗服务，推行分时段预约诊疗和检查检验集中预约服务，开展诊间（床旁）结算、检查检验结果互认等服务。加强患者隐私保护，开展公益慈善和社工、志愿者服务，建设老年友善医院。加大健康教育和宣传力度，做好医患沟通交流，增进理解与信任，为构建和谐医患关系营造良好社会氛围。

（二）建设特色鲜明的医院文化

挖掘整理医院历史、文化特色和名医大家学术思想、高尚医德，提炼医院院训、愿景、使命，凝聚支撑医院高质量发展的精神力量。大力弘扬伟大抗疫精神和崇高职业精神，激发医务人员对工作极端负责、对人民极端热忱、对技术精益求精的不竭动力，唱响大医精诚、医者仁心主旋律，以充满人文关怀的医疗服务赢得患者、社会的信任和尊重。

（三）关心关爱医务人员

建立保护关心爱护医务人员长效机制。改善医务人员工作环境和条件，减轻工作负荷，落实学习、工作、休息和带薪休假制度，维护医务人员合法权益。鼓励公立医院通过设立青年学习基金等多种方式，关心年轻医务人员成长。健全职工关爱帮扶机制，切实解决医务人员实际困难。建立医务人员职业荣誉制度。加强医院安全防范，强化安保队伍建设，完善必要安检设施。将解决医疗纠纷纳入法治轨道，健全完善医疗纠纷预防和处理机制，依法严厉打击医闹、暴力伤医等涉医违法犯罪行为，坚决保护医务人员安全。

【本章小结】

医院文化建设是医院核心竞争力的关键，加强医院文化建设是每个医院管理者必须重视和面对的现实问题。本章节通过介绍文化的内涵、医院文化的内涵、医院文化与医院管理的关系、医院文化在现代医院管理中的地位和作用，医院文化的结构与内容、医院文化建设存在的问题、医院文化建设的重要性以及策略等基本内容，要求学生能够具备独立思考我国医院文化建设存在的问题以及医院文化建设策略的能力，并能够在未来更好地指导医院管理实践，更好地传承优秀的医院文化，并不断地发扬光大。同时，坚持以人为本的价值理念，不断加强职业道德建设，提升职业道德素养。认识到我国医院文化是中国特色社会主义文化的重要组成部分，坚定中国特色社会主义文化自信，并坚持在继承中发展，在发展中创新。

实训案例 Ⅰ

着力培育医院自身文化，赋能公立医院高质量发展

［引言］

习近平总书记在党的二十大报告中指出，全面建设社会主义现代化国家，必须坚持中国特色社会主义文化发展道路。医院文化作为医院核心竞争力的重要组成部分，是医院高质量发展的精神之源、力量之泉。

［主要内容］

为贯彻落实党中央、国务院关于深化医药卫生体制改革总体部署，加快推进公立医院高质量发展。宁夏回族自治区人民政府办公厅印发《关于推动公立医院高质量发展的实施意见》（宁政办发〔2021〕74号）（以下简称《实施意见》），对建设公立医院高质量发展新文化提出了具体措施。

1. 强化患者需求导向 坚持"人民至上、生命至上"理念，尊重医学科学规律，遵守医学伦理道德，遵循临床诊疗技术规范，为人民群众提供安全、适宜、优质、高效的医疗卫生服务。按照《宁夏公立医院改善医疗服务行动计划（2021—2023年）》，实施居民健康"一码通"工程，提供预约诊疗、预约检查、预约住院、健康咨询、电子健康档案查询、在线诊疗复诊等全方位服务。推行基本医疗、大病保险、医疗救助、商业保险"一站式"即时结算服务。为老年人、孕妇、儿童、军人军属、退役军人等开设绿色就医通道，合理引导高血压、糖尿病等慢性病开药患者到基层就医。着力解决医院"停车难、检查难、住院难、手术难"等突出问题。加强患者隐私保护，做好医患沟通交流，增进理解与信任，构建和谐医患关系。

2. 加强医院文化建设 挖掘整理医院历史、文化特色和名医学术思想、医德医风，提炼医院院训、愿景、使命，依托二级、三级公立医院建设医院文史馆，凝聚支撑医院高质量发展的精神力量。大力弘扬伟大抗疫精神和崇高职业精神，树立典型案例、先进人物，唱响"大医精诚、医者仁心"主旋律，激发医务人员对工作极端负责、对人民极端热忱、对技术精益求精的不竭动力，以充满人文关怀的医疗服务赢得患者、社会的信任和尊重。

3. 关心爱护医务人员 贯彻国家卫生健康委、人力资源和社会保障部、财政部印发《关于建立保护关心爱护医务人员长效机制的指导意见》（国卫人发〔2021〕13号）精神，落实公立医院医务人员学习、工作、休息和政策性带薪休假制度，对确因工作不能休假人员，应适时安排补休，维护医务人

员合法权益。落实职工疗休养制度。鼓励公立医院通过设立青年学习基金等多种方式，关心年轻医务人员学习成长。健全职工关爱帮扶机制，切实解决医务人员实际困难。建立医务人员职业荣誉制度和争先创优机制，落实医务人员在突发公共卫生事件期间薪酬待遇。加强医院安全防范，强化安保队伍建设，完善必要安检设施。实行医务人员医疗责任保险制度，健全完善医疗纠纷预防和处理机制，完善第三方调节和引导医疗纠纷纳入法治轨道解决机制，依法严厉打击医闹、暴力伤医等涉医违法犯罪行为，坚决保护医务人员安全。

[案例小结]

《实施意见》提出，建设公立医院高质量发展新文化，要强化患者需求导向、加强医院文化建设、关心爱护医务人员。本案例启示公立医院应立足医院发展实际，形成具有自身特色的文化体系，激发医院文化活力，实现医院文化高质量发展。

[问题思考]

1.请结合案例，谈一谈如果您是宁夏某三级甲等公立综合医院的院长，您将如何立足医院实际建设具有自身特色的医院文化。

2.请结合相关文献，谈一谈对于"一院多区"管理模式下的公立医院，如何建设公立医院高质量发展新文化。

实训案例 Ⅱ

着力构建医院"家"文化，增强高质量发展内动力

[引言]

文化管理是医院建设的重要组成部分，是医院核心竞争力之一。某医院通过在医院文化建设中打造"家"文化品牌，形成人人为医院建设出力、人人享受医院发展成果的局面。

[主要内容]

某医院始终坚持以人为本，以党建为引领，以建设"家"文化为主线，以"患者满意""员工幸福"为核心，着力构建"家"文化，助力医院高质量发展。主要措施包括：

1.加强思想引领，夯实精神文化 按照突出政治功能、强化政治引领的要求，积极发挥基层党组织和党员的作用，将党支部建在临床科室上，实现党支部建设与文化建设、学科建设、科室建设、人才培养等协同促进、融合发展。各科室负责人积极营造以家风传承为纽带的科室文化，进一步传承中华优秀文化、凝练医院文化精髓、丰富和发展精神文化，使职工树立爱党、爱国、爱院、爱人民的情怀，增强服务社会、保障人民健康的使命担当。

2.健全规章制度，狠抓制度文化 完善医院章程，修订完善公立医院党委会会议议事规则、院长办公会议议事规则以及党委书记和院长定期沟通制度等，充分发挥党组织政治核心作用。加强医院"家"文化的制度化、规范化建设，制定文化建设相关工作制度、会议制度、文明行为规范等。不断强化医院制度的学习与落实工作，用制度规范职工言行，使职工从思想上认同，在行动上践行，营造积极进取、健康向上的氛围，全面保障医院高效运行。

3.选树榜样标兵，树立行为文化 注重传承和弘扬先贤的优良作风，挖掘老一辈医者的感人故事，宣传名老专家的医者风范，选树一批先进典型，在中国医师节、国际护士节等重要节日，开展以表彰大会、座谈分享会、榜样学习会等多种形式的主题活动，并借助公众号、院报等媒介进行宣传，引导

职工把有意义的节日过成爱国节、文化节、文明节,营造学习先进、争当先进、赶超先进的氛围。

4. 坚持以人为本,彰显伦理文化　重视人本管理,不断强化人文内涵,帮助职工做好职业生涯规划,为职工创造良好的成长成才条件,让职工感受到医院大家庭的温暖。完善职工建言献策平台,鼓励职工增强主人翁精神。强化服务意识,以患者需求为中心,优化就诊流程,提升服务质量。广泛开展医学人文关怀教育,加强医患沟通,切实维护患者权益,尊重患者的选择权和知情权。

5. 不断优化环境,提升物质文化　营造温馨舒适的工作环境,设置职工休息室、心理解压室等,提高职工幸福感和满意度。对院区老旧建筑及场所进行改造装修,为患者及家属提供更加美观、整洁、温馨、便利的就医环境。在门诊大厅、候诊区以及就诊需求较大的区域设置休息区、饮水机、轮椅等便民设施。做好就诊环境的适老化、无障碍等改造。

[案例小结]

本案例介绍了该院"家"文化建设的具体举措和实践经验,为公立医院文化建设提供了一定参考。新时期公立医院文化建设面临着机遇和挑战,如何加强公立医院文化建设,值得从事医院管理或医院文化建设的管理者不断探索。

[问题思考]

1. 结合材料,假如您是一名医院的院长或管理者,请思考如何更好地发挥医院员工的主人翁意识。

2. 医院"家"文化形成后,还需要不断传承和发展。请结合相关文献,思考如何更好地传承和发展医院"家"文化,从而实现医院高质量发展。

(徐　宁　张　叶)

第五章　医院人力资源管理

【学习目标】

知识目标：掌握医院人力资源管理的概念、内容、原理，以及人力资源配置方法；熟悉医院岗位设置的原则和配置标准；了解医院人力资源招聘与选拔、培训及激励措施。

能力目标：能够熟练运用人力资源配置定性定量的方法，如效率定员法、岗位定员法、设备定员法、比例定员法等，具备医院人力资源管理与配置的能力，使其在未来能够实际应用到医院管理活动中。

素质目标：响应国家政策要求和人民群众健康需求，通过不断学习、培训和实践，培养学生具有良好思想道德素质、专业知识素质和管理能力素质。

医院是担负人民群众的生命健康安全的专业机构，医疗卫生人员是医院的重要组成部分，当今医疗市场的竞争也是人才的竞争，医院在发展过程中应该如何根据其战略目标的要求进行岗位设置，如何进行战略性人力资源管理，这些都关系到医院发展的核心竞争力。

第一节　医院人力资源管理概述

一、人力资源管理的内涵

（一）人力资源管理的概念

人力资源（human resources，HR）：指在一个国家或地区中，处于劳动年龄、未到劳动年龄和超过劳动年龄但具有劳动能力的人口之和。人力资源也指一定时期内组织中的人所拥有的能够被组织所用，且对价值创造起贡献作用的教育、能力、技能、经验、体力等的总称。

人力资源管理（human resources management，HRM）：就是运用现代化的科学方法，对与一定物力相结合的人力进行合理计划、组织、领导和控制的过程，充分发挥人的主观能动性，使人尽其才，事得其人，人事相宜，以实现组织目标。

（二）人力资源管理的主要内容

1. 人力资源规划（human resources planning）　评估人力资源现状；根据现状用科学方法对人力资源供需做出预测；制订方针政策和具体措施。

2. 岗位配置（post allocation）　包括招聘和选拔需要的各层次人才，以及工作设计和岗位分析、编制培训岗位说明书、招聘、安置、调配、辞退等。

3. 员工培训（employee training）　人力资源管理部门有责任关心员工的个人需求和发展，增强员工的积极性、主动性和创造性。

4. 绩效考核（performance evaluation）　人力资源部门要从人员的资历、职级、岗位等指标综合评价员工绩效，制订公平合理的考评方案，确保员工的工作积极性。

二、医院人力资源管理的内涵

（一）医院人力资源管理的概念

医院人力资源（hospital human resources）：是指医院里具有一定知识、技术、专长人员的总和，他们运用智力、体力劳动为医院目标的实现贡献自己的价值。

医院人力资源管理（hospital human resources management）：指医院通过对某内部劳动力资源进行全面、科学、有效的管理，使医院所有职工的潜能得到充分地开发和利用，以保证医院总目标的实现和可持续发展。

（二）医院人力资源的分类

医院的人力资源按照组织结构、体制、任务、职能等大体可分为卫生技术人员、工程技术人员、工勤人员及管理人员。

1. 卫生技术人员（medical personnel） 卫生技术人员按职称划分为医、药、护、技四个专业类别。《关于深化卫生专业技术人员职称制度改革的指导意见》指出：按照《中华人民共和国执业医师法》和《护士条例》参加医师、护士执业资格考试，取得执业助理医师资格，可视同取得医士职称；取得执业医师资格，可视同取得医师职称；取得护士执业资格，可视同取得护士职称。按照《中医药法》参加中医医师确有专长人员医师资格考核，取得中医（专长）医师资格，可视同取得医师职称。

2. 工程技术人员（engineering technician） 主要从事机械、电子、电气、电力、电机、通信等领域的工程专业技术人员。

3. 工勤人员（handyman） 医院工勤人员分为技术工和普通工，技术工指的是具备明确任职技术条件、相应专业技术水平的工人，并评定其专业的技术等级。

4. 管理人员（administrative staff） 主要包括卫生行政管理人员、后勤管理人员和其他职能部门管理人员等。

（三）医院人力资源的原理

1. 系统优化原理（principles of system optimization） 是指系统内各要素经过组织、协调、运行、控制进行合理组合，使整体系统大于各子系统之和，从而获得最优绩效的理论。

2. 能级对应原理（energy level correspondence principle） 不同能力的员工，在医院的中责、权、利应该有所差别，医院内部设置的不同岗位和职位存在层次和级别的差异，所需的人才类型也会有所不同。能级对应原理则是要将医院的人力资源与岗位需求相匹配，将资源合理利用，合适的人放在合适的位置上。

3. 系统动力原理（principle of system dynamics） 是指通过竞争、激励等方式激发员工的工作热情和创造精神，使其能够全面发展，为医院发挥更大贡献，包括物质激励和精神激励。

4. 反馈控制原理（feedback control principle） 是指医院的各个环节都是相互关联的，整体形成一个反馈环，某一个环节的变化都会引起其他环节的连锁反应。这个原理的应用在于如何在医院内部建立有效的沟通机制。

（四）医院人力资源配置方法

1. 定量方法

（1）效率定员法（efficiency staffing method）：是根据医院各部门的工作量和员工的工作效率来确定人员配置的方法。该方法主要适用于医院门诊部卫生技术人员、其他技术人员、工勤技能人员的配置。相关计算公式如下。

人员配置数=平均工作任务总量/(员工工作效率×出勤率)

（2）岗位定员法（post staffing law）：是根据医院各部门（科室）工作岗位的数量及各岗位工作量来计算人员配置的方法。该方法主要适用于住院部卫生技术人员的配置。相关计算公式如下。

人员配置数=(床位数×床位使用率×诊疗每位患者所需时间)/
每名卫生技术人员日均诊疗时间

（3）设备定员法（equipment personnel method）：是根据医院各类设备的数量和使用率、每台设备所需员工数和员工出勤率来确定人员配置的方法。该方法主要适用于医技科室设备操作人员的配置。相关计算公式如下。

人员配置数=(同类设备开动台数×单机定员标准×该设备平均开动班次)/出勤率

2. 定性方法

（1）比例定员法（proportional staffing method）：是指在符合国家相关规定的基础上，依据相应的被服务对象的数量，以及不同岗位、等级之间员工的适宜比例来确定医院中各级、各类服务人员配置的方法，这种方法适用于确定医院各级、各类人员的配置。

（2）职责定员法（the law on the determination of duties and members）：是指医院根据部门和科室的业务分工及职责范围来确定人员配置的方法。这种方法主要适用于医院管理人员，因为这种岗位的工作难以量化，通常是根据对实际工作的调研情况及管理者的经验为依据。

第二节　医院岗位设置

一、医院岗位设置的原则

现代医院的核心资源是"人才"，因此，医院岗位配置得恰当与否将直接影响到医院的运营效率的高低。医院人员编制的设置要坚持尊重事实、工作需要的原则；优化结构，精简高效的原则；定性定量，动态管理的原则；又要充分考虑社会医疗卫生服务需求、医院发展目标等因素。

（一）按需设岗原则

按需设岗又称因事设岗，是医院岗位设置的基本原则，是以医院的总目标和总任务为核心，从上至下层层分解为具体的分目标和分任务，直至将目标任务落实到每一个具体岗位。

（二）精简高效原则

精简高效原则又称最低职位数量原则，是指医院必须根据其目标和任务恰当地设置岗位。如果岗位设置过多，会造成职位虚设、机构臃肿、人浮于事，从而增加医院运行成本；相反，如果岗位设置过少，则会造成职能不全、人力不足，从而影响医院整体任务的完成或整体目标的实现。

（三）合理系统原则

由于医院是一个系统组织，其目标或任务要由众多岗位的具体工作相互配合、协调一致才能实现。因此，每一具体岗位的设置都要坚持合理系统原则，要从总体上，以及机构之间、职位之间的联系来分析确定，形成合理的比例关系、合理的层次结构、合理的年龄结构、合理的知识结构。

（四）重点突出原则

要明确医院发展的重点，可以通过岗位设置充分发挥其调节作用和导向作用，在重点学科、重点发展科室适当予以侧重。坚持以事定岗、因事设岗的原则，以工作任务、职责和技术要求确定岗位设置。

二、医院岗位设置的方法

医院的岗位设置是在科学工作分析的基础上进行的。业务流程的整合、优化，是进行科学岗位设置的基础。

（一）分析医院岗位需求

根据医院的类型、规模、服务内容等，对岗位进行分类和层级划分。按照功能设立临床诊疗部门、辅助诊疗部门、预防保健部门、后勤保障部门、行政管理部门等。

（二）按类设岗

岗位分类又称职位分类，是指将所有的工作岗位即职位按其业务性质分为若干"职组""职系"（职位种类）；按责任大小、工作难易、受教育程度及技术要求高低分为若干"职级""职等"（职位等级）。在医院中，按照业务内容或专业方向，设立诊疗中心（如心脏中心、神经病学中心、放射诊疗中心、介入诊疗中心等）和相关业务科室，一个科室下面又会分为不同的亚专业组、诊疗组。

（三）明确岗位需要人数与结构要求

岗位确定后要明确各工作岗位的人员需求量和人员要求，需要综合考虑医院的功能、承担任务的轻重、医院的学科建设、岗位的工作性质、工作的难易程度、工作条件等。

（四）明确岗位责任制

岗位建立后应该明确岗位的权限、责任、具体工作内容和要求。不同岗位之间要权责分明又不相互冲突。

（五）建立各类人员管理制度

在明确岗位责任制的基础上建立岗位工作守则，建立科学可行的各类人员选拔、招聘、考核、晋升制度，规范各类岗位人员管理。

三、医院岗位配置标准

根据《关于卫生事业单位岗位设置管理的指导意见》精神，医院人力资源配置标准依据医院工作任务及专业特点来确定。卫生事业单位岗位分为专业技术岗位、管理岗位和工勤技能岗位三种岗位类别，其中专业技术岗位设置 13 个等级，管理岗位设置 10 个等级，工勤技能岗位分为技术工岗位和普通工岗位，技术工岗位设置 5 个等级，普通工岗位不设置等级（图 5-1、图 5-2、图 5-3）。

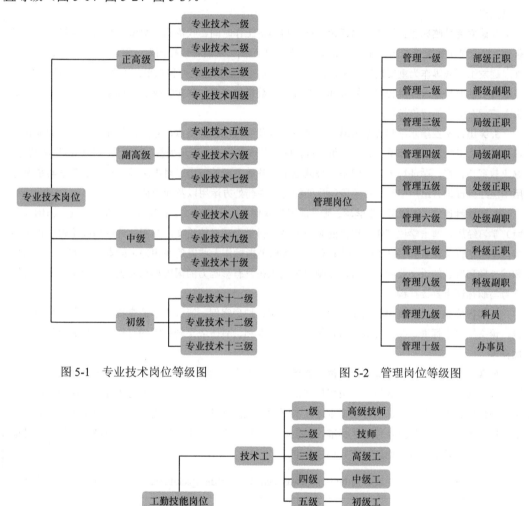

图 5-1　专业技术岗位等级图　　　　图 5-2　管理岗位等级图

图 5-3　工勤技能岗位等级图

卫生事业单位应保证专业技术岗位占主体，原则上不低于单位岗位总量的 80%。卫生专业技术岗位中医、药、护、技各职种应当根据实际工作需要科学设置，并符合有关标准和规定。管理岗位、工勤技能岗位的设置，应保持相对合理的结构比例。鼓励卫生事业单位后勤服务社会化，已经实现社会化服务的一般性劳务工作，不再设置相应的工勤技能岗位。

知识拓展

人力资源社会保障部、国家卫生健康委、国家中医药局印发《关于深化卫生专业技术人员职称制度改革的指导意见》（人社部发〔2021〕51号）提出完善卫生专业技术人员评价标准：

1. 注重医德医风考核 加强对医德医风和从业行为的评价，将医务人员在重大自然灾害或突发公共卫生事件中的表现作为医德医风考核的重要内容。用人单位须建立健全医德医风考核制度，将利用职务之便索要、非法收受财物或牟取其他不正当利益等行为纳入考核范围。完善诚信承诺和失信惩戒机制，实行学术造假"一票否决制"，对通过弄虚作假、暗箱操作等违纪违规行为取得的职称，一律予以撤销。

2. 建立完善临床医生执业能力评价指标 将门诊工作时间、收治病人数量、手术数量等作为申报条件；将诊疗疾病覆盖范围、开展手术或操作的覆盖范围、单病种诊疗例数、平均住院日、次均费用、并发症发生例数等作为重要指标，科学准确评价临床医生的执业能力和水平。强化病案作为评价载体，采取随机抽取与个人提供相结合的方式，通过一定数量的病案加强对临床医生执业能力的评价。探索引入患者对医生的评价指标。

3. 突出评价业绩水平和实际贡献 针对卫生行业实践性强的特点，重点评价业务工作的数量和质量。对公共卫生类别医师单独制定评价标准，重点考核公共卫生现场处置、技术规范和标准指南制定、健康教育和科普、循证决策、完成基本公共卫生服务等方面的能力。对中医药人员重点考察其掌握运用中医经典理论、运用中医诊疗手段诊疗的能力，中药处方运用以及师带徒等情况。

4. 破除唯论文、唯学历、唯奖项、唯"帽子"等倾向 不把论文、科研项目、获奖情况、出国（出境）学习经历、博士学位等作为申报的必要条件。科学合理对待论文，在职称评审和岗位聘任各个环节，不得把论文篇数和SCI（科学引文索引）等相关指标作为前置条件和评审的直接依据。对在国内和国外期刊发表的论文要同等对待，鼓励更多成果在具有影响力的国内期刊发表。不得将人才荣誉性称号与职称评审直接挂钩。

5. 实行成果代表作制度 临床病案、手术视频、护理案例、流行病学调查报告、应急处置情况报告、论文、卫生标准、技术规范、科普作品、技术专利、科研成果转化等均可作为业绩成果代表作参加评审。

6. 实行国家标准、地区标准、单位标准相结合 人力资源社会保障部、国家卫生健康委、国家中医药局负责制定《卫生专业技术人员职称评价基本标准》（附后）。各地区人力资源社会保障部门、卫生健康部门、中医药主管部门可根据本地区实际制定地区标准。具有自主评审权的单位可根据本单位实际制定单位标准。申报条件地区标准、单位标准原则上不得低于国家标准，评审条件在国家标准框架内，由各地各单位确定地区标准、单位标准。

［资料来源：中国政府网 https://www.gov.cn/zhengce/zhengceku/2021-08/05/content_5629566.htm］

第三节 医院人力资源开发与激励

一、医院人力资源招聘与选拔

（一）医院人员招聘原则与方式

1. 医院人员招聘原则

（1）公开、公平、公正原则：医院拟招聘的岗位、专业、数量、应聘资格和应聘程序等向社会公开告知。

（2）竞争择优原则：医院应该根据不同岗位对人员的知识、技能、愿景、个性等方面的要求，确定科学的人员甄选方法，确定规范的考核程序来鉴别人才。

（3）人岗匹配原则：医院在招聘时，一定要根据工作规范的要求，做到人岗匹配，招聘到专业、能力最适合该岗位的人员，这样既能最大程度地节省人力成本，又能高效发挥人的潜能。

（4）优势互补原则：招聘不仅要考虑新进成员的知识技能水平，还要注意该员工能否与工作团队相融合，能否与其他成员形成优势互补态势。

2. 医院人员招聘渠道

（1）内部招聘渠道：通过医院自己的宣传媒体，发布职位空缺消息，吸引人员应聘；通过医院内部工作人员的推荐竞聘上岗。

（2）外部招聘渠道：通过政府平台；通过学校毕业生就业双向选择渠道；通过就业中介机构，包括劳务市场、人才交流中心、人才咨询公司、猎头公司等。

（二）医院人员选拔

人员选拔是一个复杂的过程，包括初选和精选。初选包括背景调查或资格审查和初次面试。精选则包括测验、再次面试、体格检查、试岗考察。

（三）医院人员招聘流程

医院人员招聘工作必须科学化、规范化，招聘程序主要包括 5 个阶段（图 5-4）。

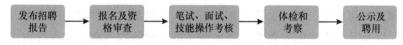

图 5-4　医院人员招聘流程图

根据医院人力资源规划及未来人力资源在数量上、质量上、结构上的供需状况来制订招聘计划。招聘计划的主要内容有部门、岗位、数量、年龄、学历和资质要求等。

根据招聘标准，审核应聘者的材料，对符合条件的应聘者进行初选；对符合条件的人员进行专业素质测试，包括笔试、面试、技能操作等；体检和考察后，确定录用者名单，向社会公示，然后上报获准；办理相关上岗录用手续。

二、医院人力资源培训

医院人力资源培训是指医院通过对员工进行一系列有计划、有组织的学习活动，让员工获得能够完成其岗位工作所需要的专业知识与技能，进而提高员工现在或将来工作绩效的过程。

医院人力资源培训具有战略性、全员性、专业性、层次性、实用性、长期性、实践性等特点。在医院培训中，培训需求、培训计划、培训实施、培训评估构成了培训工作的全过程。

1. 培训的必要性　培训是知识更新的需要，是与时俱进的需要；培训是自身生存和发展的需要；培训是医学发展的需要。

2. 培训的对象　医院人力资源培训的对象包括在岗的全部工作人员，主要可以分为专业技术人员、管理人员和工勤人员三类，同时还应该包括规培医师，实习医生、实习护士及进修医生、进修护士等。

3. 培训的类型 根据培训与岗位的关系可以分为岗前培训、在岗培训、离岗培训；根据时间长短可以分为长期培训、中期培训和短期培训；根据培训内容可以分为理论知识培训、实践技能培训、职业道德培训等；根据培训对象可以分为专业技术人员培训、管理人员培训和技术工人培训等。

三、医院人力资源激励

（一）医院人力资源激励的概念

医院人力资源激励是激发鼓励、调动员工积极性的过程。激励机制就是通过外在刺激来达到调动人的内在积极性的一种机制。激励可分为物质激励与精神激励。有效的激励机制不仅可以调动员工的积极性，激发他们的创造性，还可以增强医院的凝聚力和竞争力，提高医院在市场中的整体竞争能力，进而促进医院的不断发展和效益增长。

（二）医院的人力资源激励系统

医院的人力资源系统是一个技术密集型的卫生人力系统群体，员工的特质在医院的内部绝非同质，其人力资源的分层特点也非常明显，呈金字塔形分布。分层的特性要求对于不同的层级进行不同的激励措施。

（三）医院人力资源激励手段

1. 物质激励 可采用公平、公正的岗位竞争，年薪制、各种津贴及公平、公正、合理的奖金措施，以及吸引人才的安置费，突出职工的奖金等物质激励。实行按岗位定薪、岗变薪变的原则，强化分配激励和约束功能的绩效工资制，以绩效考核为中心、质量持续改进与患者满意度提高为目标建立评价标准，建立完善的、科学的绩效和薪酬分配体系。有效地运用激励机制，满足职工的物质需求，留住各类人才，更好地发挥员工的积极性和创造性，从而增强医院的活力，提升医院的品质竞争力和经济效益。

2. 精神激励 包括对员工的尊重、理解与支持、信任与宽容、关心与体贴。管理者要及时、恰当地给予职工各种荣誉，医院可以通过建立评选劳动模范、先进个人等制度，公平、公正、公开、实事求是地组织评比，给予奖励和荣誉称号，形成一种奋发向上、不断进取的精神。赋予医院职能科室中层管理人员自主决策管理权，使其充分参与医院管理可以起到一定的激励作用。

3. 制度激励 是指通过改革和完善人事制度，分配制度等来吸引、安抚和稳定人才。为吸引人才和留住人才，单位要改进内部管理结构，建立科学公正的绩效考核制度。同时，医院要根据不同的类型和特点制订激励制度，并且在制订激励机制时要考虑到个体差异。建立科学公正、具体、可行的绩效考核制度。

4. 环境激励 构造以人为本的文化氛围，良好的工作环境是一个能够让员工获得与其贡献相适应的回报的环境。医院文化是管理机制的灵魂，其氛围就在于价值观念、行为规范的协调，在医院内部营造一个开放、创新、合作的文化氛围。构建激励性医院管理文化，既要考虑到医院共同的文化基础，又要兼顾个体的特点，充分发挥医院职能科室管理人员、医务工作者的积极性、主动性和创造性。

知识拓展

双因素理论（two-factor theory）是人力资源激励的代表性理论，又称为"激励-保健理论"，由美国学者赫茨伯格于 1959 年提出。该理论提出，激励因素与保健因素是影响工作效能的两大关键因素。保健因素聚焦于满足员工的基本需求，防止员工以抵制心态开展工作。激励因素聚焦于提高员工满意度，激发员工工作积极性，提高工作效能。赫茨伯格双因素理论的提出对管理学界具有极其重要的意义，它丰富和拓展了激励理论。

依据双因素理论，保健因素的功能在于减少乃至抵消员工的不满，但不会提高员工的满意度；当激励因素具备，员工的满意度才会得到提升；满意与没有不满意、不满意与没有满意并不能完全等同。保健因素与激励因素的效用机制不同，但具有关联性，缺失任何一方都会削减员工的激励效果。与此同时，保健因素、激励因素相互影响、相互促进，在一定条件下可以相互转换，对于双因素理论的运用应结合行业、部门实际。

【本章小结】

医院担负着保护人民群众生命健康安全的重要使命，医疗市场的竞争也是人才的竞争。本章介绍了医院人力资源管理的概念、内容、原理，医院岗位设置的原则、标准、方法以及医院人力资源招聘与选拔、培训及激励措施等基本知识点；培养学生具备科学管理和配置人力资源的素养，树立医院的人力资源水平直接关系到医院人才队伍建设，关系到医院可持续发展目标实现的理念。

实训案例 I

先破后立——罗湖医院集团人力资源体系的构建

[引言]

随着医疗卫生体制改革的不断深入，医院人力资源管理面临新的机遇与挑战，医院不得不思考为谁发展、如何发展、怎样发展的问题，医疗卫生专业技术人才作为影响群众就医选择的关键因素，决定了医疗机构的核心竞争力。

[主要内容]

深圳市罗湖区是中国改革开放的发源地，在这一轮医疗卫生体制改革中，罗湖医院集团在总结中国各地医院管理经验和教训的基础上，借鉴国际先进国家的医疗保障制度及发展经验，力求探索一条能较好地满足人民群众的医疗与健康需求，政府能够支撑且符合卫生经济学原则，可持续发展的居民医疗与健康保障的新路子。

"积弊除，制度新，政先行。"2015 年 6 月，深圳市罗湖区印发了《深圳市罗湖区公立医院综合改革实施方案》，8 月罗湖区整合 5 家区属医院、23 家社康中心等医疗资源成立紧密型、一体化、唯一法人代表的城市医疗联合体——深圳市罗湖医院集团（以下简称集团）正式成立，同时也标志着罗湖公立医院改革的正式启航。集团医疗卫生专业技术人才是医疗机构的核心竞争力，是影响群众就医选择的关键因素。为了更好地实现人力资源一体化管理，集团整合下属各医疗机构人力资源部门，建立集团人力资源中心，负责统一管理集团员工招聘、人才引进、员工培训、职称聘任、人才认定、绩效考核、薪酬管理、人员调配等，保证集团人力资源统一调配、人员自由流动。集团采取一系列举措，对人力资源体系进行改革创新，通过优化集团人力资源体系中公平性和激励性，促进人力资源在集团下属医疗机构中纵向流动，有效提升区域内基层医疗服务能力。

罗湖医改模式符合当时新时期的卫生与健康工作方针，也符合世界银行集团、世界卫生组织与中国财政部、国家卫生和计划生育委员会、人力资源和社会保障部等五部门在《深化中国医药卫生体制改革研究报告》中倡导的"以人为本的一体化服务（people-centred and integrated care，PCIC）"新型服务提供模式，围绕居民及其家庭的健康需要，提供强有力的基层卫生服务体系，促进中国尽快实现卫生服务提供体系改革的愿景目标，使投入的资金产生更大的价值。

[案例小结]

在罗湖集团人力资源管理改革中，通过实现用人自主权、优化薪酬待遇，强化基层人才队伍配置，建立向基层倾斜的绩效体系，增强积极向上的集团文化等措施，促进人力资源在集团下属医疗机构中纵向流动，提升区域内基层医疗服务能力。

[问题思考]

1. 深圳市罗湖医院集团人力资源改革的背景、目标和任务是什么？

2. 在罗湖医改推进的过程中，人力资源管理对改革所起的积极作用有哪些？

实训案例Ⅱ

人力资源配置的现状分析——以 A 公立医院为例

[引言]

A 公立医院是一所区属的二级甲等医院，是集医疗、教学、科研和预防医学为一体的综合性医院，承担着部分医学院校的临床教学任务，同时承担着区属 100 多家单位万余人的医疗任务。

[主要内容]

从医院规模上，医院设有 410 张病床，20 个临床科室，7 个医技科室，15 个病区，4 个重点学科。在医院岗位设置上有管理、专技、工勤三类岗位，专业技术岗包含卫生技术岗、职能科室的旁系列。截至统计时间，A 医院有在职职工 944 人，卫生技术人员 778 人，占总人数的 82%；管理人员 28 人，占总人数的 3%；旁系列 50 人，占总人数的 5%；工勤人员 88 人，占总人数的 10%。从医院职称结构，高、中、初级职称比例为 1∶2∶6，基本呈金字塔结构。对照相关的依据应当呈现橄榄球分布；从医院年龄分布，老中青人员比例为 1∶2∶4，基本呈金字塔结构，以使各年龄段人员发挥各自的优势。从学历分布，A 医院全院具有研究生及以上学历人员 110 人，占总人数的 12%；本科学历 475 人，占50%；大专学历 246 人，占 26%；高中（中专）及以下学历 113 人，占 12%，整体学历比较高。人员类别分布，编内、编外人员所占比例分别为 83% 和 17%，编外人员中医师和护理人员较多，但护理人员仍未达到标准；工勤人员占编外人员比例最大。医院卫生技术人员、医师配置充足，但护理、药学、医技配置却未达到标准，医、护、药、技比例严重失调。

[案例小结]

随着卫生行业改革的不断深化，公立医院面临着政策环境和竞争形势的巨大挑战。本案例列举了A 公立医院人力资源管理的现状，主要存在缺乏完善的配置流程、各类岗位人员配置以及职称和年龄结构比例都不够合理、学历层次偏低、编外人员比例大，影响人员稳定性等方面的问题，公立医院能否高质量发展，关键在于是否配备高素质核心人才。

[问题思考]

1. 根据案例医院人力资源现状，提出改善公立医院人力资源配置的建议。

2. 请结合所学知识，阐述如何通过合理配置人力资源，促进医院综合竞争力提高的改进策略。

（李银山　汤　榕　王　凯）

第六章 医院教学科研管理

【学习目标】

知识目标： 掌握医院教学科研管理的概念和内容，明确医院教学管理与医院科研管理的核心要素；熟悉医院临床医学教育管理、继续教育管理和医院科研管理的内容；了解医院教学管理的实施与医院科研管理的制度。

能力目标： 能够从医院管理学的角度对医院教学与科研管理的组织实施进行实践应用，提高学生的团队协作能力与解决问题的能力。

素质目标： 使学生基于医学教育和科学研究内化求知务实的精神、探索科学的精神、勇于挑战的精神、与时俱进的精神，在医院管理实践中深化医教协同意识，将创新思维与科学方法融入医院教学科研管理工作中，促进医院教学发展与科技进步。

医院担负着医疗、科研和医学人才培养的重任，在医学教育中起着非常重要的作用。医院管理正逐步向集科研、教学以及医疗于一体的多模块综合管理的方向发展。新形势下，医院必须加强医院教学科研管理，依靠创新的教学科研管理工作提高教学效率、教学质量、科研实力，从而形成具有医院特色的综合竞争力。

第一节 医院教学科研管理概述

一、医院教学科研管理的概念

医院教学科研管理（hospital teaching and research management）是指医院进行教学和科研实践，为培养高层次医学人才和促进医疗技术水平发展进行的组织管理活动。

医院教学科研管理是医院管理的重要组成部分，关系到医院的创新发展和可持续发展。因此，医院教学与科研管理需要与时俱进，不断适应医改新要求与医院发展新形势。医院在进行科研教学管理的过程中，要与医学实践相结合，对科学研究及教学工作进行有组织、有计划地开展，对新的医疗技术项目进行不断开发，对自身的医疗实践经验不断进行深入化、系统化的总结，并且对新的医学领域进行不断开拓，不断提高医疗服务能力和医院核心竞争力。

二、医院教学科研管理的要素

医院教学科研管理的要素包括医院教学科研组织管理、医院教学科研部门职责管理、医院教学科研业务管理和医院教学科研人才管理。

（一）医院教学科研组织管理

1. 医院教学组织管理 包括教务管理、教师管理、学生管理。医院教学工作在进一步强调医学生理论课教学、见习和实习的基础上，还要加强对住院医师的教育和培训。

2. 医院科研组织管理 指医院设立科研管理机构、学术委员会和科研伦理委员会对科研项目的管理、科研平台（研究所、研究室、研究组）的建设管理、科研平台的经费管理、医院科研机构的条件管理和实验室管理等相关的管理活动。

（二）医院教学科研部门职责管理

医院的科研科（处）、教务科（处）、教学管理科（处）和各教研室，是负责管理教学与科研活动的主要部门，担负着组织管理医院教学与科研工作的职责。医院教学与科研部门的职责包括：建立科学的管理体制；结合上级要求和医院实际，制订各种教学与科研工作条例和规章制度；拟订和实施教学与科研计划，加强教研室建设；协调全院各职能科室做好有关教学与科研的管理工作；完善教学与科研质量保障机制，监督检查教学与科研质量；建立奖罚分明的考核激励机制，提高教学与科研工作人员的积极性和主动性；加强教学与科研人才队伍建设，保障合理的梯队结构；注重学科带头人和专业定向培养工作等。

（三）医院教学科研业务管理

医院教学业务管理是指教育单位以教育教学活动的全过程和各环节为对象，以完成教学计划为目标，以教育教学的主体（教学管理人员、教师、学生）为重点，通过对教育教学活动主体、过程的决策、计划、组织、协调和控制，以实现教学活动目标的过程。

医院科研业务活动主要分为两类：一类是科研项目活动，一般围绕科研的选题、申报、实施、总结、鉴定、报奖、推广等基本程序进行，内容上分为计划管理、过程管理、成果管理及科研档案管理等方面；另一类是科研学术活动，如学术会议、科研培训等。

（四）医院教学科研人才管理

医院教学与科研人员作为医学教学与科研活动的主体，是医院创新和发展的根本动力。无论搞科研还是抓教学，都必须依赖于专业人员的参与。因此，培养现有人才和引进高层次人才，形成科学合理的人才梯队和工作团队，是医院教学与科研人才管理工作的重点。

医院教学需要优秀的临床专家教授和高水平青年医师，只有在教学和研究方面具有丰富的经验和良好的基础，稳定、优秀的临床教学队伍，不断创新、完善的医学实践教学体系，才能保障医学教学工作的质量和效率。医院科研人才一般以兼职为主，应注意科研工作的连续性，有目的、有计划地培养和造就一批科研骨干，对基础好、科研思维活跃、敢于创新、有责任有担当、能作为学科带头人的优秀人才应进行重点培养，形成人才资源的可持续发展。

三、医院教学科研管理的意义

（一）有利于医疗技术水平和服务质量的提高

日常医疗工作任务繁重，医务人员的主要时间和精力用于临床工作，他们的继续教育和外出进修、深造不能完全落实。教学师资力量比较薄弱，高质量的教学人才不多，科研意识不强，气氛不浓，科技成果少。医院开展教学与科研工作，就要使医疗工作规范化、正规化和标准化，使各种临床资料更为完整。医生要进行科研教学，就要学习理论，使理论与实践相结合，不断提高医疗水平，并使医院加强学科建设、人才培养、设备更新、新技术引进，以提高医院诊疗水平和服务水平。

（二）有利于医学人才培养和科研工作开展

现代高等教育的一个显著特点就是科技创新和人才培养的紧密结合。加强医院教学科研创新工作对于提高教育的质量和水平，实现跨越式发展具有重大意义。医院教学科研既是医院提高人才培养质量的关键，又是提高医师队伍素质和水平的手段，同时还是医院教育创新的重要内容与加强发展的主要动力和源泉。

（三）有利于加强学科建设和培养科研团队

对于师资力量相对较弱、教学科研设备及水平较差的医院，通过切实加强教学基本建设，培养较高素质并有特色的人才，同样有生存和发展的空间与价值。科研水平是选择优先发展的专业或学科必不可少的评估指标之一。因此，医院可以以教学科研为先导，通过发展优势专业或学科，整合学校资源，实现以点带面，推动医院整体教学水平的不断提高，促进医学科研成果的转化。

（四）有利于增强医院的综合竞争力

医院的教学科研水平是医院综合竞争力的重要影响因素。医院是典型的知识密集型的服务行业，防治各种疾病，提高卫生服务质量，都离不开医学科技发展和创新。实施科教兴院可以通过创新提高医院的管理能力，促进医院内涵发展，实现医院的可持续发展，增强医院在新形势下的竞争优势。

（五）有利于促进国内外学术交流与合作

医院教学科研管理的开展，可使医务人员了解最新的医学动态、发展方向，及时获取最新的医学信息和医疗技术。通过不断开展高水平的医学研究，将研究成果通过各种形式进行学术交流；参与这些交流合作，可以促进医院医疗水平的提高，在社会上扩大医院的知名度和影响力，提升医院学术地位，为医院谋求更好的发展奠定基础。

知识拓展

在科学技术蓬勃发展和医疗市场竞争日益激烈的背景下，我国综合医院以追寻科教兴院和人才强化的双重发展为目标，依据医院教学科研管理工作的具体要求，从医学教育、科学研究、人才培养、资源建设等方面巩固和创新医院教学科研管理模式，完善医院教学科研管理机制，提升医院教学科研管理水平。但是，在现阶段我国综合医院的实际建设中，由于传统管理思想根深蒂固、医院管理职能不受重视，医院教学科研管理工作难以应对管理方向复杂、工作难度提升和医院自主创新的挑战，无法使医院教学科研管理目标与医院建设目标齐头并进，共谋发展。因此，综合性医院应结合医院实际与自身特点，优化医院教学科研管理理念，强化医院教学科研人才引进与培养。在教学方面，建立健全医院教学组织、教学管理制度，通过加强临床教学培训、完善实习医生考核和制定继续教育规范等途径提升教育教学能力；在科研方面，强化医院科研管理职能，完善科研项目管理，推进医院工作人员科研素质的提升和科研成果的形成，有利于医学教育与科学研究相互促进，从而保障医院教学科研管理工作稳定落实和高效建设。

第二节　医院教学管理

一、医院教学管理的概述

医院教学管理是按照管理原则，合理组织教学过程中的人、财、物、时间和信息等管理要素，建立相对稳定的教学秩序，保证医学教育目标的实现，培养医药卫生专门人才。

医院通过完善医学教育体系，整合教学资源，建立医院教学的质量保证体系和评价制度，对医学教育工作进行计划、组织、协调和控制等管理。医院教学管理按照教学对象可以分为本科生教育管理、研究生教育管理、住院医师教育管理和培训以及在职人员继续医学教育管理等；按照教学内容可以分为临床教学管理和继续医学教育管理。

二、医院教学管理的内容

（一）临床教学管理

临床教学管理是医院教学管理的核心，临床医学教学的质量直接关系到医学生的培养质量。临床医学教学包括临床理论授课、见习和实习，是保证和提高医学人才培养质量的重要环节和必要手段。临床教学任务一般由高等医学教育临床教学基地承担，也就是具有教学用途，提供在学的医学院及护理学院学生见习、实习和做研究的医院。

1992年11月15日，国家教育委员会发布《普通高等医学教育临床教学基地管理暂行规定》（教高〔1992〕8号），提出临床教学基地分附属医院、教学医院和实习医院三种类型，并明确了三类医院的审定认可等内容。

1. 医院教学工作的组织机构

（1）附属医院：高等医学院校的附属医院是学校的组成部分。附属医院是独立法人单位，但人事、行政、组织管理仍归属学校。除了医疗和科研，临床教学工作也是附属医院必须承担的一项基本任务。附属医院担负的医疗、教学和科研三项任务，不仅面向社会开展医疗卫生服务，而且在医院内进行医学教育的临床教学，还涉及各层次人才培养和医学科学的各项研究。附属医院的主要教学任务是临床理论教学、临床见习、临床实习、毕业实习。

按全国医院分级标准，本科院校的附属医院应达到三级甲等水平，专科学校的附属医院应达到二级甲等以上水平。

（2）教学医院：高等医学院校的教学医院是指经卫生部、国家中医药管理局和教育部备案的，并与高等医学院校建立稳定教学协作关系的地方、部门、工矿、部队所属的综合医院或专科医院，承担高等医学院校的部分临床理论教学、临床见习、临床实习和毕业实习任务。

按照全国医院分级标准，教学医院应达到三级医院水平。教学医院的教师应能胜任临床课程的讲授、指导学习、进行教学查房、修改学生书写的病历、组织病案讨论、考核等工作，并结合临床教学开展教学方法和医学教育研究。

（3）实习医院：高等医学院校的实习医院是学生临床见习、临床实习、毕业实习和接受医药卫生国情教育的重要基地。实习医院是经学校与医院决定，与高等医学院校建立稳定教学协作关系的地方、部门、工矿、部队所属的医院，承担高等医学院校的部分学生临床见习、临床实习和毕业实习任务。实习医院由学校分别向学校主管部门和医院主管部门备案。

（4）职能部门：除了附属医院，教学医院和实习医院之外，医院承担临床教学任务还应由职能部门，如教育处、科（医）教科等具体管理。一般综合性附属医院的教育处，会下设教务科、继续教育科、学生科等。一般由医学院教学管理部门（如教务处）将教学任务安排到各专业、系（教研室），如临床医学专业内科学、外科学、妇产科学、儿科学等；然后再由系（教研室）主任将教学计划和要求下达到医院教育处教务科，由教育处教务科再将教学任务作安排，使其能良性运作，最后下达到各临床科室或参加教学工作的临床医师。

2. 医院临床医学教育管理内容

（1）临床教学组织的管理：临床教学管理主要包括教务管理、教师管理、学生管理。多数高等医学院校实行院系合一的体制，推动医院教学观念、教学素质的强化，健全教学管理机构，以加强对临床教学工作的领导。

（2）临床教学任务的管理

1）见习教学：见习是把课堂所学理论逐步运用于临床实践的过程，是理论联系实际的纽带和桥梁。各教研室要根据本专业的特点，掌握好带教方法，采取多种形式，注意挑选典型病例，让学生多接触患者，掌握诊治疾病的技能和应变能力，了解现代医学诊治疾病的一般知识，培养学生正确分析问题、解决问题的能力，训练学生临床基本功。

2）实习教学：毕业实习是学生在校进行实践性教学的最后一个阶段，是整个教学布局中至关重要的部分。学生进入医院后，应在各科门诊及病房进行轮转实习，参加值班、管床、特护工作，利用自己所学到的理论知识和各种检查方法进行搜集资料、分析，得出诊断与治疗意见，然后由带教老师修正指导。让学生在临床工作中，学会理论联系实际，掌握防病治病的方法，培养学生独立工作、综合分析的能力。同时要注意培养学生临床思维能力、实际操作能力、语言表达能力、病历书写能力和正确处理医患关系的能力，使每个学生都能成为具有较高业务水平、较强适应能力的合格毕业生。

3）研究生培养：医学院校附属医院应根据学科招生的培养目标，结合自身实际，突出学科领域的研究重点，制订临床研究生培养计划。医院教学管理部门应设专人负责研究生教育的日常管理。研究生所在的教研室（科室）可采取导师负责制或指导小组的培养管理形式，培养过程坚持以临床能力训练为主，强调要结合临床实际问题开展科研工作的培养原则。

（3）临床教学过程的管理：加强临床教学过程管理是保证临床教学质量的关键。要安排好教学每个环节的工作，使整个临床教学规范有序进行，主要包括以下方面的内容。

1）临床教学计划的实施：医院教学职能部门应根据所承担的专业教学计划、课程教学大纲、实习大纲等，制订医院临床教学进程安排表、实习轮转安排表、理论讲课安排表和其他业务教学活动安排表。

2）临床教研室工作的管理：临床教研室是临床教学工作的核心部门。教研室工作管理包括教研室任务与职责、教研室主任职责、教学秘书职责、专兼职教师职责、带教医师职责等。各教学岗位的教师均应按职责所规定的内容与责任开展临床教学工作，如集体备课，年轻带教医师的培养性讲课、检查性听课及高年资教师的示范性教学活动。

3）专业教学的管理：临床教研室（科室）应按照临床教学大纲的要求及教学进程表的安排，组织理论讲课及专题讲座，定期开展科室小讲堂、病例讨论等。

4）临床实习学生的管理：临床医学院学生科或医院科教科负责管理学生工作。要及时关心实习生的学习与生活情况，并予以必要的指导和支持，保证每位学生顺利完成实习任务。

（4）临床教学评价的管理：一般对教学条件、教学过程和教学质量3个方面进行评价，做出综合评价结论。教学条件评价主要是了解和判断支持系统（包括人、财、物等）对培养目标实现的潜在可能性，是否有与任务相适应的临床教师队伍应作为条件评价的重点；教学过程评价主要是调查分析教学进程和管理过程的状况，判断医院在实现临床教学目标过程中的计划、组织、领导和调控方面的措施；教学质量评价主要是调查了解医院在学生医德医风教育、知识与临床技能方面是否达到了预期目标，以及在教学科研方面所取得的成绩。最终是用人单位对毕业生的总体评价。

（二）继续医学教育管理

继续医学教育：是以学习新理论、新知识、新技术、新方法为主的一种终身教育。继续医学教育的目的是使卫生技术人员在整个职业生涯中，保持高尚的职业道德，不断提高专业工作能力和业务水平，提高服务质量，以适应医学科学技术和卫生事业的发展。依据《中华人民共和国教育法》《中华人民共和国执业医师法》《全国专业技术人员继续教育暂行规定》的要求，医院应制订继续医学教育管理制度。继续医学教育的对象以医院在职人员，且具有初级以上专业技术职务从事卫生技术工作的人员为主。

1. 继续医学教育的组织管理　由职能部门具体负责组织本院卫生技术人员参加继续医学教育活动，并制订本院继续教育计划、实施方法。各科室要为卫生技术人员参加继续医学教育活动提供必要的条件，科主任要做好继续医学教育的组织协调工作，卫生技术人员要积极参加继续医学教育活动，并按照继续医学教育的有关规定，服从安排，接受考核。

2. 继续医学教育的内容与形式　继续医学教育的内容，应以现代医学科学技术发展中的新理论、新知识、新技术和新方法为重点，注重先进性、针对性和实用性，重视卫生技术人员创造力的开发和创造性思维的培养。根据学科发展和社会需求，开展多种形式的继续医学教育活动。

继续医学教育应坚持理论联系实际，按需施教，讲求实效的原则，根据学习对象、学习条件、学习内容等具体情况的不同，采用培训班、进修班、研修班、学术讲座、学术会议、业务考察和有计划、有组织、有考核的自学等多种方式组织实施。

3. 继续医学教育的登记与评估　根据《继续医学教育学分授予与管理办法》（全继委发〔2006〕11号）的有关规定，继续医学教育实行学分制。继续医学教育对象每年参加继续教育活动，所获得的学分不低于25学分，其中Ⅰ类学分5～10学分，Ⅱ类学分15～20学分。省、自治区、直辖市级医疗卫生单位的继续医学教育对象五年内通过参加国家级继续医学教育项目获得的学分数不得低于10学分。继续医学教育对象每年获得的远程继续医学教育学分数不超过10学分。Ⅰ类学分、Ⅱ类学分不可互相替代。继续医学教育学分按项目级别分为Ⅰ类学分和Ⅱ类学分。国家级、省级继续医学教育项目以及推广项目为Ⅰ类学分，自学、发表论文、科研立项、单位组织的学术活动等其他形式的继续医学教育活动授予Ⅱ类学分。

继续医学教育学分的授予和登记应严格执行继续医学教育学分授予的有关规定。医院应建立继续医学教育档案，对医院卫生技术人员每年参加继续医学教育活动和获得的学分进行登记。卫生技术人员接受继续医学教育的基本情况作为年度考核重要内容。继续医学教育的考核结果可纳入卫生技术人员聘任、技术职务晋升和执业再注册的条件。

三、医院临床教学管理的实施

临床教学是医学人才培养的关键环节，也是医院教学管理中的核心内容。临床教学工作的正常运行主要依靠以下几个方面工作的顺利实施。

（一）教学培养方案

各专业教学培养方案由学校教务处组织编制，医院的部分专家作为本科教育指导委员会的成员参与相关专业教学培养方案的制订。各种专业的教学培养方案应明确反映以下基本内容：

1. 培养目标　指出本专业在德、智、体、美应达到的要求，以及本专业应掌握的基础理论、专业知识和实际技能，明确培养层次。

2. 学制　学制的期限一方面取决于培养对象及其培养目标，另一方面又取决于社会对医学生的需求。

3. 课程设置　是教学培养方案中的实质性内容，是教学培养方案的重要组成部分。

4. 课程开设顺序　高等医学各专业课程的开设要保持一定的顺序，以保证教学有计划有顺序地进行。目前我国医学专业教育多采用公共基础课、医学基础课、临床基础课、临床医学课的顺序排列，也有部分学校在长学制学生的教育中尝试以临床问题为引导或以系统器官为引导的整合式教学模式。

5. 教学学时数的分配与安排　时数的分配应该根据培养目标的需要和各门学科的教学任务、教学要求来设定，它包括每门课程的总学时数、理论授课和临床示教的比例，以及每学期、每周的学时分配与安排。

（二）课程设置

狭义的课程指的是一门学科。广义的课程是指实现培养目标而规定的所有学科，以及这些学科在教学计划中的地位和开设顺序的总称。医学课程大体上分为公共基础课、医学基础课、临床基础课和临床医学课四大类（或将后二类合并为一类）。课程是实现培养目标的重要手段，是教学活动的重要内容，也是全面提高学生综合素质的重要途径。在本科医学教学中，医院的教师可以单独或联合申请开设课程，而课程是否开设及课程性质最终由本科教育指导委员会根据学科发展和人才培养目标予以审定。

（三）教学大纲

课程教学大纲是按照专业教学培养方案的要求，根据课程在培养方案中的地位、作用及其性质、目的和任务规定课程内涵、教学要求、体系和范围的纲要。教学大纲是实施教育思想和教学培养方案的基本保证，是进行教学、考核和教学质量评估的指导性文件，也是编写（制）教材的依据。临床课程教学大纲的编制是医院参与、实施临床教学工作的重要环节。

（四）教学计划

编制教学计划是教学运行管理的重要环节，是医院教学工作的重要内容。它是教学培养方案在一个学期中具体执行的工作时间表，也是把一个学期的教学计划中所规定的各项教学任务落实到人的教学管理文件。

（五）理论授课

理论授课是当前我国高等医学教学中最主要的授课形式，是理论教学的主要环节。随着本科医学教学改革的深入，许多新的授课方式应运而生，理论授课也被划分为传统的理论授课方式和新型的理论授课方式。

（六）实验室教学

在教师指导下，学生借助于仪器、实验用品及其他专门设备，通过实验课来完成教学。学生通过观察和独立操作，获得感性知识和操作技能，不断提高医学生的独立分析和解决问题的能力。

（七）临床示教与见习

临床示教是医学生从课堂进入病房的第一堂课。在临床示教中，医学生第一次穿上白大褂，第一次进入病房或门诊，第一次接触患者，会对临床工作产生新鲜感和好奇感，教师应抓住时机及时培养和引导，所以示教教师的知识水平、带教能力、医学伦理素养尤为重要，它将可能对医学生今后的行医产生很大影响。

临床见习是临床实习的前奏，作为临床示教和毕业实习之间一个临床实践的过渡阶段，通过这一阶段的教学，使学生初步熟悉内科、外科实习医生的工作内容、工作方法和工作职责。

（八）临床实习

医学生的临床实习阶段是理论应用于实践并在实践中提升、训练临床能力的关键时期。实习教学的质量对学生毕业后能否成为一名合格的临床医生及能否接受更高、更深、更新的知识或技能均产生直接及间接的影响。

四、医院教学管理与医疗、科研的关系

从医学发展的历史可以清晰地看到，科学研究促进医疗工作的发展进程。医院的教学工作可促使医疗工作规范化、正规化和标准化，使各种临床资料更为完整。在教学活动中，临床教师需要学习理论，融会贯通，不断提高自己的知识与水平，善于思考，使理论与实践相结合，从而促进医院的医疗水平、学科建设和人才培养。反之亦然，医疗可以辅助教学，医院优秀的临床教师队伍、高超的医疗技术水平是做好教学工作的根本保障。

医院开展教学工作有利于临床科研工作的开展和医学人才的培养。科学研究在21世纪医学发展中的重要性日益凸显，它离不开教育和人才培养，而良好的科研基础可以显著促

进医疗和教学质量的提高，乃至引领发展的方向。

医院医疗、教学、科研工作相辅相成，只有正确处理三者之间的关系，才能使医院全面协调、可持续发展。

知识拓展

2020年7月1日，国家卫生健康委、国家中医药管理局联合公布了《住院医师规范化培训重点专业基地遴选建设项目实施方案》，其中提出要以全科、公共卫生等紧缺专业为重点遴选建设一批学科覆盖完整、区域布局均衡的住院医师规范化培训重点专业基地。

方案对重点专业基地应当承担的责任和义务做了详细规定，例如，保证住院医师培训质量，重点专业基地的住院医师应当严格按照培训标准完成所有培训内容，首次参加住院医师规范化培训结业理论考核的通过率应当位于全国该专业的前15%；住院医师对该专业基地的满意度达到95%。

同时，重点专业基地应合理控制招收规模，加大紧缺专业人才培养力度，不得超容量招收住院医师。同时，要确保本专业基地面向社会招收的住院医师、外单位委托培训的住院医师与本单位同等条件住院医师的薪酬待遇基本一致，并根据考核情况发放，鼓励多劳多得。

此外，重点专业基地还应加强师资队伍建设，积极开展本专业指导医师师资标准、培训标准、考核与认证等方面的建设和研究；每年至少承担1项本专业省级及以上的骨干师资培训。

国家卫生健康委，成为重点专业基地满3年的，由国家卫健委、国家中医药管理局组织开展绩效评估，对评估合格的重点专业基地继续加大支持力度，对评估不合格的取消重点专业基地资格。

第三节　医院科研管理

一、医院科研管理的概述

科研水平是医院发展的重要因素，直接影响医院科技创新和临床诊疗水平。因此，医院应在发展自身科研的同时，努力争取外部资源，充分利用各方面设备、人才、信息等优势，关注新思想、新动态、新趋势、新方法，强调科研成果转化，多举措调动医生科研积极性，解决实际医学难点。

医院科研管理是对医院各个学科专业领域的科学研究和技术活动的管理。医院科研管理工作的基本目标是出成果、出人才、出效益，促进医学科学事业的不断发展和医疗技术、医疗质量、医疗服务水平的不断提高。

二、医院科研管理的制度

建立与健全必要的科研管理制度是保证医院科研工作规范化、科学化管理的重要前提。只有通过管理目标、管理程序、管理内容和管理办法的制度化，才能使各项科研工作有条不紊地执行实施，保证医院总目标的顺利实现。医院科研管理制度一般包括以下几种。

（一）科研计划与成果管理制度

1. 申报课题的立项论证制度　医院应建立规范化的课题申报管理制度，所报课题事先均需经过充分的情报调研，并由医院学术委员会（或邀请同行专家）进行立项论证。立项论证可采用会议或书面评议的形式，评议的主要内容包括课题的立论依据、学术水平、可行性分析、试验方法、技术路线、人员梯队和实验条件等。

2. 课题执行情况定期检查制度 应加强对课题执行情况的检查督促，检查内容包括课题的计划进度、考核指标、完成情况、存在问题及今后打算等。通过定期监督检查，医院可以对已取得阶段性成果者或突出进展的课题给予奖励或支持，对于存在困难的课题，应尽量给予协调解决，促进科研课题按既定目标按期保质完成。

3. 科技成果管理制度 科技成果是指在实验或理论上有创造性，有一定科学水平和实用价值的新技术、新方法、新器材、新药物、新理论、新认识等。对科技成果管理制度的制订，其内容应包括科技成果鉴定须具备的条件、鉴定程序、鉴定形式、鉴定方法，以及科技成果的申报、登记、推广应用等多方面要注意的事项和要求。对科技成果的奖励，应按国家《发明奖励条例》《科学技术进步奖励条例》《自然科学奖励条例》等规定执行。

（二）科研支撑条例管理制度

1. 科研仪器的使用、维修和保管制度 大型精密仪器的使用，应视情况采取"专管共用"或"专管专用"的方式，加强维护保养，保证最佳运行，提高使用效率。建立相应健全的管理制度和规定，包括仪器设备共用制度、安全操作规定、维护检修制度、损坏赔偿制度、四防（防尘、防震、防潮、防磁）安全制度、对外服务收益分配规定等。

2. 实验室、研究室工作制度 实验室、研究室内的技术操作必须按规定方法进行，并做好实验记录。对于科研药品、试剂等实验用品，在管理上应把常用的和专用的分开，逐项贮备，定期核对。对易燃、易爆、剧毒药品试剂，以及放射性物质等危险物品，必须严格按有关规定管理和使用，并制订防水、防火、防盗的安全管理制度和卫生值日制度。

3. 动物实验室管理制度 实验动物是医学科研必不可少的基本条件，各级医院应建立相应组织，负责制订管理工作制度。动物实验室管理制度首先要明确动物实验室工作人员职责、备品保管、动物实验前后的护理、消毒、隔离等要求。各种实验动物的繁殖、饲养、供应和实验动物房标准，国务院制定的《实验动物管理条例》（2017年修正版）[中华人民共和国国务院令第676号]，结合本单位的具体情况制订实施细则和建立健全必要的规章制度，积累经验，以建立一套完善规范的实验动物管理办法。

（三）学术交流及科研奖励制度

1. 学术交流制度 学术交流是推动医院学科发展、掌握国内外前沿学术动态和研究方向的重要手段。医院应建立健全学术交流制度，定期开展学术交流活动。学术交流的形式可多种多样，包括学术讨论会、学术座谈会、学术报告会，以及学术性互访、讲学、参观、考察等。有条件的还可开展国际性学术交流，以更好地开阔视野，启发思路，增加新的科学技术知识，促进医学学科和重点学科的进一步发展。

2. 科研奖励制度 医院科研管理目的之一就是激励和激发医护人员的科研积极性和创造性，鼓励高水平科研成果的转化，应遵循物质奖励和精神奖励相结合的原则对医护人员的科研劳动和绩效进行奖励。

三、医院科研管理的内容

医院科研管理主要是通过对人、财、物等有限资源的合理配置，最大限度地保障科研任务顺利完成，为医院科研质量及可持续发展打下坚实基础。

医院科研无论是对医药科技人才的培养，还是对医院科技水平的创新，都会对医疗质量的提高、社会效益和经济效益的增加、核心竞争力的提升产生重大影响。同时，医院科研也是国家科技创新和发展的重要方面。

医院科研业务管理是在设立组织机构、建立组织体系、完善管理制度的基础上对科研工作开展的具体管理工作，主要包括以下内容。

（一）科研计划管理

医院根据国家和上级机关的科研规划，在做好预测的基础上，根据医院条件和特点制订出本院的短期、中期规划。主要有：①确定医院科研结构，确定拟承担国家计划、部级计划、省级计划、地级计划、单位级计划的比例和任务。②确定科研部类比例，确定拟承担课题中的医学基础理论研究、应用研究和发展研究的比例。③确定科研学科比重，确定哪些临床或基础学科参加科研工作，以及它们在科研任务中所占的比重。同时有针对性地制订相应的年度计划，全院年度科研项目的综合实施计划，以及与科研实施计划有关的各项工作计划。它要求以具体科研项目为中心，分别列出每个项目的管理级别、所属类别、年度目标、参加学科和单位、实际开展的研究课题、科研人员、所需条件和要求等。

（二）科研过程管理

课题设计是科研工作过程中的一个重要环节。通过同行专家对设计书或标书的评议，可以使科研设计更加完善、合理，也可以帮助行政部门在确定项目时减少片面性、盲目性和重复立题，以保证科研质量。为此，医院一般要组织课题设计或标书的报告评审会，必要时进行学术答辩。

课题负责人对课题的完成负有全责，要认真做好课题组织、指挥、协调工作，严格掌握课题进度，合理安排经费使用，负责对课题进行小结、总结和汇报，以及组内人员的指导与考核，建立一套共同遵守的规章制度，以保证研究工作有条不紊地开展。医院科研管理部门是课题完成的保证单位，应负责监督、检查课题执行情况及课题的验收工作，并协调解决课题执行过程中出现的各种矛盾与纠纷。

为了全面掌握课题执行情况必须建立研究工作检查制度，检查的目的在于及时了解情况、及时发现问题和解决问题，这是保证科研计划顺利进行的有效手段。对课题计划的执行情况进行检查，内容包括计划实施、条件落实、经费使用状况及遇到的困难等，以便及时协调解决。

课题按规定时间结束后 3 个月内，管理部门应督促课题责任人认真撰写科研课题结题报告。报告内容包括结题简表（研究概况）、研究内容及研究简要经过、取得的主要成果及意义、达到的主要技术经济指标、对研究成果的评价和建议、完成论文论著目标、经费使用结算等。

（三）科研成果管理

1. 成果鉴定 指有关科技行政管理机关聘请同行专家，按照规定形式和程序，对成果进行客观公正的审查和评价，正确判断科技成果质量和水平，加速科技成果的推广应用。

2. 成果申报和奖励 科技成果申报是为了让国家和地方各级科技管理部门随时掌握和了解各类科技成果的数量和意义，及时交流和推广各类科技成果，最大限度地发挥科技成果在推动社会主义经济建设中的作用。

科研成果奖励类型包括国家自然科学奖、国家发明奖、国家科技进步奖、基层奖。

（四）科研诚信管理

科研诚信，也可称为科学诚信或学术诚信，指科研工作者要实事求是、不欺骗、不弄虚作假，还要恪守科学价值准则、科学精神以及科学活动的行为规范。中共中央办公厅、国务院办公厅于 2018 年 5 月 30 日印发的《关于进一步加强科研诚信建设的若干意见》中指出，要完善科研诚信管理工作机制和责任体系，加强科研活动全流程诚信管理，进一步推进科研诚信制度化建设，切实加强科研诚信的教育和宣传，严肃查处严重违背科研诚信要求的行为，加快推进科研诚信信息化建设。

【本章小结】

医院注重加强基础和临床研究，强化科研攻关并推动科技成果转化，强化教学管理与继续教育等科教管理工作是推动医院高质量发展的重要一环。本章通过介绍医院教学科研管理的相关概念、组织、实施和内容，分别梳理了医院教学管理和医院科研管理的主要内容，阐述了医院教学管理与医疗服务和医院科研之间的紧密关系，并介绍了医院临床教学管理工作、继续医学教育管理和医院科研工作管理的创新策略等拓展内容，旨在培养学生求知务实的精神、探索科学的精神、勇于挑战的精神、与时俱进的精神，具备在医院管理实践中深化医教协同的意识，有利于学生将创新思维与科学方法融入医院教学科研管理实践中。

实训案例 I

多措并举提高医学教学质量，助力培养新时代医学人才

[引言]

在公立医院高质量发展的背景下，探索实施教学工作精细化管理、加强专业师资队伍建设、培养医教研全面发展的医学人才，是推进医学教育改革实践、增强教育创新活力、助力教育强国建设的有效路径。

[主要内容]

教学管理是医院培养高素质医学人才的重要环节和医院全面建设不可或缺的重要组成部分。某公立医院近年在教学体系、课程思政、继续教育、人才培养、学习培训等方面进行了积极探索与实践，取得了显著成果，具体措施如下：

一、完善教育教学体系，形成全方位协同育人效应

医院修订了教学查房、教学门诊和临床医学专业实践教学等相关制度，规范临床实践教学，持续推广先进经验做法，临床教学质量实现整体提升。同时，医院把终身教育贯穿教育教学全过程，实现全员参与、全过程育人、全方位育人的"三全育人"体系，形成全方位协同育人效应，在全国拔尖创新医学人才培养的制度建设上发挥示范引领作用。

二、落实立德树人根本任务，持续深化课程思政改革

结合国家人才培养要求以及课程特点，医院充分挖掘专业课的思政教育资源，持续提升教师课程思政建设的意识和能力，以专业知识承载思想教育，将价值观教育与专业知识深度融合，始终重视和强调医德、医学人文精神培养，在提升学生专业水平的基础上实现生命价值教育，建立思政品德、家国情怀与专业技能多元联动的教学模式，着力培养医术高明、医德高尚的医学领军人才。

三、夯实临床医学博士后项目，推动高层次人才培养

2016 年，医院启动临床医学博士后培养项目，该项目以"住院医师核心胜任力"为培养目标，招生人数和覆盖专科逐年递增，医院围绕"核心胜任力"，不断优化"8+3"一体化高端人才培养方案，首次成立临床医学博士后督导组，加强过程管理，持续推动进阶式课程体系建设，高层次复合型医学人才培养卓有成效。

四、发挥医学教育平台作用，促进教学成果转化

医院现有国家级继续医学教育基地 6 个、国家住院医师规范化培训专业基地 20 个、国家专科医师规范化培训试点基地 8 个。此外，医院还积极落实医防融合、药剂、输血等职业培训项目，以及支援西部、社区等对口帮扶培训项目。

自 2022 年启用虚拟仿真教学培训中心以来，医院实现模拟教学空间再拓展、硬件再升级、课程体系再优化，引进、更新一批国际一流水平教具，开展师资培训、设计教学课程、健全培训体系，为高水平医学人才培养注入了新动能、增添了新活力。

五、优化一流师资队伍建设，提升教育教学质量

医院秉承"内培、外引"原则，院内强调师道传承，通过师资培训体系系统性提高师资水平，坚持临床教学查房体系、临床教学考核和准入体系，鼓励教学方法改革，完善评价和考核体系。对外注重与国内外一流医学院校的合作交流，定期开展师资培训研讨会。医院制作并上线 15 项临床带教师资培训课程，夯实基础教学能力，针对骨干师资开展进阶培训。

[案例小结]

本案例中某医院通过完善教育教学体系、深化课程思政、夯实临床医学博士后项目、发挥医学教育平台作用、优化师资队伍建设等措施，在医学教学管理和医学人才培养方面取得了显著成效，为培养高素质医学人才和医院的全面建设发挥了重要作用。

[问题思考]

1. 请结合案例说明该医院重视医学教育的背景，分析医院应如何确保教学质量并培养出优秀的医学人才。

2. 该医院在推进教学改革和创新的过程中，如何平衡教学、临床实践和科研之间的关系？

实训案例 II

立足新阶段，构建一流医学学科建设的新格局

[引言]

高质量的医疗技术与科研创新密切相关，随着医疗改革的持续推进，医院应以临床热点问题为导向，以科研平台建设为基础，推进人才队伍建设、完善科研管理体系、促进国际合作与交流，并对地

区医疗水平的提升作出贡献。

[主要内容]

科研创新是医院提高医疗质量的源泉和保障。某三甲综合性医院的重点学科在国内处于一流地位，但与国际顶尖学科相比仍存在差距。该医院立足医疗改革的新阶段，结合自身特点，在摸清医院服务数量、科研能力、人力结构和先进医用设备配备等方面现状的基础上与相应的国际顶尖学科进行了对比，梳理出医院在发展国际一流学科的过程中面临的主要问题和困境：

1.疑难重症诊疗率不高 该医院泌尿外科的门诊量与手术服务数量庞大，但疑难重症诊疗率不高；同时，泌尿系统肿瘤等重大手术的总量高，但重大手术占比仅为17%，说明大多数手术的难度并不高。该医院消化科的内镜诊疗服务也是类似的情形。

2.科研能力有待提升 该医院的重点学科在论文发表、科研项目及科研经费等方面虽处于国内领先水平，但相较于国际顶尖学科仍存在较大差距，尤其体现在科研基金经费方面。与克利夫兰诊所泌尿外科和梅奥诊所消化科获取的科研经费相比，该医院泌尿外科及消化科获取的科研经费远低于相应的对标学科，资金缺乏明显。同时，在推动科研成果转化、提升科技创新实践应用的能力也相对薄弱，医院重点学科尚未参与国际著名临床指南的撰写，国际学术影响力有限。

3.人力结构不完善 该医院重点学科的医护人员不仅少于相应的国际顶尖学科，人员配置结构也较为单一。医院风湿免疫科的人力总数与约翰斯·霍普金斯医院风湿科接近，但约翰斯·霍普金斯医院风湿科的保障人员还包括医疗秘书、行政管理等，专业范围更加全面。多伦多综合医院居家腹膜透析中心还配备了药剂师、营养师、医疗秘书和社工，承担了大量与其他部门沟通及患者随访的工作，而该医院的腹膜透析科并没有配备相应的保障人员。

4.先进医用设备配备不足 该医院高端专业医疗设备相对较少，人均使用次数高，相关设备损耗较快。医院的达·芬奇手术机器人、腹膜透析中心的治疗床位与自动化腹膜透析机等均少于国外先进学科的硬件设备。应对上述发展瓶颈问题，该医院提出在未来科研创新的新征程上，将对标国际优势学科，结合国家和地区战略，进一步凝练学科优势和特色，精心谋划学科发展战略，努力搭建高水平研究平台，加强服务质量和疑难重症诊疗能力，提升科研能力和成果转化水平，完善人力结构，增加先进医用设备的配备，朝着建设"综合性、研究型、国际化、智慧化的亚洲一流中心城市标杆医院之一"的目标迈进。

[案例小结]

本案例以某三甲医院建设国际一流学科为核心，对医院科研创新与学科建设相关的医疗技术、科研能力、人力结构、先进设备等方面做全面总结，剖析重点学科建设短板和瓶颈问题，体现出医院管理工作中"发现优势、寻找不足"的重要意义，进一步明确了医院建设国际一流学科的应对方案。

[问题思考]

1.请结合相关文献资料梳理国际领先学科的共性特点，并分析该医院是如何加强在国际上的学科竞争力和影响力的。

2.针对该医院与其他国际顶尖院所科研创新和学科建设的情况对比，谈一谈有哪些先进的医院管理经验值得借鉴。

（王惠群）

第七章 医院财务管理

【学习目标】

知识目标：掌握医院财务管理的概念、目标、内容和原则，熟悉医院财务管理常用的方法、医院财务管理评价指标；了解医院经济运营中存在的财务风险和经营风险相关内容。

能力目标：具备运用财务管理评价指标对医院经营管理进行评价分析的综合能力，能够从医院管理者的角度思考如何确保医院医疗收费价格的准确性。

素质目标：培养学生严谨细致的工匠精神，并将其运用到未来的医院财务管理实践中，提升其职业素养和社会责任意识，从而更好地满足人民群众日益增长的医疗服务需求。

随着我国医疗卫生体制改革的不断发展，政府对卫生领域投入的不断增加，财政预算体制的不断加强，做好医院的财务管理工作，对提高医院资金的使用效率，增强医院的凝聚力有着重要的意义。

第一节 医院财务管理概述

一、医院财务管理概念

财务管理（financial management），指在一定的整体目标下，关于资产的购置（投资）、资本的融通（筹资）和经营中现金流量（运营资金），以及利润分配的管理。财务管理是组织管理的组成部分，是根据财经法规制度，按照财务管理的原则，组织财务活动，处理财务关系的一项经济管理活动。

医院财务管理（hospital financial management），是医院管理的重要组成部分，是对医院资金的筹资、分配、使用、成本控制等财务活动进行的计划、组织、控制、协调、考核等工作的总称。医院财务管理的对象是医院资金和资金运动规律。

二、医院财务管理目标

医院财务管理的目标是合理有效地使用现有的卫生资源，提高资金的使用效率，满足医疗服务消费者的需求。资金使用效率最大化是医院财务管理的最终目标。

利润最大化（profit maximization）是西方微观经济学的理论基础。利润最大化目标认为：利润代表了医院新创造的财富，利润越多则说明医院的财富增加得越多，越接近医院的目标。

医院价值最大化（hospital value maximization）是指采用最优的财务结构，充分考虑资金的时间价值，以及风险与报酬的关系，使医院价值达到最大。该目标全面考虑到了医院利益相关者和社会责任对医院财务管理目标的影响。

利益相关者财富最大化（stakeholder wealth maximization）认为医院是一个由多个利益

相关者组成的集合体，其财务管理也是正确组织财务活动，妥善处理财务关系的一项经济管理工作，由于这些众多利益相关者的存在，导致医院的财务管理目标应从更广泛、更长远的角度来找到一个更为合适的理财目标，最终结果就是使其利益相关者的财富最大。

三、医院财务管理的内容

（一）预算管理

医院预算管理（hospital budget management）主要内容包括医院业务预算管理及财务预算管理。医院全面预算以医疗服务收入为起点，扩展到采购、成本、费用、资金等各个方面的预算，从而形成一个完整的体系。业务预算包括医疗服务收入预算、支出预算、费用预算、成本预算和管理费用预算等；财务预算包括现金预算、收支结余预算等。

（二）筹资决策管理

筹资决策管理（financing decision management）是财务管理的一个重要内容，包括如何解决资金来源问题，从哪里筹资，如何筹资，筹集多少基金才能保证医院的发展和使用等问题。这些问题是管理者需要考虑的重要问题。

（三）投资决策管理

投资决策管理（investment decision management）是指在资金有限的前提下，如何选择投资方案才能发挥资金最大效益。医院需要研究投资决策的可行性、合理性和实用性。

（四）成本管理

医院成本管理（hospital cost management）是医院财务管理的重要部分。开展医院的成本管理，能有效控制医院的成本，使医院资源配置更加合理，对于提高医院的经营管理水平，以及提升社会效益和经济效益具有重要意义。

（五）资产管理

医院的资产体现了一个医院的经济实力和发展潜力，其中医院的固定资产体现了医院的规模，流动资产体现了医院的运行规模。医院资产管理（hospital asset management）水平的高低，决定着医院发展的规模和效果。

（六）负债管理

医院负债管理（hospital debt management）指医院管理者进行理财或资本融资需要测定医院偿债能力，做出正确的筹资决策和投资决策，以免医院的发展因不能按时偿还债务而陷入困境。

（七）结余分配管理

结余分配管理（balance allocation management）指真实准确地计算和反映医院收支结余，制订合理的结余分配政策，不仅有利于调动医务人员的积极性，也关系到医院的发展规模和方向。

四、医院财务管理的原则

（一）合法性

医院财务管理应严格执行国家有关法律、法规和财务规章制度，保证财务管理工作在法治轨道上运行。

（二）效率性

医院应积极采取措施，开展成本管理，厉行节约，充分提升资金的使用效率。

（三）公益性

医院财务管理应兼顾国家、单位和个人之间的利益，所开展的一切活动有益于卫生服务需求者，有利于卫生事业的发展，保持医院的公益性。

（四）统分结合原则

医院财务管理工作，应在主管领导或总会计师的领导下，由财务部门统一管理，促进财务管理的规范化。另外，由于医院财务管理涉及面广，环节多，关系复杂，因而还需实行分级管理，统分结合，提升医院财务管理效率。

知识拓展

为了适应权责发生制政府综合财务报告制度改革需要，规范行政事业单位会计核算，提高会计信息质量，根据《中华人民共和国会计法》《中华人民共和国预算法》《政府会计准则——基本准则》等法律、行政法规和规章制度，财政部制定了《政府会计制度——行政事业单位会计科目和报表》，鼓励行政事业单位提前执行。《政府会计准则制度》包括《政府会计准则》和《政府会计制度》等内容，自 2019 年 1 月 1 日起，《政府会计准则制度》在全国各级各类行政事业单位全面施行。

在新财务会计制度实施后，对医院财务管理工作产生了极大的影响，传统会计模式并不适用于医院财务管理，因此涌现出了全新的财务管理工作模式，集中整合了预算管理、内部控制及成本管理，不仅有助于医院财务管理水平的强化，而且对于医院健康发展也有极大的促进作用。新财务会计制度的出现，明确提出了对医院的成本管理、财务核算等方面的要求，也进一步完善了医院财务预算体系，将医院业务成本控制在合理范围内，确保医院经济效益和社会效益的稳步提升。对于医院来说，要想确保新财务会计制度良好实施，应做到与时俱进、开拓创新，对新财务会计制度下医院财务管理不断进行优化，以此来促进医院各项工作的顺利进行。

第二节 医院资产、负债、净资产与成本管理

一、医院资产管理

（一）医院资产的概念

医院资产（hospital assets）是指医院拥有或者控制的能以货币计量并能为医院未来带来一定经济效益的经济资源。医院资产包括各种财产、债权等。

（二）医院资产的分类

医院资产按其流动性一般分为流动资产、固定资产和无形资产。

1. 流动资产（current assets） 医院流动资产是指医院可以在 1 年内或者超过 1 年的一个经营周期内变现或者耗用的资产，包括货币资金、短期投资、应收及预付款项、药品、低值易耗品、卫生材料、再加工材料和其他材料等。流动资产反映着医院的支付能力与短期偿债能力。因此，流动资产的管理，在医院财务管理中占据着重要的地位。

2. 固定资产（fixed assets） 医院固定资产是指一般设备单位价值在 500 元以上，专业设备单位价值在 800 元以上，使用年限在 1 年以上，并在使用过程中基本保持原有物质形态的资产。固定资产是开展医疗业务活动必不可少的物质基础。资产管理部门要提高医院固定资产的使用频率、确保资产保值增值、防止固定资产流失。

3. 无形资产（intangible assets） 医院无形资产是指可长期使用而不具备实物形态，但能为使用者提供某种权利的资产，包括专利权、专营权、非专利技术、商誉、著作权、土地使用权等。医院应认识和重视无形资产的存在和价值，对医院无形资产进行科学管理，为长远的发展战略考虑，在无形资产的取得、积累、保持、发展和使用等环节投入资金，促进其保值增值。

二、医院负债管理

（一）医院负债的概念

医院负债（liabilities of hospital）是指医院所承担的能以货币计量，需要以资产或者劳务偿还的债务。

（二）医院负债的分类

1. 流动负债（current liabilities） 是指偿还期在 1 年以内的短期借款、应付账款、医疗预收款、预提费用和应付社会保障费、应交超收款等。

2. 长期负债（long-term liabilities） 是指偿还期在 1 年以上的长期借款、长期应付款等。

合理的负债对于医院的发展有重要的作用。但医院负债经营必然带来一定的风险。医院管理者应从实际出发，实事求是，充分考虑影响决策的各种风险因素，综合考虑资金的时间成本、项目的投入与产出、市场前景的预测、投资的回收期等因素，注重经济效益分析，选择最优决策方案，同时控制财务风险的发生。

三、医院净资产管理

医院净资产是指医院资产减去负债后的余额。包括以下几种。

1. 事业基金（business fund） 即未限定用途的基金，包括滚存结余资金、主办单位以国有资产形式投入医院未限定专门用途的资金、资产评估增值等转入形成的基金。

2. 固定基金（fixed fund） 即单位固定资产占用的基金。其主要来源于国家基建拨款、专项经费拨款、单位事业基金和专项基金。

3. 专用基金（special fund） 即医院按照规定提取或者设置的具有专门用途的资金。专用基金应专款专用，不得擅自改变用途。

4. 财政专项补助结余（balance of special financial subsidy） 即需结转下一年继续使用的未完工项目的财政专项补助。

5. 待分配结余（balance to be allocated） 即事业基金不足以弥补的亏损。

四、医院成本管理

（一）医院成本管理的概念

医院成本管理（hospital cost management）是指医院通过成本核算和分析，提出成本控制措施，降低医院成本的活动。

（二）医院成本的构成

医院成本（hospital cost）是指医院在预防、医疗、康复等医务服务过程中所消耗的物质资料价值和必要劳动价值的货币表现。医院成本项目主要分为六大类：人员经费、卫生材料费、药品费、固定资产折旧费和无形资产摊销费、提取的医疗风险基金和其他费用。

（三）医院成本的分类

1. 按成本与服务量的关系分类 医院成本按照成本与服务量的关系可分为固定成本、变动成本和混合成本。

（1）固定成本（fixed cost）是指在医疗服务中，某些在一定时期、一定服务量范围内，不受服务量增减变化的影响而保持固定不变的成本，包括借入资金的利息、租用房屋或设备的租金、固定资产折旧费等。

（2）变动成本（variable cost）是指在医疗服务中，某些随服务量的变化而变化的成本，包括药品、材料、燃料的费用，水电费和维修费，计量服务工资等。

（3）混合成本（mixed cost）是指在医疗服务中，某些属于部分固定、部分变动的成本。

2. 按成本的计入方法分类 按照成本的计入方法分为直接成本和间接成本。

（1）直接成本（direct cost）是指在医院成本核算过程中，可以直接计入某一成本核算单位的费用，包括医疗科室和药品部门开支的基本工资、补助工资、卫生材料费、药品费等。

（2）间接成本（indirect cost）是指在医院成本核算过程中，不能直接计入，而需按照一定的标准分配计入各个成本核算单位的成本，包括医院行政管理部门和后勤部门发生的各项支出。

3. 按成本的可控性分类 按成本的可控性分为可控成本与不可控成本。

（1）可控成本（controllable cost）是指在某个部门或个人的责任范围内，能够通过管理活动可以加以控制进而改变其数额的成本，如水电费、燃料费、药品费、卫生材料费等。

（2）不可控成本（uncontrollable cost）是指不是某个部门或个人的责任范围可以加以控制进而改变其数额的成本，如固定资产折旧及大修理费等。

（四）医院成本的构成体系

医院成本构成体系包括以下四种。

1. 医疗业务成本（medical business cost） 是指医院业务科室开展医疗服务活动及其辅助活动而发生的各种耗费。相关计算公式如下。

医疗业务成本=临床服务类科室直接成本+医疗技术类科室直接成本+
医疗辅助类科室直接成本

2. 医疗成本（medical cost） 是指医院为开展医疗服务活动，各业务科室、行政及后勤各部门发生的各种耗费。相关计算公式如下。

医疗成本=医疗业务成本+行政后勤类科室直接成本=医疗业务成本+管理费用

3. 医疗全成本（full medical cost） 是指医院为开展医疗服务活动，医院各部门自身发生的各种耗费，以及财政项目补助支出形成的固定资产、无形资产耗费。相关计算公式如下。

医疗全成本=医疗成本+财政项目补助支出形成的固定资产折旧和无形资产摊销

4. 医院全成本（full hospital cost） 是指医院为开展医疗服务、科研、教学等活动，医院各部门发生的所有耗费。相关计算公式如下。

医院全成本=医疗全成本+科教项目支出形成的固定资产折旧和无形资产摊销

知识拓展

2022 年 7 月，国家卫生健康委发布了关于 2020 年度全国三级公立医院和二级公立医院绩效考核国家监测分析情况的通报。全国共 2508 家三级公立医院参加 2020 年度绩效考核。从对 2020 年三级公立医院绩效指标进行监测分析来看，我国 2020 年 43.5% 三级公立医院存在亏损，医院资产负债率为 44.09%。全国共 3472 家二级公立医院参加 2020 年度绩效考核，约占当年全国二级公立医院总数的 64%。约四成医院出现亏损情况，亏损医院的比例较 2019 年增加 16.75%，在亏损医院中，7.51%的二级公立医院资产负债率超过 100%，49.53% 的二级公立医院资产负债率超过 50%。

公立医院高负债是多重原因叠加下的结果。公立医院的收入主要源自医疗服务收入和政府财政补贴。2020 年新冠疫情暴发，疫情防控期间财政支出加大，医院业务量和收入萎缩。除疫情外，医保支付方式改革、医保检查、审计、巡查对公立医院的约束及医院加强医疗收费的管理等，都是当前公立医院面临运营亏损的原因。

第三节　医院财务分析与评价

一、医院财务分析的概念

医院财务分析（hospital financial analysis）是以医院财务报告等会计资料为基础，采用一定的技术和方法，对医院的财务状况和经营成果进行评价和剖析的一项财务活动，以反映医院在运营过程中的利弊得失、财务状况及发展趋势。

二、医院财务活动分析的内容

1. 收入分析（income analysis） 重点分析收入增减变动情况是否正常，收入结构是否合理，分析影响收入增减变化的因素，分析收入实现与年度预算的差距，检验预算编制准确率并为下年度预算编制提供依据。

2. 支出分析（expenditure analysis） 重点分析支出增减变化是否正常，支出结构是否合理，与收入是否配比，节约状况是否良好，分析实际支出与预算的差距，从中发现问题，为领导决策提供依据。

3. 效率、效益分析（efficiency and benefit analysis）　分析对比相关各项指标，及时掌握医院运营状况，发现不足，不断改进医院的各项工作，提高管理效率。

4. 风险分析（risk analysis）　计算医院资产负债率、流动比率和速动比率，估量医院对债务资金的利用程度，判断医院抵抗风险的能力，为提高医院资金使用效益提供依据。

5. 管理分析（management analysis）　通过对床位利用率、各项资产周转率、资产的增长率、药品等消耗指标的分析，评价医院日常运营是否健康，是否存在资源浪费，医院发展能力如何，为加强成本管理及挖掘发展潜力提供依据。

6. 医院成本核算（hospital cost accounting）　根据核算对象的不同，医院成本核算可分为科室成本核算、医疗服务项目成本核算、病种成本核算、诊次和床日成本核算。

（1）科室成本核算：是指将医院业务活动中所发生的各种耗费，按照科室分类，以医院最末级科室作为核算单元进行归集和分配，计算出科室成本的过程。

（2）医疗服务项目成本核算：指以临床服务类、医疗技术类科室开展的医疗服务项目为对象，归集和分配各项支出，计算各项目单位成本的过程。

（3）病种成本核算：指以病种为核算对象，按照一定流程和方法归集相关费用，计算病种成本的过程。

（4）诊次和床日成本核算：指以诊次、床日为核算对象，将科室成本进一步分摊到门诊、急诊人次和住院床日，计算出诊次成本和床日成本的过程。

三、医院财务分析与评价方法

1. 比较分析法（comparative analysis）　将报表中的各项数据与预算、前期、其他等同类数据进行比较，从数量上确定差异并找出产生差异的主要原因的一种分析方法。

2. 比率分析法（ratio analysis）　通过两个相互联系指标的对比，确定比率，分析评价医院的财务状况和业务状况的一种方法。

3. 趋势分析法（trend analysis）　将两期或连续数期的相同指标或比率进行对比，求出它们增减变动的方向、数额和幅度的一种方法。

4. 因素分析法（factor analysis）　依据分析指标与其他影响因素之间的关系，从数值上测定各个相互联系的因素变动对有关经济指标影响程度的一种方法。

四、医院财务分析与评价指标

（一）偿债能力指标分析

1. 资产负债率（asset liability ratio）　资产负债率反映了企业资产与负债的依存关系。比率过低说明医院运用外部资金的能力差；比率过高则说明医院资金不足，经营风险较大，偿债能力较差。相关计算公式如下。

资产负债率＝负债总额/资产总额

2. 流动比率（current ratio）　流动比率在于提示医院流动资产在短期债务到期之前，可以变现用于偿还流动负债的能力。比率过高有可能是存货过多或应收账款增多，以及待分摊费用增加所致。流动比率为2∶1较为合理，表明医院的财务状况稳定可靠。相关计算公式如下。

$$流动比率=流动资产/流动负债$$

3. 速动比率（quick ratio）　速动比率反映医院可在短期内转变为现金的流动资产偿还到期流动负债的能力。通常认为 1∶1 较为适当。相关计算公式如下。

$$速动比率=速动资产/流动负债$$

（二）营运能力指标分析

1. 应收账款周转率（accounts receivable turnover）　该比率反映了医院应收账款变现的速度。相关计算公式如下。

$$应收账款周转率=业务收入/平均应收账款余额$$

2. 流动资产周转率（current assets turnover）　该比率反映一定时期内医院流动资产的周转次数。相关计算公式如下。

$$流动资产周转率=业务收入/平均流动资产总额$$

3. 总资产周转率（total assets turnover）　总资产周转率越高，表明全部资产的使用效率越高。相关计算公式如下。

$$总资产周转率=业务收入/平均资产总额$$

4. 百元固定资产业务收入（100 yuan fixed asset business income）　这个指标用来评价医院对物力资源的运用效率。相关计算公式如下。

$$百元固定资产业务收入=业务收入/固定资产总额×100$$

（三）发展能力指标分析

1. 业务收入增长率（growth rate of business income）　该指标是衡量医院发展趋势的重要指标。相关计算公式如下。

$$业务收入增长率=本年业务收入增长额/上年业务收入$$

2. 总资产增长率（total assets growth rate）　该指标反映医院本期资产规模的增长情况，从医院资产总量扩张方面衡量医院的发展能力。相关计算公式如下。

$$总资产增长率=本年总资产增长额/年初总资产$$

3. 净资产增长率（net asset growth rate）　该指标表示医院应对风险、持续发展的能力。若为负值，表明净资产受到侵蚀。相关计算公式如下。

$$净资产增长率=本年净资产增长额/年初净资产$$

（四）成本控制指标分析

1. 管理费用率（management expense ratio）　该比率能够反映管理费用占总支出的比率。相关计算公式如下。

$$管理费用率=管理费用/业务支出$$

2. 人员经费支出比率（staff expenditure ratio）　该比率反映医院人员支出是否合理，提示管理者应当结合医院的发展特点和技术状况，合理配置人力资源。相关计算公式如下。

$$人员经费支出比率=人员经费总支出/业务支出$$

（五）工作效率指标分析

1. 病床使用率（rate of utilization of hospital beds）　该指标反映医院病床的使用效率

和资源利用的有效性。相关计算公式如下。

$$病床使用率 = 实际占用总床日 / 实际开放总床日$$

2. 病床周转率（turnover of beds） 该比率反映医院资源的使用效率。相关计算公式如下。

$$病床周转率 = 出院人数 / 平均开放床位数$$

3. 出院患者平均住院天数 该指标反映医院工作效率。在保证医疗质量的前提下，越低越好。相关计算公式如下。

$$出院患者平均住院天数 = 出院者实际占用床日数 / 出院人数$$

（六）社会效益指标分析

1. 药品收入比率（drug revenue ratio） 相关计算公式如下。

$$药品收入比率 = 药品收入 / 业务收入$$

2. 每门诊人次收费水平（charge level per outpatient visit） 相关计算公式如下。

$$每门诊人次收费水平 = 门诊业务收入 / 门诊人次$$

3. 出院者平均收费水平（average charges for dischargers） 相关计算公式如下。

$$出院者平均收费水平 = 住院收入 / 出院人数$$

这些指标全面而系统地涉及医院管理的各个方面。财务分析的目的是让医院管理者了解各项资产的配置是否合理，是否有良好的偿债能力、收益能力和发展能力。从而采取有力的措施，加强成本控制，优化资源配置，提高管理和运行效率，使医院走上良性发展轨道。

> **知识拓展**
>
> 当前，公立医院收支规模不断扩大，医教研防等业务活动、预算资金资产成本管理等经济活动、人财物技术等资源配置活动愈加复杂，经济运行压力逐渐加大，亟须坚持公益性方向，加快补齐内部运营管理短板和弱项，向精细化管理要效益。为推动公立医院高质量发展，推进管理模式和运行方式加快转变，进一步提高医院运营管理科学化、规范化、精细化、信息化水平。2020 年 12 月，国务院制定印发了《关于加强公立医院运营管理的指导意见》，要求公立医院运营管理以全面预算管理和业务流程管理为核心，以全成本管理和绩效管理为工具，对医院内部运营各环节的设计、计划、组织、实施、控制和评价，对医院人、财、物、技术等核心资源进行科学配置、精细管理，有效使用一系列管理手段和方法。

【本章小结】

有效的医院财务管理工作不仅能够实现科学的管理，同时还能强化财务风险防控，加大财务监督的力度，实现有效的内部管理与控制。本章介绍了医院财务管理的基本概念、目标、内容及原则，资产管理、负债管理、成本管理的分类及构成，财务分析的内容、评价方法和评价体系。培养学生会看财务报表，会用财务报表，在未来的医院管理工作中，用财务管理的思维来分析医院资产、负债、成本及价格变动情况，从而使医院医疗服务能更好地满足人民群众日益增长的医疗服务需求，加快公立医院改革，推进卫生健康事业高质量发展。

某医院资产负债报表分析

[引言]

资产负债表亦称财务状况表，表示组织在一定时期内的财务状况，即资产、负债和业主权益的状况。医院管理者通过实时掌握医院的财务状况，增强财务风险防控意识。

[主要内容]

医院的资产负债表、医疗收入费用表是财务报表的主体报表。分析医院这两大报表，深入评价资产、资本、收入、成本费用结构及其比例的合理程度，可以为经营管理提供决策。表 7-1 是某医院 2018 年某月资产负债表。

表 7-1　某医院 2018 年某月资产负债表（万元）

资产	期初余额	期末余额	负债和净资产	期初余额	期末余额
流动资产	35 530	31 952	流动负债	69 515	64 462
固定资产	89 190	89 082	长期负债	8 000	8 000
无形资产	884	892	负债合计：	77 515	72 462
长期投资	299	299	事业基金	62 888	62 888
在建工程	28 962	27 522	专用基金	981	937
			待冲基金	5 690	5 706
			财政补助结转（余）	6 367	6 367
			科教项目结转（余）	1 387	1 387
			本期结余	37	0
			净资产合计：	77 350	77 285
资产总计	154 865	149 747	负债和净资产总计	154 865	149 747

财务报表数据为虚拟数据。

[案例小结]

资产负债表能够帮助医院进行资金结构的宏观调控，制定正确的经营管理决策，以便及时采取有效的措施提升医院的财务管理质量。

[问题思考]

1. 根据以上资产负债表，进行资产负债表垂直分析，通过计算期末资产负债表中各项目在总资产中的比重，分析和说明医院的资产结构和权益结构（负债+净资产）。

2. 结合所学知识，查阅相关文献资料，谈一谈在医院财务管理中可采取哪些措施来防范财务风险，确保医院正常运行。

灰色关联分析在医院财务管理中的应用

[引言]

灰色关联分析（grey relation analysis，GRA），是一种多因素统计分析的方法。灰色系统概念的提出是相对于白色系统和黑色系统而言。按照控制论的惯例，颜色一般代表的是对于一个系统已知的信息多少，白色就代表信息充足，因素之间的关系都是能够确定的，这就是一个白色系统；黑色系统代表其中的结构并不清楚，通常叫作黑箱或黑盒。灰色介于两者之间，表示只对该系统有部分了解。

灰色关联分析作为一种灰色系统分析方法，可以根据因素间的发展趋势或相似度，进行关联程度的衡量。这种方法为系统发展态势提供了量化的描述方式，因此特别适合进行动态历程的分析。门诊服务作为公立医院的重要服务项目之一，其收入在医院总收入中占据了相当大的比重。因此，许多学者针对公立医院门诊收入结构的变动进行了深入研究和分析。通过比较不同地区医院门诊收入结构中各指标的动态关联趋势，对于理解区域间门诊服务价格的动态变化态势具有重要意义。这种比较分析有助于建立医疗服务价格的动态调整机制，同时优化医院门诊收入的结构。

[主要内容]

将灰色关联分析应用在医院管理领域的相关研究中，探究医院财务管理中门诊各收费项目与门诊总收费之间的关联度，对于提高医院的绩效、实现合理收费等都具有重要的意义。灰色关联分析的步骤如下：

（1）确定数列。通过确定反映系统行为特征的参考数列即母序列，和影响系统行为的比较数列即子序列，为灰色关联分析提供原始数据。

（2）归一化。初值化和均值化是灰色关联分析数值归一化的常用手段。

（3）求关联系数。关联系数 $\varepsilon_i(k)$ 的计算方法如公式 1 所示。其中 $x_0(k)-x_i(k)$ 表示在不同的时间或其他维度中，每个子序列 x_i 与母序列 x_0 的差值。a 表示所有母子序列在所有时间或其他维度下差值的最小值，b 表示所有母子序列在所有时间或其他维度下差值的最大值。ρ 为常数项，根据经验一般取 0.5。

$$\varepsilon_i(k)=(a+\rho b)/(|x_0(k)-x_i(k)|+\rho b) \qquad （公式 1）$$

（4）求关联度。关联度 γ_i 的计算方法如公式 2 所示。其中，n 表示时间或其他维度的总数量；$\sum_{k=0}^{n}\varepsilon_i(k)$ 表示对子序列 x_i 每一个时间或其他维度下的关联系数 $\varepsilon_i(k)$ 求和；γ_i 表示子序列 x_i 与母序列 x_0 的关联度，是某个维度下所有关联度的均值。

$$\gamma_i(x_0,x_i)=\sum_{k=0}^{n}\varepsilon_i(k)/n \qquad （公式 2）$$

（5）排关联序。关联度 γ_i 排序越靠前，则其对应的子序列 x_i 与母序列 x_0 的相对关联程度也越高。灰色关联度的取值范围为 [0, 1]，而值大的说明灰色关联度越大。

表 7-2 为某院 2017～2022 年门诊收入数据，包括门诊总收入、门诊药费、门诊检查费、门诊挂号费和门诊其他收入。此为案例运用灰色关联分析求各子序列的灰色关联度。

表 7-2 某医院 2017～2022 年门诊收入情况（万元）

项目	2017 年	2018 年	2019 年	2020 年	2021 年	2022 年
门诊总收入	3781.57	4223.19	5096.70	4228.86	5161.96	5392.33
门诊药费	2195.26	2207.05	2635.73	1741.20	2154.08	2460.65
门诊检查费	431.23	527.61	591.81	728.43	801.39	733.52

续表

项目	2017 年	2018 年	2019 年	2020 年	2021 年	2022 年
门诊挂号费	13.47	15.84	19.19	13.73	17.01 ·	18.95
门诊其他收入	1141.61	1472.69	1849.97	1745.50	2189.49	2179.21

［案例小结］

　　灰色关联分析是一种多因素统计分析方法，这种方法为系统发展态势提供了量化描述方式。本案例通过探究医院财务管理中门诊收入与门诊各项收费的关联度，对几种影响因素进行排序，有助于医院调整收入结构，实现合理收费，提高医院绩效。

［问题思考］

　　1. 结合所学知识，运用灰色关联分析，分析与门诊总收入关联度由高至低的因素排序。

　　2. 根据所学，讨论灰色关联分析的适用条件。

（许静怡）

第八章　医院后勤管理

【学习目标】

知识目标：掌握医院后勤管理的概念及内容、医院后勤服务社会化的概念及模式、医院物资管理的内容、医院建筑的选址与规划布局要求；熟悉医院后勤服务社会化的发展趋势、医院物资管理的流程、医院应急物资使用原则、医院建筑面积指标及医院环境管理的内容；了解医院后勤管理的特点、低值易耗品的定义及分类、应急物资管理的储备及医院环境管理的任务。

能力目标：能够基本具备基于所学理论分析我国医院后勤管理存在的问题和未来发展趋势的能力，不断提高医院后勤管理的科学化、规范化、精细化和信息化水平，助推医院高质量发展。

素质目标：结合医疗卫生体制改革和医院高质量发展的时代背景，使学生深入理解医院后勤服务管理专业化、精细化、产业化、智能化的发展趋势，作为医院管理者应与时俱进，开拓创新，紧跟时代步伐，积极推动医院后勤制度改革。

医院后勤工作涉及医院的所有部门，属于医院的支持系统，其工作的开展是医院能否优质完成医、教、研各项工作的基本条件。因此，如何对医院后勤部门进行科学管理，是现代医院管理中的一项重要课题。

第一节　医院后勤管理概述

一、医院后勤管理的概念与特点

（一）医院后勤管理的概念

医院后勤是为医院医疗、教学、科研、行政等各项工作提供服务的保障体系，是医院建设的重要组成部分。

医院后勤管理（hospital logistics management）是指医院后勤管理者充分运用管理学的理论和方法研究医院后勤管理活动现象和规律的科学，根据社会主义市场经济发展规律和医院发展现状及趋势，指导医院后勤服务部门的员工，以患者为中心，为医疗、护理、教学、科研、预防、保健工作的正常运行及战略发展，科学合理地协调人力、物力和财力资源，使其发挥最大的社会效益和经济效益，为医院一线工作提供所需服务的管理活动。

（二）医院后勤管理的特点

1. 服务性　医院后勤管理的核心是服务，服务性是后勤管理的本质所决定的。

2. 连续性　医院医疗工作的连续性决定了后勤管理工作的连续性。

3. 社会性　医院后勤服务社会化是医院后勤管理改革的必由之路。

4. 技术性　随着科学技术的进步和医院现代化的发展，后勤服务工作的技术性和专业性不断加强。

5. 安全性　既要确保医院一线工作安全运行和患者的生命安全，又要确保后勤工作人员在工作过程中的自身安全。

6. 经济性　医院后勤管理应该合理配置后勤资源，提高后勤设施的使用率，减少资源浪费，做好后勤设备的维护保养工作，延长设备的使用年限。

二、医院后勤管理的任务与内容

（一）医院后勤管理的任务

医院后勤管理是医院管理的重要组成部分，也是不可或缺的部分，它承担着为医疗、教学、科研、管理等各项工作提供保障服务的任务，对医院的正常运转起着重要的支撑作用，在医院的发展建设中也承担着重要的任务。

其任务主要包括：建立专业的后勤人才队伍，以医院的医疗服务为中心，为医院的医、教、研等工作提供及时、安全、有效、全面的保障和服务；实行科学化的医院资产管理，合理配置医院资产，降低医疗成本，提高医疗服务的质量和效率；加强对医院建设的规划和管理，推进新时代生态文明医院建设，为患者和职工提供优质的诊疗和生活服务，努力改善医院职工的工作生活环境和患者的诊疗环境。

（二）医院后勤管理的内容

1. 医院后勤人才管理　包括引进专业人才，培训在职职工和培养后勤工作人员团队精神。

2. 医院物资管理　包括对物资的计划、购入、配送、保管、使用、回收及其相关信息流、资金流的协调、管理过程。

3. 医院建筑管理　包括医院发展需要用房的新建、扩建、改建和建筑物的维修、养护及与医院建筑相配套的供水、供电、供气系统的建设与管理，以及医院在土地使用范围内的土地利用及管理。

4. 医院环境管理　包括医院环境卫生管理、排放气体管理、污水管理、污物管理、噪声管理、放射线及电磁辐射管理。

5. 医院生活服务管理　包括膳食服务管理、洗衣房管理、医院保洁管理、设备维修保养管理。

知识拓展

优良的后勤管理是在现有条件下提升后勤服务能力的有效途径。近年来，在我国公立医院中开始推行医院后勤"一对一"管家服务模式。所谓"一对一"是指每一个科室对应有专属的后勤人员（管家）对接，每一位管家应熟悉科室除临床工作以外的各种事务。每一位管家对应唯一的主任管家，避免多头指挥。在"一对一"管家服务模式中，重视管家服务的实际效果，管家所服务科室的满意度是管家绩效评分的重要指标。鼓励管家培养与所服务科室的深刻感情，增加科室对管家的认同感，同时也增加管家对所服务科室的归属感。在构建"一对一"管家服务模式中，注重管家的学习能力和人际沟通能力。

因此，"一对一"管家服务模式的创新性表现在角色的转变，即后勤管理人员向"管家"的转变；考评机制的转变，即由所在职能科室评价向以服务科室满意度评价为主体方式的转变；情感的转变，即与所服务科室息息相关，荣辱与共。而"一对一"管家服务模式的特色则是其"一对一"专属特性，后勤管家通过长期深入科室的工作磨炼，可以逐渐掌握科室的工作特点和需求规律，了解科室的价值理念，进而与科室的文化形成良好的兼容性，促进个性化、高质量服务的实现。再者，服务科室有义务为后勤服务管家提供一定劳动奖励，而这种奖励根据所服务科室和满意度不同而不同，促使管家提升自我，更好融入科室、服务科室。

三、医院后勤服务社会化

（一）医院后勤服务社会化的概念

1. 后勤服务社会化　主要是在实行市场经济的社会中，为各单位提供高效优质的服务，后勤服务主要靠社会上的第三产业提供，靠价值规律调节，并且以交换商品的形式进行。

2. 医院后勤服务社会化　是指将医院后勤工作交由专业服务公司来管理，由专业的团队提供后勤服务。通过服务公司的专业管理能更好地提高医院运营管理的效率，从而使医院专注于提高医疗业务水平和技能，提升并增强医院的核心竞争力。

（二）医院后勤服务社会化的模式

1. 自我社会化的封闭性服务模式　这种模式在传统的封闭性服务模式基础上，引进社会化管理理念，进行自我社会化管理。

2. 医疗延伸产业模式　这种模式把医院后勤部门及工作人员全部或部分从医院管理体系中分离出来，成为独立核算、自负盈亏的相对独立的经济实体，与医院是一种契约关系，公司与医院签订服务合同，医院根据提供服务的数量和质量进行结算。

3. 分类招标承包服务模式　这种模式将医院后勤服务分解成若干部分，面向社会公开招标，挑选有实力、专业性强的公司为医院提供后勤服务。

4. 完全社会化服务模式　这种模式通过招标的形式把医院后勤服务工作完全交给社会，从医院办后勤转变为社会办后勤，是一种最彻底的后勤服务社会化模式。

（三）医院后勤服务社会化的适用范围

医院的职工食堂、特殊设备（消防、空调、发电机等）维保、保安、停车场、保洁、绿化、医用纺织品洗涤、四害防治服务等与社会服务产业契合度较高，可以通过医院招标采购的形式，由专业服务公司为医院提供相关服务，提高后勤服务工作效率，节约后勤的各项开支。

（四）医院后勤服务社会化的意义

（1）有利于打破医院与社会服务的行业界限，克服自我封闭，把应该而且能够由社会承担的服务功能交还给社会，医院则通过市场竞争，选择质优价廉的服务。

（2）有利于减员增效，降低后勤服务成本，还可以增加临床医技人员的编制，满足医院发展的需求。

（3）能够使后勤工作人员在市场机制的作用下，发挥工作积极性，提高后勤人员服务质量和服务效率。

（4）有利于盘活被搁置的医院后勤资产，加快医院后勤财力和物力的周转。

（5）有利于把后勤服务部门的人力、物力和财力用于医院的建设和发展，使医院集中主要精力发展核心业务，提升医院核心竞争力。

（6）有利于建立和完善医院管理运行机制，形成现代医院的"大后勤"观念。

（五）医院后勤服务社会化的发展趋势

（1）现有的医院后勤服务体系从医院行政建制中剥离已成为医院后勤服务社会化改革的发展趋势。

（2）医院后勤服务社会化改革有效途径将呈产业化的发展趋势。

（3）医院后勤服务社会化将随着改革的不断深化，呈强强联合、形成规模效益的发展趋势。

知识拓展

在现代医院管理中，后勤管理作为医院运转的基本保障与后台支持，正在发挥越来越重要的作用，并出现了新的发展趋势，后勤服务社会化便是其中最主要的发展方向之一，这也是社会专业化分工的一个缩影。医院后勤服务社会化发展到今天，离不开国家政策的扶持。

1992年6月16日，中共中央 国务院发布《关于加快发展第三产业的决定》提出，以社会化为方向，积极推动有条件的机关和企事业单位在不影响保密和安全的前提下，将现有的信息、咨询机构、内部服务设施和交通运输工具向社会开放。2000年2月16日，国务院体改办等八部委发布《关于城镇医药卫生体制改革的指导意见》指出，实行医院后勤服务社会化，凡社会能有效提供的后勤保障，都应逐步交由社会去办。2002年12月27日，卫生部发布《关于医疗卫生机构后勤服务社会化改革的指导意见（试行）》提出，根据医疗卫生机构后勤工作的特点，通过组建后勤服务实体或集团，引入竞争机制、激励机制和制约机制，实现减员增效，降低成本，提高质量和效率。2015年5月6日，国务院办公厅发布《关于城市公立医院综合改革试点的指导意见》强调，推进公立医院后勤服务社会化。2017年7月14日，国务院办公厅发布《关于建立现代医院管理制度的指导意见》指出，探索医院"后勤一站式"服务模式，推进医院后勤服务社会化。

国家这一系列的制度安排对促进公立医院后勤管理现代化有着积极的作用，医院后勤管理不断朝着现代化方向发展。但是，要明确我国医院后勤服务社会化水平依然不高，怎样深入开展医院后勤服务体系改革，依旧是我国医院后勤服务体系改革的难题。

第二节 医院物资管理

医院物资是指医院为开展业务活动及其他活动而储存的卫生材料、低值易耗品、其他材料、再加工材料等。

医院物资管理是对医院物资整个过程的科学管理，包括物资的采购、保管、供应和使用等，是医院开展正常工作不可缺少的物力保障。加强医院物资的科学管理能够保证医院的建设和发展，直接或间接地提高医院的经济效益，改善医院整体运营绩效，提升医院核心竞争力，对医院的长远发展有着战略性意义。

（一）医院物资管理的内容

1. 物资定额管理 是指在一定的管理条件下，为保证医院正常运行，依据物资消耗或储备数量标准对物资进行的管理，包括物资消耗定额管理、物资储备定额管理和物资节约定额管理，是医院物资管理的基础。

2. 物资供应计划　是指为保证医院一线工作正常运行而制订的、确保所需医院物资及时合理供应的科学计划。

3. 物资采购管理　是指为保障整个医院物资供应而对医院采购活动进行的管理，主要包括物资市场调查、编制物资采购计划和预算、组织订货和采购、合同的签订等。

4. 物资库存管理　是指在物流过程中对医院物资数量的管理，主要包括物资的入库验收、物资保管和物资发放 3 个环节，是采购和发放使用的中间环节。

5. 应急物资储备管理　是指为应对严重自然灾害、突发公共卫生事件、公共安全事件等突发公共事件应急处置过程中所必需的保障物资的储备。

6. 低值易耗品管理　是指对单项价值在规定限额以下并且使用期限不满一年，能多次使用而基本保持其实物形态的低值易耗品进行采购、保管、发放的管理过程。

7. 物资的回收利用管理　是指及时回收被闲置的物资和失去使用价值的物资，实行分类管理、分类存放，对能够再利用的物资进行加工修理、回库再利用，对不能再利用的物资及时清理的管理过程。

（二）医院物资管理的流程

1. 计价　购入的物资按实际购入价计价，自制的物资按制造过程中的实际支出计价，盘盈的按同类品种价格计价。

2. 采购　采购须制订储备定额标准，采购人员须根据医院的物资采购计划组织订货和采购，使采购物资的数量、质量、规格、型号、性能符合医院业务活动的需要，防止积压和浪费。

3. 入库　物资入库前要检查货物在数量、品种、规格上是否与运单、发票及合同规定相符，认真过磅点数，同时在质量方面，仓库能检验的由仓库负责检验，凡需由技术部门协助检验的，应由技术部门负责检验。验收时如发现数量短缺、型号规格不符或有质量问题等，应及时通知采购人员与供货单位联系，要求更换、补缺或退货。只有当单据、数量和质量验收无误后，物资管理部门才能入库、登账，并将入库通知单连同发票、运单等一起送交财务部门。

4. 出库　各科室领用物资必须填写"领用单"并由科室负责人审查和领取人签章，物资管理部门对未签字物资可拒发。保管员不得擅自外借一切医院物资。

5. 储存　物资在保管过程中，应按不同的规格、性能和形状实行科学合理的摆放，以便于发放和查验盘点。为了保证仓库安全和防止物资变质，要做好防火、防盗、防潮、防爆工作。在物资保管过程中，还需建立健全账卡档案，及时掌握和反馈需、供、耗、存等情况，发现物资接近储备时，及时通知采购人员组织进货。

6. 清查盘点　物资按月盘点，年终进行全面清查，检查物资账面数与实存数是否相符，检查各种物资有无超储积压、损坏、变质等情况。在清点工作中如发现盘盈、盘毁损等情况，应查明原因，根据不同的情形分别及时处理。

（三）医院低值易耗品管理

1. 医院低值易耗品的定义和分类　低值易耗品是指在医疗活动中，凡独立成形，经多次使用而不改变其实物形态，耐用一年以上的物资，原则上由后勤保障部门负责管理。低值易耗品主要包括以下类别。

（1）医疗用品类：凡医疗所用物品，单价在 800 元（不含 800 元）以下的各种零星器械和单价在 800 元上的易损玻璃器皿。

（2）办公用品类：凡单价在 800 元（不含 800 元）以下、5 元（含 5 元）以上的号码机、订书机、热水瓶、灯具、钢笔等。

（3）棉织品：床单、被褥、病员衣物、枕巾、枕芯等。

（4）炊事用具类：如锅、搪瓷碗、病员饭菜盒、面缸等。

（5）修理工具类：如各种剪、钳、刀、斧、钻、凿、锯等工具。

（6）家具类：除列入固定资产管理外的所有家具，如桌、椅、凳，各种箱、架、茶几等。

（7）劳保用品类：按有关规定，职工享用的各种劳保用品，如各种工作服、鞋、帽、电工靴、手套等。

（8）其他类：如消防、清洁用品等。

2. 医院低值易耗品的管理

（1）定额：各科室所需低值易耗品数额，采用定额铺底办法，铺底数额的确定，由主管低值易耗品的科室和使用低值易耗品的科室协商提出意见，交财务部门，财务部门应根据医院预算和各科室业务需求情况及时认真核定。

（2）采购：低值易耗品的购置，应由后勤保障部门按月编制采购计划送财务部门审核签章后，交采购人员采购，办理入库手续后由各科室领用。没有采购计划的，采购员不准采购，采购物品不入库的财务部门不予报销。

（3）领用：凡列入低值易耗品管理范围的物品，均须以旧换新，不交旧品的不得领用新品。低值易耗品管理部门要重视修旧利废，凡能修复的低值易耗品，不得换新。

（4）报废：低值易耗品的报损、报废，应由使用科室写出书面报告，经科室负责人签章同意后送主管科室负责人审批。需要赔偿的，按赔偿办法处理。

（5）盘点：后勤保障部门要根据低值易耗品管理情况组织抽查或清查盘点，发现问题及时纠正，保证账账相符、账物相符。医院应定期或不定期地组织抽查、清查、盘点，抽查、清查、盘点的有关事项，参照财产清查办法执行。

3. 医院低值易耗品管理的意义　在医院，高值耗材已实现条码化管理，从耗材采购、入库、领用到使用都能做到统一规范耗材编码和分类，全程从供应商再到患者条码可追溯管理。而低值易耗品因种类多、规格复杂、应用范围广的特点管控难度大。所以传统的管理方式已无法满足医院的需求，实现低值易耗品精细化、科学化管理对医院可持续发展有着重要的意义。加强低值易耗在医疗服务的每个环节管理，减少低值易耗品的流失，有利于在医院提高医疗质量的基础上降低医疗成本，提高低值易耗品使用率；有利于医院优化医疗服务，切实减轻患者负担。

（四）医院应急物资管理

1. 医院应急物资的概念　医院应急物资是指在事故发生前用于控制事故发生，或事故发生后用于疏散、抢救、抢险等应急救援的工具、物品、药品、设备、器材、装备等一切相关物资。根据医院实际，应急物资分为三类：应急药品、应急设备和耗材、应急后勤物品。

2. 医院应急物资的储备

（1）医院应急物资实行集中统一储备管理。医院应急部门负责应急物资仓库的管理。

（2）由医院采购且经检验合格，手续完善的应急物资，由药学部门、医学装备部门和后勤保障部门专人（应急专干）负责到应急库房办理入库手续。

（3）办理应急物资入库的各部门要为应急物品建立专账，指定专人（应急专干）管理，每月对各类物资进行检查、更新和补充，防止应急物资被盗用、挪用、流失和失效，并详细记录，留存备查。

（4）应急物资实行分区、分类存放和定位管理。根据库房条件将库房分成若干个区，按照物资的不同属性，将储存物资分成若干个大类，对每一类物资，根据其保管要求、仓储设施条件及仓库实际情况，确定具体的存放区。

（5）应急部门指定专人负责应急物资仓库的管理，办理出入库手续，做好防潮防火工作，保持库房整洁卫生，电力正常和特殊物品的保存要求，每月指定时间配合各部门应急专干对应急物资进行清点盘查。

3. 医院应急物资的使用

（1）应急物资由医院应急部门统一调度、使用，由各相关部门进行补充。

（2）应急物资调用根据"先近后远，满足急需，先主后次"的原则进行。

（3）运营管理部门要建立与物资供应商的应急供货协议，以备物资短缺时，可迅速调入。

知识拓展

医院是突发公共卫生事件应急处置工作中的重要一环，而应急物资保障的管理水平与质量直接关系到医院突发公共卫生事件应急处置的成效，如何更好提升医院应急物资保障能力是医院管理者必须思考的问题。

一要健全应急物资保障体系。医院要建立应急物资保障应急预案，成立"一把手"任组长的应急物资保障工作领导小组，分解任务到科室、到个人，构建权责明晰、管理高效的医院应急物资保障体系，健全跨医院内部科室、跨院外医共体的联防联控物资保障协同工作机制。制订医院应急物资管理制度，统筹管理应急物资的存储、采购、调拨、运输、配发、使用、回收等各环节。

二要提升应急物资供应保障能力。要切实做好医院应急物资分区储备和跨区调度顶层设计，建立多维保障、节约高效的应急物资保障体系。建立应急物资储备目录动态调整机制，针对各科室、医共体单位对疫情防控、应急救治、病毒检测等工作的不同需求，科学调整应急储备物资的品类、规模和结构，制订合格供应商、产能储备企业名录等。建立应急物资信息互联互通机制，加强应急物资的集中管理、统一调拨、统一配送。

三要推动应急物资分配全过程监管。医院要着力健全应急物资分配保障机制，按照储备充足、科学分配、节约高效、重点优先等原则，落实应急物资全过程管理。推动应急物资分配全过程监管，建立动态的应急物资分配方案，完善应急物资领取机制，对应急物资使用情况进行跟踪，由纪检监察牵头成立工作专班，定期对各科室、医共体单位应急物资使用情况进行跟踪督查，确保应急物资使用节约高效。

第三节　医院建筑与环境管理

一、医院建筑管理

医院建筑是指服务与医院医疗活动有关的建筑设施。医疗技术的飞速发展对医疗设施的构成与内涵提出了更高的要求，既要符合经济效益原则，又要与先进的医院管理模式和先进的医疗技术相匹配，这些要求决定了医院建筑规划与建设在医院管理中的重要地位。

医院建筑管理是指根据医院特点、功能和卫生学要求，对医院的选址、布局、面积等进行科学设计，使医院建筑尽可能地达到布局合理、设计合理及使用合理，发挥建筑的最大效能。为不断满足人民群众多层次多样化健康需求，国家卫健委组织了《综合医院建设标准》修订工作，2021 年 7 月 1 日修订后的《综合医院建设标准》（建标 110—2021）正式施行，为建设新时代综合医院提供了新的标准。

（一）医院的选址

医院的选址应符合下列规定：①地形规整，工程地质和水文地质条件较好，远离地震断裂带。②市政基础设施完善，交通便利。③环境安静，应远离污染源。④远离易燃、易爆物品的生产和贮存区，高压线路及其设施。不宜紧邻噪声源、震动源和电磁场等区域。

（二）医院的规划布局

1. 医院规划布局的要求

（1）建筑布局科学、功能分区合理。综合医院中的传染病区与院内其他建筑或院外周边建筑应设置大于或等于 20m 绿化隔离卫生间距。

（2）洁污、医患和人车等流线组织清晰，避免交叉感染。

（3）应充分利用地形地貌，合理组织院区建筑空间，在满足使用功能和安全卫生要求的前提下，新建的综合医院应预留应急救治场地及未来发展用地。

（4）根据当地气候条件合理确定建筑物的朝向，病房以及医务人员用房宜获得良好朝向。

（5）污水处理站、医疗废物及生活垃圾收集暂存用房宜远离门（急）诊、医技和住院等用房，并宜布置在院区主导风下风向。

（6）应有院区绿化规划，并应配套建设患者康复活动场地和医务人员的健身活动场地。

（7）应配套建设机动车和非机动车停车设施。

2. 医院床均用地标准　综合医院的用地包括急诊部、门诊部、住院部、医技科室、保障系统、业务管理和院内生活用房七项设施和教学科研等的建筑占地、道路用地、室外活动场地和绿化用地等。综合医院的床均用地指标可参照表 8-1 的规定。

表 8-1　综合医院建设用地指标（m²/床）

建设规模	200 床以下	200～499 床	500～799 床	800～1199 床	1200～1500 床
用地指标	117	115	113	111	109

（三）医院建筑面积指标

综合医院建筑面积构成采用"1+N"的模式：其中，"1"为急诊部、门诊部、住院部、医技科室、保障系统、业务管理和院内生活用房等七项设施的建筑面积。"N"为根据实际需求，在七项设施基础上单独增加的建筑面积，包括大型医用设备、中医特色、感染疾病科病房、预防保健、科研、教学培训、文化活动、便民服务等用房，以及人防工程、连庭、地下通道和停车设施等建筑面积。

（1）综合医院中急诊部、门诊部、住院部、医技科室、保障系统、业务管理和院内生活用房七项设施的床均建筑面积指标应符合表 8-2 的规定。

表 8-2 综合医院七项用房床均建筑面积指标（m²/床）

床位规模	200 床以下	200～499 床	500～799 床	800～1199 床	1200～1500 床
床均建筑面积指标	110	113	116	114	112

注：1500 床以上的医院，参照 1200～1500 的床位规模建筑面积标准执行

（2）综合医院七项用房的比例宜符合表 8-3 的规定。

表 8-3 综合医院七项用房的比例

部门	七项用房占床均建筑面积指标的比例（%）
急诊部	3～6
门诊部	12～15
住院部	37～41
医技科室	25～27
保障系统	8～12
业务管理	3～4
院内生活	3～5

注：七项用房占床均建筑面积指标的比例可根据地区和医院的实际需要调整

（3）正电子发射磁共振成像系统等大型医用设备的房屋建筑面积可参照表 8-4 的面积指标增加相应建筑面积。

表 8-4 综合医院大型医用设备房屋建筑面积指标（m²/台）

设备名称	单列项目房屋建筑面积
正电子发射磁共振成像系统（PET/MR）	600
X 线立体定向放射治疗系统（Cyberknife）	450
螺旋断层放射治疗系统	450
X 线正电子发射体层成像（PET/CT，含 PET）仪	300
内窥镜手术器械控制系统（手术机器人）	150
X 线计算机断层扫描（CT）仪	260
磁共振成像（MRI）设备	310
直线加速器	470
伽马射线立体定向放射治疗系统	240

注：①本表所列大型医用设备机房均为单台面积指标（含辅助用房建筑面积）；②本表未包括的大型医疗设备，可按实际需要确定面积

（4）其他用房建筑面积指标

1）中医特色诊疗服务用房建筑面积指标：可参照现行建设标准《中医医院建设标准》（建标 106—2021）另行增加相应建筑面积。

2）设置感染疾病科病房建筑面积指标：应按 30m²/床增加相应的建筑面积。承担重大疫情等突发事件救治任务的综合医院可根据实际业务需求单独报批。

3）预防保健用房建筑面积指标：应按 35m²/人的标准增加预防保健建筑面积。

4）科研用房建筑面积指标：应按照 50m²/人的标准增加科研建筑面积。开展动物实验

研究的综合医院应根据需要增加适度规模的实验动物用房。开展国家级重点科研任务的综合医院，国家级重点实验室按照 $3000m^2$/个的标准增加相应实验用房面积。承担国家、国际重大科研项目的综合医院可根据实际业务需求单独报批。

5）教学用房建筑面积指标：附属医院、教学医院应按 $15m^2$/学员的标准增加教学建筑面积。实习医院应按 $5m^2$/学员的标准增加教学建筑面积。

6）住院医师规范化培训、助理全科医生培训用房建筑面积指标：应增加 $1000m^2$ 的培训用房建筑面积，并根据主管部门核定的培训规模，按照 $10m^2$/学员的标准增加教学用房建筑面积，按照 $12m^2$/学员增加学员宿舍建筑面积。

7）文化活动用房建筑面积指标：应按照 $0.6\sim1m^2$/人的标准增加建筑面积，视情况建设图书馆等文化活动用房。

8）便民服务用房建筑面积指标：应按照 $0.2\sim0.4m^2$/床的标准增加建筑面积。

9）停车设施、人防工程等建筑面积指标：应按当地有关要求配设，并增加相应的建筑面积。

二、医院环境管理

医院环境管理是后勤管理工作的重要内容之一，能够创造良好的医疗护理环境，有利于促进患者疾病治疗效果和康复，防止院内感染的发生和扩散，防止医院有害物质对社会造成的公害，能够保障医疗安全。

根据习近平总书记提出的"人与自然生命共同体"理念及生态文明建设要求，要坚持走中国特色卫生与健康发展道路，加快生态文明医院建设，不断满足人民群众日益增长的美好健康生活需要，实现医院绿色发展和满足人民健康需求的双赢，让良好生态环境成为医院发展的增长点，让老百姓切实感受到生态文明医院带来的实实在在的环境效应，既收获身心健康，又促进医患和谐。

（一）医院环境管理的任务

（1）根据国家的相关标准制订医院环境卫生学标准，考核与监督实施情况。

（2）制订医院环境卫生管理规划，提高医院内外的环境卫生质量。

（3）制订环境管理的各项规章制度，防止环境污染及院内感染。

（4）做好患者特别是高危人群和易感人群的生活卫生及心理卫生管理。

（5）加强医院职工的劳动保护，开展医疗作业劳动卫生监督。

（6）开展医院环境管理研究，推进新时代生态文明医院建设。

（二）医院环境管理的内容

1. 医院环境卫生管理 对院内各办公场所、门厅、走廊、卫生间、病房等区域卫生进行日常清洁消毒，预防病菌滋生，避免交叉感染和传染，为医务人员及患者创造一个舒适、安静、祥和的工作就医环境。

2. 医院废气管理 对医疗机构特有的医疗废气，主要包括手术室及麻醉室产生的废气、医学实验过程产生的废气、中药代煎过程产生的废气、核医学在试剂配制及人体检查阶段产生的废气，根据国家、地方的法律、法规要求，保证处理后达到环保部门要求的排放标准后进行排放，不对环境产生二次污染。

3. 医院污水管理 根据《医院污水处理技术指南》（环发〔2003〕197号）的要求，对医院污水进行二级处理氯消毒，经化验符合国家规定标准方可排放。对排出污水进行日常监测，每月抽取一次以上处理后的污水水样送医院检验科进行检测，检测主要内容为粪大肠菌群的情况。对消毒设备进行定期检修维护保养，对污水池进行定期清洗、消毒（每年一次以上），确保污水处理设备运行安全可靠。

4. 医院污物管理 根据《医疗机构废物管理条例》（国务院令2003第380号）、《医疗废物分类目录》（2021版）要求，对医院内可能被病原微生物污染的固体废弃物，以及来源于医院诊疗活动、环境清洁处置和患者生活活动中产生的各种污物进行收集、贮存、运出及无害化处理。

5. 医院噪声管理 对医院内人为噪声、机械设备噪声及周边交通产生的噪声，通过采取优化医院设计、减少噪声源等方式，将噪声控制在世界卫生组织规定范围内。根据世界卫生组织的规定，医院内噪声在治疗室和观察室不超过35dB，住院病区内不超过30dB，夜间噪声最高不超过40dB。

6. 医院放射线及电磁辐射管理 根据《放射性同位素与射线装置安全和防护条例》《中华人民共和国放射性污染防治法》等法律法规，对医院放射性射线和同位素的使用、防护、检测进行管理，以减少放射性污染及辐射安全问题，保障医护人员及患者的健康。

知识拓展

为不断满足人民群众多层次多样化健康需求，以建成健康中国为目标，结合综合医院建设新时代发展需求和近年来建设经验，针对综合医院在新冠疫情中暴露出的短板和弱项，充分考虑疫情防控常态化形势，按照住房和城乡建设部、国家发展改革委建设标准编制工作安排，国家卫生健康委组织开展了《综合医院建设标准》（建标110—2008）修编工作。2021年4月20日，经住房和城乡建设部、国家发展改革委批准，《综合医院建设标准》（建标110—2021）正式发布，自2021年7月1日起施行，原《综合医院建设标准》（建标110—2008）同时废止。《综合医院建设标准》（建标110—2021）着重修订了以下几个方面内容：一是进一步强调规划引领的重要性，指导医院切实加强总体规划设计，充分利用现有资源和基础设施。二是适当提高综合医院建筑面积指标，满足医教研防全面发展，提高公共卫生防控能力，优化医院整体空间环境，促进信息化发展，不断提高群众就医获得感，做到规模适宜、装备适度、安全环保、经济适用，推进新时代综合医院建设。同时，《综合医院建设标准》（建标110—2021）也对建设规模与项目构成、选址与规划布局、建筑面积指标、建筑与建筑设备、医疗设备和其他相关指标做出了新的规定。该建设标准是综合医院科学决策、合理确定建设水平的全国统一标准，是编制、评估及审批、核准综合医院建设项目的项目建议书、可行性研究报告和项目申请报告的主要依据，是审查项目工程初步设计及监督检查工程建设全过程的重要尺度。

【本章小结】

医院后勤管理是医院顺利开展医疗、护理、预防、保健、教学、科研工作的保障。本章节通过介绍医院后勤管理的概念及内容、医院后勤服务社会化的概念及模式、医院物资管理、医院建筑与环境管理等基本内容，要求学生能够具备基于所学理论分析我国医院后勤管理存在问题以及未来发展趋势的能力，能够结合当前"大卫生、大健康"的理念，辩证地思考如何推动医院后勤服务社会化和精细化发展。同时，能够结合医疗卫生体制改革和医院高质量发展的时代背景，深入理解医院后勤服务管理专业化、精细化、产业化、智能化的发展趋势，作为医院管理者应与时俱进，开拓创新，紧跟时代步伐，积极推动医院后勤制度改革。

实训案例 I

以"六化三提升"为核心，推进医院后勤服务上台阶

［引言］

某公立医院开展以"六化三提升"（即专业化和标准化提升管理水平、制度化和安全化提升监管实效、智能化和精益化提升服务体验）为核心的后勤管理服务改革，构建了优质高效的后勤服务体系，取得了显著成效。

［主要内容］

1. 以专业化和标准化提升管理水平　一是坚持统筹规划、协调高效、服务至上的原则，抓好顶层设计，注重发挥专家库作用，明确后勤管理改革思路，着力构建医院高质量发展所需的后勤保障体系。二是优化调整后勤管理部门设置，将原场馆服务部、资产管理部、安全保卫部、采购部、设备维护部等后勤相关部门重新调整组合，成立后勤管理中心，统筹负责医院后勤服务保障。三是引进专业的后勤管理型和技术型人才，加强后勤管理人才团队和梯队建设。强化后勤管理人员专业技能培训，提升后勤管理人员专业化水平。四是制定后勤服务全流程作业标准，力求对标有高度、操作接地气，实现服务范围标准化、服务内容标准化、服务流程标准化、服务质量标准化、服务细节标准化等。五是理顺医院后勤管理部门与第三方服务公司管理体制机制，加强对第三方服务公司服务质量的监管考核。优化后勤外包服务招标形式，通过公开招标、定点采购或竞争性评审等形式对后勤服务按照服务内容或业务内容进行一体化招标，防止出现服务内容条块分割等问题。

2. 以制度化和安全化提升监管实效　一是积极推进后勤管理制度"立改废释"，修订完善后勤管理办法、工作细则、工作指南等，逐步构建系统完备、科学规范、运行有效的制度体系，进一步提升后勤管理制度化、科学化、规范化水平。二是医院成立医疗法律事务部，直接对分管院长负责，并配备专职法律顾问，负责医疗服务、教学科研、基建工程、人事劳资、运营管理等各类合同（协议）的合法性审查工作。三是将后勤安全生产隐患纳入不良事件报告制度，按照严重程度分类细化设置安全等级，并针对不同等级事件严格制定报告流程，保障医患安全。四是加强第三方服务公司的监管考核，成立分管副院长为组长，各临床科室主任为组员的第三方服务公司服务质量监管小组。五是构建第三方服务公司—经理（主管）—员工三级考核机制，完善第三方服务公司考核评价制度，考核内容主要涉及运营安全、工作完成情况、员工技能培训等方面。六是建立第三方服务公司动态调整机制，对于服务效率较低、服务质量较差、医患满意度较低等第三方服务公司，及时终止服务外包合同（协议）。

3. 以智能化和精益化提升服务体验　一是构建医院智慧后勤"一站式"服务平台，利用数字化和智能化技术对医院后勤服务进行流程再造，提供安全、智能、高效、便捷、精准的后勤服务。二是应用导诊机器人、智能导航轮椅等智能设备，提升患者就医体验。三是建设医院设备全生命周期管理系统，实现医院设备全生命周期智能化管理。四是推进标准工时绩效管理，精确管控人力成本。推行后勤耗材 SPD（supply processing & distribution，是一种集中式、一体化的物流管理模式，主要应用于医疗机构的物资供应、加工和配送等环节）管理，精准管控能耗成本。

[案例小结]

该开展以"六化三提升"为核心的后勤服务管理改革,显著提升了后勤服务水平,为医教研等工作提供了全方位、高质量、高效率的后勤服务保障。伴随着互联网、5G通信、大数据、人工智能等新一代信息技术的大规模商业化应用,如何更好地借助新一代信息技术实现后勤服务管理再升级,是医院管理者值得深入研究的课题。

[问题思考]

1.伴随数字经济和国家数据安全大发展所带来的机遇,谈一谈如果您作为一名院长或管理者如何更好地借助数字化手段实现后勤服务管理水平的再升级。

2."一院多区"已成为大型公立医院发展的新常态,请结合相关文献,谈一谈大型公立医院如何推进多院区后勤一体化管理。

实训案例 II

某医院后勤社会化管理实践存在的问题

[引言]

某医院是一所集医疗、教学、科研、预防保健和康复于一体的二级甲等医院,该医院于2010年在后勤管理中引入社会化管理模式。自实施后勤社会化管理模式以来,医院后勤管理效率得到显著提高,医院整体管理效能和管理效益实现有效提升。

[主要内容]

自该院实施后勤社会化管理模式以来,虽然取得了显著的成效。但随着医院的不断发展,该院后勤管理工作逐渐出现了以下问题:

1.医院后勤服务过分依赖社会化 随着后勤服务项目逐渐转向"智能化"和"数字化",对于技术型后勤管理人才的需求日益增加。自实施医院后勤社会化管理模式以来,医院从成本效益的角度出发,没有引进或培养技术型后勤管理人才,完全依赖于第三方服务公司,在个别后勤服务项目的谈判中往往处于被动地位,进而影响医院后勤服务的稳定性和连续性。同时,医院后勤管理部门在职人员中,政策性安置人员比重较大,且普遍学历层次不高,老龄化问题严重。

2.医院后勤服务监管体系不完善 未建立完善的医院后勤服务质量控制体系,对于医院第三方后勤服务的考核内容相对单一,考核趋于形式化。由于第三方服务公司聘用的社会化服务人员多为临时合同工,且不受医院后勤管理部门的直接监管,一旦出现质量或安全问题,责任主体在医院,对于医院的社会形象影响较大。同时,第三方服务公司为了节省用人成本,中标后招聘的社会化服务人员多为下岗职工、郊区农民,年龄偏大且受教育水平较低,服务意识相对淡薄,服务质量难以保证。

3.医院后勤服务条块分割且管理困难 医院后勤各项外包服务均通过公开招标、定点采购或竞争性评审等形式,由不同的中标签约公司提供具体服务,各个服务项目之间条块分割,涉及职责分界或职责衔接时经常会出现扯皮推诿等问题。例如,膳食供应与保洁、消防设施维护与电梯维保、医疗垃圾分类与保洁、保洁与护工、停车管理与安保管理、绿化养护和物业零星修缮、水电维保和设备维保等往往会出现一些扯皮问题,一定程度上影响后勤服务的效率和质量。

4.医院后勤服务执行的法律保障程度较低 医院和第三方服务公司往往通过签订外包服务合同(协议)确定合作关系,但由于后勤服务工作涉及的内容繁多,往往难以在双方签订的合同(协议)中——体现或全面涉及,特别是在双方的权利和义务的细化、违约条款、服务质量标准等方面往往容易出现争议。同时，医院未设置合同（协议）签订、争议处理等方面的归口管理部门，在合同（协议）管理体系中存在权限不明晰、合同（协议）履行过程管理不明确等问题，当出现争议或纠纷时一定程度上会损害医院利益和声誉。

[案例小结]

　　本案例介绍了该医院自实施后勤管理社会化以来存在的具体问题，旨在引导学生树立以问题为导向，具体问题具体分析。

[问题思考]

　　1. 请结合所学，对于材料中所提到的该院后勤社会化管理存在的问题，谈一谈如果您作为一名院长或管理者会采取哪些对策。

　　2. 后勤社会化是医院健康发展的重要组成部分，请结合材料和相关文献，谈一谈医院如何加强对第三方服务公司的监管来保证后勤的服务质量。

（姚颖若　徐　宁）

第九章　医院信息管理

【学习目标】

知识目标： 掌握医院信息管理的概念、内容要求以及医院信息化建设的内容；熟悉医院信息化建设的任务与现状、医院信息系统的内容、电子病历的功能；了解医院信息的分类、医院信息化建设的趋势和策略、互联网医疗及病案信息管理等内容。

能力目标： 基于理论内容分析我国医院信息管理现状及存在问题，具备在"互联网+医疗""智慧医院"的发展环境下，从医院管理者的角度思考如何促进医院的信息化建设，提高医院服务效率、优化服务流程的能力。

素质目标： 结合国家卫生健康相关管理机构主导的信息化改革与相关政策相继出台的现实背景，深入理解"以患者为中心"的医疗服务理念，内植"让信息多跑路，让患者少跑腿"的专业素养。

随着信息技术的不断进步，医院信息管理已成为现代医院发展过程中一个重要的环节，也是医院适应信息化时代发展的重要选择。医院信息管理包括医疗资源的配置优化和管理流程的重建，能够有效提升医院管理效率，为更好发挥医院服务效能提供了可靠的支持。

第一节　医院信息管理概述

一、医院信息

医院信息（hospital information）是指在医院运营和管理的过程中产生和获取的各种医疗、教学、科研、财务、后勤等多方面信息的综合。其中，最核心的是医疗业务的相关信息，同时也是医院信息中占比最大的一部分。

从宏观的角度来看，医院信息可以分为医院外部信息与医院内部信息。一般的医院信息多指医院内部信息。

1. 医院外部信息　社会、文化、经济信息：如社会发展政策、人口控制政策、社会需求趋势、科学技术发展动态、文化观念与风俗习惯、文化教育现状、经济发展规划等。

卫生事业发展信息：如国家和地方卫生事业发展规划、卫生政策、卫生资源状况、卫生事业经费概算、医疗保障、疾病谱、死亡谱等信息。

卫生政策与法规：卫生工作方针政策文件、医疗卫生管理相关法律、行政法规、医生和护士执业资格认证的相关条例。

2. 医院内部信息　医院业务信息即各科室（包括药房）围绕患者所发生的有关诊断、治疗和护理等业务所必需的各种信息，是医院各项业务活动的原始记录，也是医院管理信息的基础信息，如医疗影像信息、检查检验信息、手术信息、血液信息、医院感染信息等。

医院管理信息是对医院全部工作及其社会活动总过程进行组织、指挥、协调和控制等有关的一切信息，是面向医院各职能部门的人力、物力、财力的综合信息，如患者的流动统计报告、当前危重患者、病案质控信息、医护人员基本信息、收入统计、成本核算、药品器械统计、后勤保障信息等。

医院规章制度信息：指医院制订的本机构医务人员进行医疗、护理、检验、医技诊断治疗及医用物品供应等各项工作应遵循的工作方法、步骤，如部门规章、诊疗护理规范、常规等。

医院科教信息：指医院开展医学科学研究和医学教育所必需的各种信息，包括科技教学成果、学术活动情报、科学情报研究、科教资料、科教能力、实验设备器械、师资人才的知识结构等。

分析决策信息：指医院宏观和深层次管理的信息，是在业务信息和管理信息的基础上，结合社会信息和上级的指令信息，经过深层次统计分析而形成的管理信息，能够为医院的管理提供决策服务。

二、医院信息管理的内容与要求

医院信息管理（hospital information management）是指通过科学处理信息，建立管理信息系统和情报资料管理系统，以开发信息资源，使信息为医疗及管理服务。医院信息管理是医院现代化管理的客观要求，其过程就是利用现代信息和通信技术改造医院业务流程中的主要环节，提高管理效率，达到医患之间、医护之间、科科之间、院科之间等的信息分享、协调和合作。

（一）医院信息管理的内容

1. 研究医院所需信息的基本特点 医院信息管理应研究医院日常运转所需信息的内容、数量、质量、形式和时限，以便充分有效地利用这些信息，对医院服务的全过程进行监督和控制，提高医院服务质量和效率，促进医院发展。

2. 制订医院信息管理计划 根据人民群众对医疗服务的需求和医院现代化建设的要求，建立医院信息管理的发展规划，以确定有计划地开发和利用信息资源。

3. 建立健全信息工作制度 为保证医院信息处理过程的效率和效果，应在信息的及时、有效和准确利用等方面提供制度上的保证。

4. 进行信息管理的人员培训 在医院普及信息和信息管理的有关知识，提高业务人员和管理工作者的信息收集和处理水平。

（二）医院信息管理的要求

1. 及时 执行信息处理的工作人员必须有严格的时间观念。

2. 准确 信息收集工作者必须遵循《中华人民共和国统计法》的要求，反对弄虚作假。

3. 适用 信息要有用，要符合实际需要，要求信息收集者去粗存精、去伪存真，进行信息的真实加工处理。

4. 通畅 信息流通要不受阻挡。因此，必须有健全的规章制度、工作程序，以保证信息的收集、加工、传输、反馈都能按常规运行。

第二节　医院信息化

一、医院信息化建设

（一）医院信息化建设的概念

医院信息化建设（hospital informatization construction）是指以实现医院科学管理、高效运营、优质服务为目标，运用信息和通信技术，依据医院所属各部门需求设计个性化的信息收集、存储、处理、提取、交换和共享能力，满足所有授权用户的功能需求。

（二）医院信息化建设的目标

2009 年，中共中央 国务院出台的《关于深化医药卫生体制改革的意见》中明确要求，"以医院管理和电子病历为重点，推进医院信息化建设"。医院信息化建设的目标是围绕医院整体的战略目标而形成的，最终目的是实现数字化医院和智能化医院。在总目标的指导下，还有一系列具体目标，包括电子病历评级、互联互通等级测评、信息安全等级保护测评等目标。

医院应该根据自身情况进行信息化建设，才能提升信息化建设的质量和效率，达到预期的发展目标。同时需强化总体规划，才能提升信息化建设的实效性，并及时凸显信息化建设效果。

国务院办公厅印发《关于推动公立医院高质量发展的意见》（国办发〔2021〕18 号）中明确"十四五"时期，公立医院高质量发展要将信息化作为医院基本建设的优先领域，建设电子病历、智慧服务、指挥管理"三位一体"的智慧医院信息系统。

国家卫健委印发《"十四五"全民健康信息化规划》（国卫规划发〔2022〕30 号）中的发展目标提出：到 2025 年，全民健康信息化统筹管理能力明显增强，全国医疗卫生机构互通共享取得标志性进展，二级以上医院基本实现院内医疗服务信息互通共享，三级医院实现核心信息全国互通共享。

未来的医院信息化建设将是以科学规划、可持续发展为指导思想，遵循相关标准和规范，从临床及相关业务系统的功能扩展、管理与决策、集成与整合、关键技术支撑、项目管理等多方面着手，在优化和整合现有系统的基础上，逐步向全面的数字化医院方向发展。

（三）医院信息化建设的任务

医院信息化建设的任务是建立能够满足临床、管理业务需求的信息化服务支撑系统，尤其是对医院精细化管理的支撑。信息化建设是医院管理的重要工具和手段，精细化管理方式是医院管理发展的方向，两者相辅相成，互为促进，共同发展。在数据引领未来的大数据时代，信息化建设地位日益突出，成为医院发展的必经之路。一方面，医院管理模式的转变催生了管理者更广泛、更精细、更个性化的信息化需求，对医院信息化建设提出新的挑战；另一方面，积极创新、深入发掘信息化功能，将有力推进医院管理体系完善，助力精细化管理，提升医院整体竞争实力。

（四）医院信息化建设的内容

医院信息化建设内容不仅指信息系统的建设，而且包括支撑信息系统运行的基础设施和信息安全保障机制，以及配套信息化组织机制和管理制度，最后还有对信息数据的挖掘利用，最重要的一点是服务于医院的战略目标。现代医院的信息化建设已经从收费管理、临床数据采集与共享扩展到数字化手术室、医疗质量的闭环管理、楼宇自控、智能照明、门禁与安防智能化，还有数据集成平台和大数据的挖掘利用。系统也从院内延伸到医院之间（医联体），患者的数据也从门急诊、住院延伸到社区和二级医院。而且，医院信息化建设还有一个非常重要的趋势就是为精细化管理服务，目前越来越多的医院积极参与到 JCI（国际医疗卫生机构认证联合委员会）的评审中，国内已有多家医院通过了 HIMSS 7 级，他们的共同特点就是强调患者安全，强调医疗过程的精细化管理，强调规范化、标准化和流程追踪。

我国医院信息化发展思考

医院信息化水平的提升是推进全面健康信息化的建设重点，对于落实把人民健康放在优先发展战略地位的政策至关重要。

1. 医院信息化建设的优势　医院通过提高医院信息化管理的准确度，不仅为患者提供了更高的服务效率和服务质量，也为医院管理工作的有序开展提供了科学规划和可靠数据，加快了医院实现精细化管理的步伐。同时，信息技术的熟练运用还促进了优质医疗卫生资源的普及与共享。因此，医院信息化建设对于提高医院的服务质量、管理水平和竞争力具有重要意义。

2. 医院信息化存在的问题

（1）缺乏科学合理的系统规划：由于受到观念和资金投入的限制，大多数医院信息化管理的实际情况和医院发展目标无法做到协调一致。

（2）信息管理专业人才紧缺：从事医院信息管理的人员应是熟悉医院业务流程和具备计算机网络技术的全面型专业人才。

（3）信息安全管理体系尚不成熟：医院信息数据涉及患者诊疗信息和医院业务数据，现有医院信息安全体系仍需完善，同时工作人员的安全防护意识也需提高。

3. 医院信息化重点发展领域

（1）统一内涵的智慧医院建设：智慧医院的内涵包括"智慧医疗""智慧服务""智慧管理"，主要成效体现在患者就医体验和医院运营精细化管理水平。

（2）以区域健康信息联通为基础的医院信息平台建设：立足于医院自身特色与特点，依据医防融合具体需求，落实医院信息采集标准，构建合理标准规范医院内部共享信息平台，同时加强网络信息安全建设。

（3）互联网技术推动线上线下医疗服务：通过远程医疗、移动医疗、转诊转院等互联网技术推动综合医院与基层医院的业务联通，切实提高基层医疗服务能力，平衡区域医疗资源不均的问题。

二、医院信息系统

医院信息系统（hospital information system，HIS）是指利用计算机软硬件技术、网络通信技术等现代化手段，对医院及其所属各部门的人流、物流、财流进行综合管理，对在医疗活动各阶段中产生的数据进行采集、存储、处理、提取、传输、汇总、加工生成各种信息，从而为医院的整体运行提供全面的、自动化的管理及各种服务的信息系统。

完整的医院信息系统应包括医院管理信息系统、临床医疗业务信息系统、临床应用信息系统和辅助决策信息系统。

（一）医院信息系统的主要内容

1. 电子病历（electronic medical record，EMR）系统 指医院内全面记录关于患者的健康状态、检查结果、治疗过程、诊断结果等信息的电子化系统。它覆盖了整个医疗过程，集成病患所有医疗信息，并可以通过为临床决策提供智能化、知识化的支持，实现对医疗服务全过程的控制，是医院信息化建设的基础和核心。

2. 医生工作站系统（doctor workstation system，DWS） 是指协助临床医生获取信息，处理信息的系统。它以电子病历为中心，支持医院建立电子病历库，为医生提供高效的电子病历和电子处方管理平台，并为病历统计分析提供有效的手段。医生工作站可以分为门诊医生工作站和住院医生工作站两种形式。

3. 护理信息系统（nursing information system，NIS） 是指利用计算机软硬件技术、网络通信技术，帮助护士对患者信息进行采集、管理，为患者提供全方位护理服务的信息系统。

4. 检验信息系统（laboratory information system，LIS） 是指应用计算机网络和信息技术，实现临床实验室业务信息和管理信息的采集、存储、处理、传输、查询，并提供分析及诊断支持的信息管理系统，包括临床检验系统、微生物检验系统、试剂管理系统、实验室辅助管理系统等。

5. 医学图像管理系统（picture archiving and communication system，PACS） 是医学图像存储与传输的数字化处理系统，其应用数字成像技术、计算机技术和网络技术，对医学图像进行存储、传输、检索、显示、打印等处理的综合信息系统。

6. 放射科信息系统（radiology information system，RIS） 是指利用计算机技术，对放射学科室管理的数据信息，包括图片影像信息，实现输入、处理、传输、输出自动化的计算机软件系统。它与 PACS 共同构成医学影像学的信息化环境。

7. 临床决策支持系统（clinical decision support system，CDSS） 指用人工智能技术对临床医疗工作予以辅助支持的信息系统。临床医生可以通过输入患者信息来等待系统输出针对具体病例的建议，从而作出恰当的诊疗决策。

8. 其他常见的医院临床信息系统 如手术麻醉监护系统、重症监护信息系统、心电信息系统、脑电信息系统、血透中心管理系统、超声系统、肺功能系统、内镜系统、静脉药物配制信息系统等。

（二）医院信息系统的分类

1. 患者服务系统（patient service system） 包括预约挂号系统、智能导医系统、患者自助服务系统、患者关系管理系统。

2. 医护管理系统（healthcare management system） 包括医生工作站系统，电子病历系统、护士工作站系统。

3. 医技系统（medical technology system） 包括 PACS 系统、LIS 系统、超声 PACS 系统、内镜 PACS 系统、病理 PACS 系统、心脏电生理 PACS 系统、手术麻醉信息系统等。

4. 医院运营管理系统（hospital operation management system） 包括医院财务管理系

统、医院物流采购管理系统、医院绩效管理系统、医院人力资源管理系统、医院业务分析管理系统。

5. 医院行政业务管理系统（hospital administrative business management system） 包括医院办公自动化系统（OA）、科研项目管理系统等。

6. 医院智能化管理（hospital intelligent management） 包括多媒体音视频及导医系统、数字化手术室、手术示教及远程会诊系统等。

三、互联网医疗

（一）互联网医疗的概述

互联网医疗（internet medical）是以互联网平台为载体，以信息技术为手段开展的医疗服务活动，包括互联网诊疗活动、互联网健康保健咨询服务、互联网诊疗辅助服务。

（二）互联网医疗的类别

1. 互联网诊疗/互联网医院（internet diagnosis and treatment/internet hospital） 这两种形态均提供线上的诊疗服务，允许医生下诊断、开处方，同时必须记录电子病历。因其触及医疗服务的核心业务，国家依据法规对服务提供方实行准入管理，并对服务提供者、服务对象和服务内容进行严格限制以确保医疗安全。

互联网诊疗/互联网医院的应用系统均支持针对常见病/慢性病患者的复诊预约、挂号、问诊、处方和审方，有的系统功能已扩展至线上缴费和药品发放。目前，越来越多的医院已实现医保费用的线上结算，并支持处方向互联网医药电商流转，再由电商完成患者所购药品的配送。不少中医院也热衷提供线上诊疗服务，为控制中药饮片的质量，甚至有互联网中医院建立了自己的药材供应链，且更重视线上、线下诊疗的相互融合。

2. 远程医疗（telemedicine） 是指运用远程通信技术、全息影像技术、新电子技术和计算机多媒体技术，发挥大型医学中心医疗技术和设备优势，为医疗卫生条件较差及特殊环境提供远距离医学信息和服务，包括远程诊断、远程会诊及护理、远程教育、远程医疗信息服务等所有医学活动。

远程医疗通过视频使医生实现了与患者另一种面对面的沟通方式，跨越了时间和空间的限制，保证患者得到及时、有效的救治。医生也不会因受限于距离而无法前往现场救治，为患者延长了治疗时间。同时，远程医疗降低了医疗成本，使医疗资源得到有效利用，由此可知互联网实时通信技术对医疗方面的帮助和发展空间是极大的。目前，我国远程医疗还处于探索阶段，尚存在一些不足，远程医疗技术是提供卫生保健的一个关键性因素，随着通信技术的发展，未来远程医疗体系会更加完善。从长远发展来看，远程医疗的发展造成一定的经济损失是必然的，但总的来说，远程医疗项目的开展仍然利大于弊。一方面，未来国家可能出台相应的立法政策，提供充足的经济支持，为一些偏远地区甚至在家庭环境中提供技术设备以达到远程医疗的条件要求，促进社会平等和缩小经济差距；另一方面，应提供在线培训，所有具有远程医疗资格的医务人员都应完成培训，以丰富相关知识，促进优质医疗培训建设，提升医务人员的医疗服务水平。经过相关政策的完善、医疗资源的整合，远程医疗将覆盖更多人群，提供更高效的医疗服务。

3. 互联网医药电商平台（internet pharmaceutical e-commerce platform） 多为电商巨

头利用其互联网销售平台的既有技术优势，将业务拓展至医药健康产品领域。其上游与品牌商和大型经销商联通，下游对接医药连锁销售企业乃至互联网医院，甚至提供网上审方服务，形成了全链条的药品物流体系。医药电商平台面临的挑战包括确保处方的接入与安全、药品的合规配送及与医保机构的互动等。

4. 便民惠民服务（convenience and benefit services）　主要针对因信息流动不畅导致的民众就医体验不佳等问题，通常也是互联网医疗中实现难度相对较小、易于见到成效的一类应用。其主要作用在于提高服务效率、改善患者就医体验，进而提升患者满意度。在政府鼓励增加患者获得感政策的推动下，此类应用日益普及。

涉及的服务功能由医疗机构按照诊前、诊中、诊后的实际需要自主选择，包括预约、停诊通知推送、入院/出院提示、院内导航、队列提醒、费用结算、检验检查报告提醒/查阅、电子病历查询、住院患者网上订餐、辅助设备（轮椅、平车等）租赁、陪护人员雇佣/调度、患者随访、投诉反馈和满意度调查等，内容多以《关于深入开展"互联网+医疗健康"便民惠民活动的通知》和《医院智慧服务分级评估标准体系（试行）》中的要求为参照。部分区域卫生健康信息平台也提供以预约挂号、检验检查报告查阅为主的一些便民惠民服务，但内容通常不及医疗机构丰富。

同时，便民惠民应用大多与医疗机构的业务支持系统集成，并通过网站、微信公众号、支付宝生活号、智能手机 APP 等门户类应用向患者提供服务。

（三）智慧医院

智慧医院（smart hospital）即利用物联网技术，用于医疗数据采集、医院安全管理、过程控制、任务管理、全过程跟踪追溯等，实现患者、医护、药品、器械、医疗设备、医疗场所等多系统之间的有效互动，并按照一定的标准和管理规范进行有序管理，提高医院的医疗水平、工作效率和医疗质量。

智慧医院是医改以来国家对医院信息化的最高要求，是"健康中国"建设总体战略的重要组成部分，也是医院医疗服务、医院管理、改革发展的实际需要。医改以来，国家对智慧医院建设提出了一系列政策要求和标准规范，主要包括《全国医院信息化建设标准与规范》《电子病历系统功能应用水平分级评价标准》《医院智慧服务分级评估标准体系》《国家医疗健康信息医院信息互联互通标准化成熟度测评标准》《互联网医院管理办法》等。

此外，医院智慧管理相关标准规范也在制订中。为此，初步形成了以智慧服务、智慧医疗、智慧管理为主要组成部分的智慧医院标准体系。医院等级评审也对信息化支撑医院质量、安全、服务、管理等方面提出了具体要求。智慧医院建设不仅是提升医院信息化评级水平，达到主管部门要求的需要，也是提升医院等级、创造医院品牌、树立医院良好社会形象的需要。

四、医院信息化建设的策略

（一）加强信息化人才培养

医院应定期就前沿技术和知识，对信息管理工作人员进行培训，提高信息管理工作者的专业水平和创新意识，针对培训效果，也要进行相应的确认。与此同时，医院也要根据信息化管理的实践工作，定期组织总结回顾，通过不断总结，持续探索信息化发展道路。

（二）构建完善的信息化管理布局

医疗行业的长远发展和信息化发展密切相关，要想实现长久健康的发展，必须不断对医院的信息化管理系统进行完善与更新，以满足区域内医疗信息的共享需求。故此，医院相关领导需积极转换思维观念，不断推动医院的信息化管理，提高医院信息化管理的层次性和广阔性。

（三）加大信息化发展的资金投入

医院管理者必须正确认识到信息化发展的意义和其对医院长期发展的价值。在此基础上，根据医院的长期发展规划，制订相应的投资计划，加大对于医院信息化建设的资金投入，做好信息化发展的保障。

（四）做好信息化安全管理

医院要对全体医护人员进行相应的网络安全培训，并对信息系统中的数据定期进行备份，以防意外导致数据系统无法恢复，还要对信息管理系统的安全方面做好硬件和软件的配备，构建健全的安全管理机制。

第三节　医院病案信息管理

一、病案信息管理

病案信息涵盖了患者从医院就诊前到医疗过程结束后这一过程中完整的个人健康档案。病案管理的主要目的是保证医院所有病案的完整、正确、安全、系统和有效利用，以充分发挥病案信息的作用。因此，病案信息管理是医院信息管理中重要的组成部分。

病案信息管理是对病案记录的内容进行深加工，提炼出有价值的信息并进行科学的管理，建立索引系统，对病案中的有关资料分类加工、分析统计，并对病案资料的质量进行监控，向医院相关人员提供卫生信息服务。

病案信息管理的主要内容有以下几个方面。

1. 建立完善的四级病案质量监控组织 包括病案质量管理委员会、病案科、医务管理部门、临床科室。

2. 监督法律法规的落实 保证医疗信息资料的质量，保障患者的合法权益不受侵犯，尊重患者的知情权，保护患者的隐私权，保障医护人员的正常工作秩序和合法权益。

3. 监控病案书写质量 主要是病案书写的及时性、完整性和准确性。制订病历书写评分标准及单项缺陷等管理制度。

4. 监控病案管理质量 重点是病案管理环节质量，确保各个环节的及时、完整、准确和有效。

5. 提供病案信息资料的完整与及时 保证病案的使用价值和信息的时效性。注意服务态度、语言、环境与措施等。

二、电子病历管理

（一）电子病历的概念

电子病历也称计算机化的病案系统，是指医务人员在医疗活动过程中，使用医疗机构信息系统生成的文字、符号、图表、图形、数据、影像等数字化信息，并能实现存储、管理、传输和重现医疗记录，是病历的一种记录形式。

（二）电子病历的功能

1. 电子病历包括传统病历的所有功能 通过医院信息管理系统和辅助检查系统将各个科室的信息汇集在一起，使病历内容更全面充分。

2. 电子病历书写更加标准化与规范化 电子病历的疾病名称、基本格式、医疗用语、传送方式、图像压缩等均制订为统一的规则，对病历中的各种基本情况设立统一编码，使病历书写实现标准化和规范化。

3. 电子病历可靠性强，能够永久保存 电子病历克服了纸质病历可能遗失、缺损、发霉、浸水等问题，可靠性强，能够永久保存。

4. 电子病历有助于提升医疗质量 系统自带的知识库可以主动提示药品的常用剂量、用法，进行医嘱自动审查和提示，医嘱床旁执行校对等。

5. 通过电子病历采集的信息可以反映医院工作的效率和质量 用于医院资源计划、风险管理和医院持续质量改进等。

6. 电子病历存储量大 运用云计算和大数据技术，可用于辅助临床诊断治疗、支持临床试验和循证研究。

7. 电子病历提供更高效的服务 电子病历诊间互传，使会诊时间大大缩短，节省医疗资源，助力医院间互联互通，实现分级诊疗；实现智能化服务，包括临床路径、临床指南、合理用药知识库、医保政策知识库、知识库遵从与否记录等。

（三）电子病历管理办法

1. 电子病历的管理部门与职责 医疗机构应当成立电子病历管理部门并配备专职人员，具体负责本机构门（急）诊和住院电子病历的收集、保存、调阅、复制等管理工作，应当保证医务人员可随时查阅到完整的病历资料。

2. 电子病历保密机制 医疗机构应当建立电子病历信息安全保密制度，设定医务人员和有关医院管理人员调阅、复制、打印电子病历的相应权限，建立电子病历使用日志，记录使用人员、操作时间和内容。未经授权，任何单位和个人不得擅自调阅、复制电子病历。

3. 电子病历的使用权限 医疗机构应当受理下列人员、机构复印或者复制电子病历资料的申请：①患者本人或其代理人；②死亡患者近亲属或其代理人；③为患者支付费用的基本医疗保障管理机构和经办机构；④患者授权委托的保险机构；⑤公安、司法机关。

─ 知识拓展 ─

电子病历系统应用水平划分为 9 个等级。每一等级的标准包括电子病历各个局部系统的要求和对医疗机构整体电子病历系统的要求。

0 级：未形成电子病历系统

（1）局部要求：无。医疗过程中的信息由手工处理，未使用计算机系统。

（2）整体要求：全院范围内使用计算机系统进行信息处理的业务少于 3 个。

1 级：独立医疗信息系统建立

（1）局部要求：使用计算机系统处理医疗业务数据，所使用的软件系统可以是通用或专用软件，系统也可以是单机版独立运行的系统。

（2）整体要求：住院医嘱、检查、住院药品的信息处理使用计算机系统，并能够通过移动存储设备、复制文件等方式将数据导出以供后续应用处理。

2 级：医疗信息部门内部交换

（1）局部要求：在医疗业务部门建立了内部共享的信息处理系统，业务信息可以通过网络在部门内部共享并进行处理。

（2）整体要求：①住院、检查、检验、住院药品等至少 3 个以上部门的医疗信息能够通过联网的计算机完成本级局部要求的信息处理功能，但各部门之间未形成数据交换系统，或者部门间数据交换需要手工操作；②部门内有统一的医疗数据字典。

3 级：部门间数据交换

（1）局部要求：医疗业务部门间可通过网络传送数据，并采用多种方式（如界面集成、调用信息系统数据等）获得部门外数字化数据信息。本部门系统的数据可供其他部门共享。信息系统具有依据基础字典内容进行核对检查的功能。

（2）整体要求：①实现医嘱、检查、检验、住院药品、门诊药品、护理至少两类医疗信息跨部门的数据共享；②有跨部门统一的医疗数据字典。

4 级：全院信息共享，初级医疗决策支持

（1）局部要求：通过数据接口方式实现所有系统（如 HIS、LIS 等系统）的数据交换。住院系统具备提供至少 1 项基于基础字典与系统数据相关联的检查功能。

（2）整体要求：①实现患者就医流程信息（包括用药、检查、检验、护理、治疗、手术等处理）的信息在全院范围内安全共享；②实现药品配伍、相互作用自动审核及合理用药监测等功能。

5 级：统一数据管理，中级医疗决策支持

（1）局部要求：各部门能够利用全院统一的集成信息和知识库，提供临床诊疗规范、合理用药、临床路径等统一的知识库，为本部门提供集成展示、决策支持的功能。

（2）整体要求：①全院各系统数据能够按照统一的医疗数据管理机制进行信息集成，并提供跨部门集成展示工具；②具有完备的数据采集智能化工具，支持病历、报告等的结构化、智能化书写；③基于集成的患者信息，利用知识库实现决策支持服务，并能够为医疗管理和临床科研工作提供数据挖掘功能。

6 级：全流程医疗数据闭环管理，高级医疗决策支持

（1）局部要求：各个医疗业务项目均具备过程数据采集、记录与共享功能。能够展现全流程状态。能够依据知识库对本环节提供实时数据核查、提示与管控功能。

（2）整体要求：①检查、检验、治疗、手术、输血、护理等实现全流程数据跟踪与闭环管理，并依据知识库实现全流程实时数据核查与管控；②形成全院级多维度医疗知识库体系（包括症状、体征、检查、检验、诊断、治疗、药物合理使用等相关联的医疗各阶段知识内容），能够提供高级别医疗决策支持。

7 级：医疗安全质量管控，区域医疗信息共享

（1）局部要求：全面利用医疗信息进行本部门医疗安全与质量管控，能够共享本医疗机构外的患者医疗信息，进行诊疗联动。

（2）整体要求：①医疗质量与效率监控数据来自日常医疗信息系统，重点包括院感、不良事件、手术等方面安全质量指标，医疗日常运行效率指标，并具有及时报警、通知、通报体系，能够提供智能化感知与分析工具。②能够将患者病情、检查检验、治疗等信息与外部医疗机构进行双向交换。患者识别、信息安全等问题在信息交换中已解决。能够利用院内外医疗信息进行联动诊疗活动。③患者可通过互联网查询自己的检查、检验结果，获得用药说明等信息。

8级：健康信息整合，医疗安全质量持续提升

（1）局部要求：整合跨机构的医疗、健康记录、体征检测、随访信息用于本部门医疗活动。掌握区域内与本部门相关的医疗质量信息，并用于本部门医疗安全与质量的持续改进。

（2）整体要求：①全面整合医疗、公共卫生、健康监测等信息，完成整合型医疗服务。②对比应用区域医疗质量指标，持续监测与管理本医疗机构的医疗安全与质量水平，不断改进。

【本章小结】

加强医院信息管理是改善患者就医体验，提升医疗服务质量和医院管理效率的重要途径，本章通过介绍医院信息管理的相关概念、内容和要求，以及医院信息化建设的任务与内容，医院信息管理系统，医院信息化建设的趋势和策略，互联网医疗，医院病案信息管理等基本内容，旨在培养学生初步形成医院信息管理的思维，具备从医院管理者的角度思考如何促进医院的信息化建设，提高医院服务效率，优化服务流程的能力，结合国家卫生健康相关管理机构主导的信息化改革与相关政策相继出台的现实背景，深入理解"以患者为中心"的医疗服务理念，内植"让信息多跑路，让患者少跑腿"的专业素养。

实训案例 I

智能化技术趋势下的医院信息化建设

[引言]

人工智能、物联网、大数据分析和云计算等新技术的不断完善为医院信息管理的优化和升级提供了可行途径，同时为医院管理工作提供更高效、便捷的业务环境，为患者就医提供更加优质的医疗服务。

[主要内容]

在医疗需求增长、智能化技术发展、患者体验优化等多方因素的共同作用下，医院信息化建设对于提高医疗服务质量、优化资源配置、保障医疗安全、推动医疗创新和增强医院竞争力具有重要意义。未来医院信息化建设仍需深化医院信息系统（HIS）、电子病历、移动医疗等核心场景的应用。

一、推动 HIS 升级改造

为实现 HIS 的快速响应和强大灵活性，以及与新兴技术和医院信息化高度融合，对原有 HIS 进行升级改造。升级工作重点在于保证底层架构安全稳定和扩展便捷的基础上，对现有业务的细节进行升级，以数据智能支撑业务的精细开展。

升级改造前期应进行详尽的基础调研，明确医院各职能部门的具体需求和期望，并提供详细的业务流程和功能要求；由医院信息科进行底层架构、平台、安全等方面的工作，以使医院业务与平台契合，也可由合作企业定制化开发符合医院特定要求的功能和模块；在系统集成和接口开发期间，医院可考虑与系统集成商或开发商合作，开发与现有系统的接口，以实现更精细的功能；升级改造后的系统应进行周密的系统测试，医院在测试过程中提供实际的业务场景和数据，以便及时发现和解决问题，确保系统的颗粒度和个性化要求得到满足；系统投入使用后应建立定期反馈和交流的机制，促使系统功能和性能不断优化，长期稳定、健康地发展。

二、深化电子病历建设

医院信息管理的逐步成熟加快了医院对电子病历的建设步伐，促使医院管理朝向更为智能化与规范化的方向发展。2018 年 12 月，国家卫生健康委发布了《关于印发电子病历系统应用水平分级评价管理办法（试行）及评价标准（试行）的通知》（国卫办医函〔2018〕1079 号），通知要求：地方各级卫生健康行政部门要组织辖区内二级以上医院按时参加电子病历系统功能应用水平分级评价。评价标准中将电子病历系统应用水平划分为 9 个等级。每一等级的标准包括电子病历各个局部系统的要求和对医疗机构整体电子病历系统的要求。

三、发展移动医疗应用

移动医疗通过使用移动设备和通信技术，使优质医疗服务资源得以延伸。移动医疗在医院信息化建设中的应用趋势主要包括以下几个方面：

1.更广泛的应用场景 移动医疗不仅仅局限于管理、诊疗、护理和患者服务这四类场景，还涵盖更多的医疗服务领域，如家庭医疗、远程康复等。

2.更强大的服务能力 通过对患者健康信息的分析，为患者提供更个性化的医疗服务和健康管理建议。

3.更紧密的远程协作 建立线上医院指挥中心进行远程监测，使不同地区医疗机构之间紧密协作，共享医疗资源。

4.更优化的患者体验 通过界面设计与操作流程优化、适老化应用开发等方式，提高患者使用移动医疗的便利性、可及性、安全性以及整体满意度。

[案例小结]

本案例通过阐释医院信息化建设是提高医疗服务质量、优化资源配置、保障医疗安全、推动医疗创新和增强医院竞争力的重要手段。明确了在智能化技术趋势下，医院应深化核心场景的应用，如推动 HIS 升级改造、深化电子病历建设和发展移动医疗应用，以提高医疗服务的质量和效率，为患者提供更好的医疗体验。

[问题思考]

1.假如你是医院信息中心的工作人员，你认为升级改造后的 HIS 应满足哪些特征？取得怎样的成效？

2.请结合电子病历评级标准的内容分析电子病历建设对于医院信息管理和数据规范产生了哪些影响。

3.请结合案例资料分析医院在发展移动医疗应用时有哪些注意事项。

实训案例 II

智慧医院建设的实践与探索

[引言]

面对庞大的公共医疗需求和复杂的医疗卫生系统，智慧医院现处于初步探索阶段，在数字化手术室、智慧病房、智慧导诊等智慧医院板块方面的建设取得了显著成就。未来，如何通过数字化技术实现医疗资源的均衡化发展，仍需要政府、医院、企业和社会各方的共同努力。

[主要内容]

某医院以新院区建设为契机，引入人工智能、大数据、云计算、物联网等先进技术，致力于建设现代化智慧医院，取得了多方面的成效：

1. 提升患者就医体验 患者可通过自助设备完成购买病历本、挂号、取号、就诊、检查、打印报告、取药、打印发票等全流程操作，减少了排队等待时间。智能导航系统的应用使患者通过手机"摇一摇"就能获取医院三维地图，或在自助服务区、门诊大厅咨询志愿者，也可获取医院内的导航路线，系统还可为患者提供路线规划和语音提示，提高了患者就医效率和就医体验。

2. 实现医疗质量控制 应用物联网技术对患者生命体征进行实时监测；通过人脸识别等技术，对"号贩子"进行识别和打击，维护医疗秩序；通过大数据分析，对医疗质量进行监控和评估，提高了医疗质量和安全管理水平；通过体温、输液、床位等智能检测系统的应用，在提升医疗质量监管的智能化水平的同时为临床医护人员高效工作提供有力辅助。

3. 创新患者就医服务 患者可以通过智慧病房床旁交互系统，使用床头的 Pad 实时查询病历、预约检查、营养膳食订餐等，同时还能实现对患者生命体征的实时监测。

4. 优化医院运营管理 将医疗设备、手术室、药品库存、楼宇自控、安防、消防、建筑运行、医疗运行等信息集成到智能平台，实现临床科室、行政科室和后勤科室系统间的统筹联动，推动了医院数字化全覆盖，提高了医院的运营效率和管理水平。

5. 推动医疗创新 医院对数字化手术室的建设进行了探索实践，将虚拟现实、增强现实、手术导航系统、电生理监测系统等技术与术前、术中、术后操作有效融合，从技术层面来说加强了信息技术与医疗技术的融合，从诊疗质量来说提高了手术精准度和成功率。此外，全球首款神经影像人工智能辅助诊断产品 BioMind 的应用，提高了诊断效率和准确性，为医疗创新提供了有力支持。

6. 保障患者安全 婴儿防盗、医疗质量控制等功能的实现对婴儿的实时定位和监控，有效降低了患者在医院内的安全风险；智能化医疗质量控制系统的使用，可以对医疗过程进行监控和评估，减少医疗事故发生；通过智能检测系统实现患者生命体征的实时监测和安全预警，提高了医疗服务的安全性和可靠性。

如今，该医院依托完善的智慧医院整体架构，以智慧医疗、智慧服务、智慧管理为抓手，借助创新思维实现了医院数字化全覆盖。

[案例小结]

本案例通过梳理总结某医院在信息化和智慧医院建设方面所进行的探索实践，在建立多元信息平台，引入人工智能、大数据等技术，提供全流程自助服务、智能导航、数字化手术室等创新应用，改善患者就医体验，推动医院精细化运营管理等方面取得了显著成效，为国内智慧医院的建设提供了可行参考。

[问题思考]

1. 请思考该医院在智慧医院建设方面的特色优势有哪些。

2. 请结合案例谈一谈你认为智慧医院对于医院管理和发展的意义是什么。

3. 从医院可持续发展的角度来看，医院信息管理面临着哪些风险和挑战?

（王惠群）

第十章 医学装备管理

【学习目标】

知识目标：掌握医学装备与医学装备管理的含义、医学装备管理的特点和基本原则、大型医用设备的含义、医疗设备管理的基本概念；熟悉大型医用设备的品目划分及大型医用设备的配置规划原则、医疗设备管理的原则、医疗设备管理的意义和作用；了解医学装备管理在现代医疗服务中的作用、大型医用设备的使用管理措施、医疗设备管理的内容及存在的问题和改进措施。

能力目标：初步形成科学管理、精细化管理的思维，并在未来能够将其应用至医院医学装备管理之中，从而提高医院医学装备管理质量，保障人民群众安全和健康。

素质目标：牢固树立责任意识、担当意识、创新意识，在医院管理实务中加强医学装备专业服务，不断提高医学装备品质，更好地服务于临床。

现代医院不仅要拥有现代化的医学装备还要拥有现代化的管理方法。如何才能更有效地做好保障工作，解决一线科室的后顾之忧，这需要实施有效的管理。有效的医学装备管理，即通过贯彻法律法规、细化管理、明确职责、培养人才等措施提高管理水平和管理质量，实现医学装备配置最优化、使用效率最高化、使用效益最大化。

第一节　医学装备管理概述

一、医学装备管理的基本概念

（一）医学装备的含义

医学装备（medical devices）是指医疗卫生机构中用于医疗、教学、科研、预防、保健等工作，具有卫生专业技术特征的仪器设备、器械、耗材和医学信息系统等的总称。其是一个较为广泛的范畴，涵盖了大型医用设备、医疗设备/器械以及其他相关医学装备，它们相互关联又各有侧重。本章节重点从大型医用设备和医疗设备的层面进行阐释。

（二）医学装备的分类

1. 按主要用途分类　见表 10-1。

表 10-1　医学装备按主要用途分类

类别	主要医学装备举例
诊断装备类	医用 X 线、功能检查、超声、核医学、内镜、临床检验与临床病理、专科特殊诊察等医学装备
治疗装备类	病房护理、手术治疗、放射治疗、核医学治疗、物理治疗、激光治疗、其他治疗等医学装备
辅助装备类	消毒灭菌、空气调节、血液冷藏贮存、中心吸引系统、超声波洗涤、医用录像摄影、医用数据处理等医学装备

2. 按工程学技术及应用范畴分类　见表 10-2。

表 10-2　医学装备按工程学技术及应用范畴分类

类别	主要医学装备举例
医学测量	生物电测量，声、光、力的测量，流量、流速测量，位移、压力测量，化学、电化学、生物化学测量，放射线测量，超声测量等医学装备
医学信息传递和处理	生物医学信息处理、医用电子计算机、图像识别和处理、图形识别和处理、生物医学数据处理和传递等医学装备
医学图像显示	光学显微镜、电镜、光学纤维内镜、显微电视、监视电视、X 线显示、B 型超声仪器、教学电视等医学装备
功能辅助和修复	人工器官、生物电动假肢、感官辅助装置、器官保存及人体系统模拟装置等医学装备
生物刺激及治疗	电磁场治疗仪器、电化学治疗仪器、光疗仪器、超声治疗仪器、放射线治疗仪器、激光及等离子体治疗仪器等医学装备
生物医学材料	生物材料、医用高分子材料、医用金属材料、非金属材料及其制品等医学装备
医用器件	医用电极、医用传感器、医用电源、医用仪器模具、机电配件及其制品等医学装备
医学信息管理控制系统	医院自动化管理、自动保健随诊、地区医疗网络、环境监控系统、医学教育工程、安全标准化监测装置等医学装备

3. 按医院临床或卫生机构科目分类　如妇产科、儿科、眼科、耳鼻喉科、口腔科、血库等装备，此种分类法常用于医学装备管理。

4. 按医学装备的安全性或对人体可能产生的危害程度分类　国务院 2020 年修订的《医疗器械监督管理条例》（国令第 739 号），2016 年 1 月 1 日国家食品药品监督管理总局施行的《医疗器械分类规则》（局令第 15 号），欧盟 1993 年通过的《欧盟共同理事会关于医疗器械的 93/42/EEC 指令》，美国 1976 年颁布的《食品、药品和化妆品法》等均采用了这种分类法。这些分类方法的特点是以保证医学装备的安全性和有效性所需的控制程度为基础建立了Ⅰ～Ⅲ三级管理分类。在我国，Ⅰ类是指通过常规管理可以保证其安全性、有效性的医学装备；Ⅱ类是指对其安全性、有效性应当加以严格控制的医学装备；Ⅲ类是指用于支持、维持生命对人体具有潜在危险，对其安全性、有效性必须采取特别措施严格控制的医学装备。

5. 其他国际分类　IEC/ISO 分为医用电气、输液、灌注、注射、牙科、麻醉、呼吸、假肢与矫形、节育、外科置入、消毒灭菌 11 个大类；全球协调工作组（Global Harmonization Task Force，GHTF）分为 A、B、C、D 4 个大类。

（三）医学装备管理的含义

医学装备管理是一个系统工程，是指对医学装备从预算论证、选购、验收、质量控制、维护、修理、处置以及应用效益/效果分析的全生命周期管理，其目标是促使医学装备的"合理配置"及其技术的"有效利用"。大型医用设备的管理、医疗设备/器械的管理是医学装备管理的核心。

二、医学装备管理的特点和基本原则

（一）医学装备管理的特点

1. 安全性、有效性　医学装备的使用效果直接关系到患者的生命安全，任何没有安全保障的医学装备都是毫无意义的。

2. 整体性、综合性　任何医学装备功能的实现都与外部共同构成不可分割的整体，医学装备是一动态发展过程而不是单独存在的单位。

3. 经济性　医学装备管理就是要考虑在医学装备活动的全过程中医学装备的经济状况，主要包括需求评估、技术论证、效益/效果评价三个环节。

4. 标准化　质量检测和控制、医学装备的使用会直接或间接地影响到人身健康和生命安全，因此，医学装备的管理工作当中要做到标准化管理，以获得最佳程序和社会效益。

5. 社会化　打破医疗机构的行政隶属关系和所有制界限，逐步实行卫生工作全行业管理。

6. 超前性　要有"超前意识"，要密切关注医学科学的发展，及时掌握医学装备的发展动向和市场信息，以指导并正确地解决工作中的问题。

7. 信息化　随着医学装备的大量应用与发展，信息管理已成为医学装备管理中的重要组成部分，也是数字化医院、数字化手术的必然要求。

（二）医学装备管理的基本原则

1. 合理配置　优化卫生资源配置是深化我国医药卫生改革及医疗卫生体系建设的支撑系统和基础条件，其目的是要达到医学装备资源配置的合理性、公平性、可及性，提高装备配置效率。能级原则是配置管理的一个基本观点，指所要配置的装备应当与医疗机构承担的功能、提供的服务量、服务范围、技术能力等相适宜。

2. 安全有效　医学装备的使用效果直接关系到患者的身体健康和生命安全，因而装备的质量可靠性和安全有效性必须放在管理工作的首位。国际社会十分重视对于医学装备的安全控制，从防护、技术、机械、性能等角度来审查装备的安全性、有效性。

3. 经济适宜　医学装备要按照客观经济规律和国家的相关法律、法规并结合医疗服务的要求，对装备运行中的全过程采用经济学原则进行管理和评价。经济学原则体现两个内涵：一是经济管理，目的就是要为预算医学装备维护所需消耗、支持等费用提供依据，安排好所需资金，保证装备正常运行，使整个装备管理工作进入良性循环；二是经济学评估，即要开展与我国卫生体制改革相配套的以成本效益分析、成本效果分析为基本内容的卫生技术评估，从而为最合理的成本、最适宜的装备提供依据。

4. 质量与效率　质量是医学装备服务于医疗卫生的根本，是安全有效的保证，是利用效率、效益的基础。技术利用效率是医学装备有效利用的重要指标。有研究表明，集中利用装备资源、面向社会提供装备技术支持，是服务于医疗卫生体系建设、提高装备技术利用效率的必然途径。

三、医学装备管理在现代医疗服务中的作用

（一）装备技术革命推动着卫生健康事业的进步

早期医学是建立在经验医学的基础上，医生水平的高低在相当程度上依赖于经验的积累。进入 19 世纪，随着自然科学学科相关门类的发展，带动人们从自然科学的视角、理论、方法及手段来研究发展医学。现代医学更强调经验与应用技术的结合，不断问世的医学装备技术极大地丰富了临床诊治、预防保健及医学研究的手段，极大地推动了卫生健康事业的发展。

（二）新装备技术带动了医学新学科的生成和发展

在通过选用、推广新装备技术的过程中带动了一些新的医学学科形成，这是装备技术对医学驱动效应的更突出表现。最典型的例子是诊断放射学，现今 CT、MRI、核素成像、超声等技术的发展又提升为医学影像学；医用直线加速器、后装治疗机等放射治疗装备的问世造就了放射治疗学（radiation therapy）；医学成像技术与核素、激光、射频消融等物理学手段及特种生物材料、药物结合，使得可对某一特定体腔内病灶实施介入或定向治疗，产生了介入医学（interventional medicine）及立体定向放射治疗外科（stereotactic radiological surgery）等新学科。

（三）装备技术改变了对医学模式的传统认识和固有格局

体外震波碎石技术的发明使得医生可开展"体外手术"，以及通过内镜、导管所进行的碎石术、经内镜逆行胆胰管成像（ERCP）、经皮冠状动脉腔内成形术（PTCA）等，在这些技术未推出前相关的工作是由外科来完成的，现今内科医生也涉足于此，从技术形式上打破了传统的学科界限，改变了传统外科"一把刀"的局面。医院计算机管理系统并入互联网为城市大医院的发展赋予了新的概念，如数字医学。其潜在意义在于促进了医院等医疗部门间的合作与交流，把医疗卫生工作推向社会化，带动社区医学、家庭保健医学等各项工作，打破了以医院为单元的封闭格局。

（四）装备技术牵动着某些医学程序的改革

引入一项新的装备技术或系列装备技术会引发某种医学程序的改革，带动医疗卫生工作质量的提高。如电热高压预真空消毒、清洗、养护、包装材料等装备技术的推广，在口腔门诊和诊所引发了如何有效地利用这些技术防止院内交叉感染的思考。家庭保健医学及近年来市场份额逐年增长的现场快速检验（POCT）等装备技术产品的开发，使得某些简单的诊断和治疗可在家中自行处置。这些装备技术使医院诊治病例的病种、病况发生改变，将潜在改变着原来的医学框架。

近年来，医学装备在研发投入和市场上保持着高于其他产业的增长率，在发挥上述正向效应的同时，随之而来的是配置与应用管理不当所产生的负向效应，多数国家在分析引起卫生费用上涨的若干因素时均把卫生装备技术的配置不当和昂贵装备技术的滥用放在重要位置。对此双向效应人们形容为"双刃剑"，而如何通过优化配置评估最大限度地控制医学装备的负向效应已成为国际化课题。

第二节 大型医用设备的配置与管理

一、大型医用设备的概述

（一）大型医用设备的含义

大型医用设备是指使用技术复杂、资金投入量大、运行成本高、对医疗费用影响大且纳入大型医用设备配置管理目录的大型医疗器械。大型医用设备作为一种特殊医疗资源，直接关系医疗质量安全、医疗费用和人民群众健康权益。

（二）大型医用设备品目划分

大型医用设备品目由国务院卫生行政部门协同有关部门确定、调整和公布。根据 2018 年实施的《大型医用设备配置与使用管理办法（试行）》，大型医用设备配置管理目录分为甲、乙两类。甲类大型医用设备由国家卫生健康委员会负责配置管理并核发配置许可证；乙类大型医用设备由省级卫生健康行政部门负责配置管理并核发配置许可证。

甲类大型医用设备包括重离子放射治疗系统、质子放射治疗系统、正电子发射型磁共振成像系统（英文简称 PET/MR）、高端放射治疗设备、首次配置的单台（套）价格在 3000 万元人民币（或 400 万美元）及以上的大型医疗器械。

乙类大型医用设备包括 X 线正电子发射体层成像（英文简称 PET/CT，含 PET）仪、内镜手术器械控制系统（手术机器人）、64 排及以上 X 线计算机断层扫描仪（64 排及以上 CT）、1.5T 及以上磁共振成像系统（1.5T 及以上 MR）、直线加速器（含 X 刀，不包括列入甲类管理目录的放射治疗设备）、γ 射线放射治疗系统（包括用于头部、体部和全身）、首次配置的单台（套）价格在 1000 万～3000 万元人民币的大型医疗器械。

二、大型医用设备的配置制度

大型医用设备配置规划应当与国民经济和社会发展水平、医学科学技术进步及人民群众健康需求相适应，符合医疗卫生服务体系规划，促进区域医疗资源共享。省级卫生健康行政部门结合本地区医疗卫生服务体系规划，提出本地区大型医用设备配置规划和实施方案建议并报送国家卫生健康委员会。国家卫生健康委员会负责制订大型医用设备配置规划，并向社会公开。省级卫生健康行政部门可以提出本地区大型医用设备配置规划调整建议。国家卫生健康委员会组织制订并发布大型医用设备档次机型的阶梯分型。医疗器械使用单位应当根据功能定位、临床服务需求、医疗技术水平和专科发展等合理选择大型医用设备的适宜档次和机型。

三、大型医用设备配置规划原则

1. 公平优先、兼顾效率 优先保障基本医疗卫生服务的可及性，确保广大人民群众能够共享改革发展和科技创新成果，探索建立有利于促进资源向基层和中西部地区下沉的体制机制。推进区域内医疗资源协同整合，提升医疗卫生服务体系的整体性和协同性。

2. 统一规划、分级负责 不分所有制、投资主体、隶属关系和经营性质的医疗机构，配置大型医用设备均由卫生健康行政部门实行统一规划、统一准入、统一监管。中央与地方分工负责，相互衔接。

3. 阶梯配置、资源共享 引导医疗机构根据功能定位、医疗技术水平等因素按阶梯、逐级有序对应，合理配置功能适用、技术适宜、节能环保的设备。支持区域性医学影像中心等卫生健康领域的新业态、新模式发展，促进资源共享。

4. 安全有效、保障质量 科学制订配置准入标准，强化使用事中事后监管，严格把握使用适应证，规范临床应用。防控技术风险，注重放射防护管理。加强对专业技术人员的培训考核，提高业务水平，保护患者合法权益。

四、大型医用设备配置与使用管理

（一）大型医用设备配置与使用管理的特点

1. 坚持问题导向和创新管理　大型医用设备配置与使用管理工作始终以问题为导向，在出台新的管理政策时既注重继承和吸收原有管理体系的成熟经验与好的做法，又不断结合新形势，坚持改革发展，解决"重配置审批、轻监管使用"问题，积极创新管理模式。

2. 不断细化调整设备分类，明确设备审批权限　根据医疗卫生服务需求和医疗器械发展状况，以及设备资金投入、运行成本、使用费用、技术要求等因素，不断地细化调整大型医用设备分类；按照甲、乙类设置不同的设备配置管理与审批权限，突出地方卫生健康行政部门的作用。

3. 实行阶梯配置，强化设备配置规划的可操作性　明确各地可结合区域人口数量、医疗卫生服务能力、资源配置需求、社会办医状况等因素，制订出与当地发展相适应、切实可行的配置规划和实施方案。同时规定医疗机构可按阶梯并有序、合理地配置大型医用设备，鼓励其实现设备资源共享。

4. 严格设备使用与监督管理　要求卫生健康行政部门对大型医用设备的使用状况，进行严格监督与评估，防范和治理设备过度利用，控制费用不合理增长；逐步强化事中、事后监管，使设备的配置使用处于全过程的监督管理中，及时发现问题，并对违反规定的行为给予相应处罚。

（二）大型医用设备配置与使用管理的措施

1. 注重配置公平性　借助卫生技术评估，卫生健康行政部门应科学规划、合理配置，注重配置公平性。国家及省市卫生健康行政部门应在摸清现有医用设备配置情况的基础上，综合考虑地区的经济社会发展水平、人口密度、疾病谱，以及影响大型医用设备配置规划的其他主要卫生健康发展指标数据，科学编制未来一段时期内全国及各省市大型医用设备配置规划，通过提高资源配置的公平性，提高医疗卫生服务的可及性。

2. 提升精细化管理水平　医疗机构应借助信息化手段提升医用设备精细化管理水平和智能化管理水平，建设以数据为支撑的多级医疗设备监测管理体系，实现医用设备使用数据动态在线采集、智能分析和定制化呈现；重视医用设备使用分析，并将分析结果及时反馈至使用科室；建立设备使用管理长效机制，提高设备使用效率，最大程度地实现设备的使用效益。

3. 加强社会办医疗机构大型医用设备配置准入管理　加强社会资本办医疗机构的大型医用设备配置准入管理，尤其注重配置后的临床使用管理。在国家鼓励和引导社会资本举办医疗机构的大背景下，部分省市社会办医疗机构配置乙类大型医用设备的准入标准低于公立医疗机构，虽有助于推进"放管服"，但同时更应该意识到，社会资本办医疗机构具有的区别于公立医疗机构公益性的营利性，医用设备配置后的使用监管必须跟上。

4. 加强技术人员培训与监管　加强和完善医疗技术人员资质和能力的培训与监管。技术人员的专业素质影响大型医用设备的安全使用，尤其是社会办医疗机构，由于其专业技术人员流动性较大，在设备配置申请过程中有专业技术人员上岗证重复利用的情况。随着医师多点执业政策的推广，可能会造成大型医用设备配置时持有上岗证的人员并非实际操作人员。为此，要完善相关的医疗技术人员资质和能力培训与考核的标准或体系，并加强后续监管。

5. 建立设备使用考核评价体系　构建国家层面的大型医用设备数据库，建立医用设备配置与使用考核评价体系。目前国内无类似欧美发达国家公开的大型医用设备数据库，如OECD 成员国的 CT 及 MRI 等医用设备的配置数据库。在我国通常是由国家、各省市相关学会或质量控制中心进行相关设备的数据统计和管理，但采集的数据公开化程度和结构化程度均不高，且现有研究多采用专家咨询或问卷调查法，其范围多局限于个别地区或医疗机构进行。因此，各研究无法形成合力来指导制订科学合理的配置与使用评价指标体系。在这种情况下，基于真实客观和全国性的大型医用设备数据库，建立大型医用设备配置与使用评价体系显得尤为迫切和重要。

知识拓展

《大型医用设备配置与使用管理办法（试行）》（节选）

第一章　总则

第一条　为深入推进简政放权、放管结合、优化服务，促进大型医用设备合理配置和有效使用，保障医疗质量安全，控制医疗费用过快增长，维护人民群众健康权益，根据《行政许可法》《国务院关于修改〈医疗器械监督管理条例〉的决定》等法律法规规定，制定本办法。

第二条　本办法所称大型医用设备，是指使用技术复杂、资金投入量大、运行成本高、对医疗费用影响大且纳入目录管理的大型医疗器械。

第三条　大型医用设备目录由国家卫生健康委员会商国务院有关部门提出，报国务院批准后公布执行。

第四条　国家按照目录对大型医用设备实行分级分类配置规划和配置许可证管理。

第五条　国家卫生健康委员会负责制定大型医用设备配置与使用的管理制度并组织实施，指导开展大型医用设备配置与使用行为的评价和监督工作。县级以上地方卫生健康行政部门负责本区域内大型医用设备配置与使用行为的监督管理工作。

第六条　国家卫生健康委员会成立大型医用设备管理专家咨询委员会，为确定和调整管理目录、制定和实施配置规划，以及配置与使用全过程管理提供评审、咨询和论证等技术支持。

省级卫生健康行政部门可成立相应的专家组。

第七条　医疗器械使用单位配置与使用大型医用设备用于医疗服务的，适用本办法。

第三节　医疗设备管理

一、医疗设备管理的基本概念

（一）医疗器械的含义

医疗器械是指直接或者间接用于人体的仪器、设备、器具、体外诊断试剂及校准物、材料及其他类似或者相关的物品，包括所需要的计算机软件。

（二）医疗设备的含义

按照医疗器械的结构特征，医疗器械可以分为有源医疗器械和无源医疗器械。有源医疗器械是指任何依靠电能或其他能源而不直接由人体或重力产生的能源来发挥其功能的医疗器械；无源医疗器械是指不依靠电源也不依靠重力产生的能源来发挥其功能的医疗器械。

医疗设备的概念基本是和有源医疗器械重合的，但也并不是截然分开的，有时医疗设备也泛指医疗器械。

（三）医疗设备管理的概念

医疗设备管理是指在医疗机构中，根据一定的原则、程序和方法，对医疗设备的整个生命周期加以计划、指导、维护、控制和监督，使之安全、可靠地运转。

知识拓展

《医疗器械临床使用管理办法》

第一章 总则

第一条 为加强医疗器械临床使用管理，保障医疗器械临床使用安全、有效，根据《医疗器械监督管理条例》《医疗机构管理条例》等法律法规，制定本办法。

第二条 本办法适用于各级各类医疗机构临床使用医疗器械的监督管理工作。医疗器械临床试验管理不适用本办法。

第三条 国家卫生健康委员会负责全国医疗器械临床使用监督管理工作。县级以上地方卫生健康主管部门负责本行政区域内医疗器械临床使用监督管理工作。

第四条 医疗机构主要负责人是本机构医疗器械临床使用管理的第一责任人。医疗机构应当建立并完善本机构医疗器械临床使用管理制度，确保医疗器械合理使用。

第五条 县级以上地方卫生健康主管部门和医疗机构应当依据国家有关规定建立医疗器械应急保障机制，保障突发事件的应急救治需求。

第六条 医疗机构应当根据国家发布的医疗器械分类目录，对医疗器械实行分类管理。

第七条 卫生健康主管部门应当逐步完善人工智能医疗器械临床使用规范，鼓励医疗机构加强人工智能医疗器械临床使用培训。

二、医疗设备管理的特点

（一）安全性

医疗设备是通过直接或间接的方式作用于人体，从而起到检测患者生命体征的作用，其效果直接关系到人的健康和生命安全。因此，通过管理的手段保证医疗设备运行的可靠性、安全性、有效性是医疗设备管理的重中之重。

（二）技术性

医疗设备全生命周期的管理内容包括技术论证、购置、安装调试、验收、使用、技术保障（包含维修、巡查、质量控制、预防性维护）、报废等，都是基于临床医学工程知识的技术管理，因此在进行医疗设备的管理过程中，需要管理者具备相关的专业知识，掌握医疗设备的基本原理、功能特点等知识，这样才能建立良好的设备管理体系。

（三）经济性

与医疗设备全生命周期的技术管理并行的是设备的经济管理，包括资金来源、经费预算、投资决策、出入库管理、维修支出管理、固定资产折旧、使用评价、经济效益分析等。应运用经济学理论和方法，使医疗设备合理有效地发挥其作用。

（四）法治化

国家在医疗设备监督管理方面出台了很多法律法规和技术标准，随着时间的推移，这些法规和标准还在不断更新完善中。在医疗设备管理实践中，必须做到依法行事，依法管理，从而保证医疗设备管理的良好运转。

三、医疗设备管理的内容

医疗设备管理的内容概括起来，可以分为医疗设备全生命周期的管理、医疗设备质量与安全的管理、特殊医疗设备的管理、医疗设备相关的人力资源管理等。医疗设备全生命周期的管理包括论证、采购、安装和验收、应用、技术保障、报废等；医疗设备质量与安全的管理包括质量控制、不良事件监测与上报、应急管理等；特殊医疗设备的管理包括放射诊疗设备、医用气体系统；医疗设备相关的人力资源管理包括人员配置、培训等。

四、医疗设备管理的原则

（一）动态管理原则

动态管理原则是指医院医疗设备的管理应该因地制宜、因人制宜、因事制宜，即应该根据实际情况，对不同类型、不同科室和不同性能的设备采取不同的管理方法。

（二）系统管理原则

系统管理原则是指要把对医疗设备的管理作为医院系统下属的子系统来管理，从整体功能的发挥和整体效益来考核设备管理的成效。同时，在决定是否要购置某设备时，也必须从整体资源条件、技术条件、管理条件和市场条件来考虑，并进行优势分析，以防设备的不合理配置。

（三）经济管理原则

经济管理原则是指必须按照经济规律和价值规律办事，做到在医院医疗设备管理中，包括购置、使用、保管、领取、维修、更新过程中，都应进行经济核算，讲究效率，发挥资源效果。

（四）开放协调原则

开放协调原则是指在医疗设备管理中应坚持开放观念，充分提高资源利用率，重视医疗设备利用的信息交流和反馈，提倡资源共享。

五、医疗设备管理的意义和作用

（一）医疗设备是医疗技术的重要支持条件

医院医疗技术主要决定于两个方面。一是"硬件"，即物质条件保障系统；二是"软件"，即医疗技术人才，两者缺一不可。医疗设备是"硬件"中的关键。

（二）医疗设备是开展医疗技术服务的工具和手段

医疗设备是现代科学技术的物化形式，是开展和实施医疗技术服务的工具和手段。现代医疗技术的发展，使人们对人体和疾病的认识，已从整体、细胞水平深入到分子、亚分子水平。没有先进的医疗设备，就很难达到正确定位、定性、定量地诊治疾病的目的。

（三）医疗设备是提高医疗技术水平的技术保障

现代科技的发展已经证明，医疗设备对提高医疗技术水平和医学的发展有着十分明显的作用。先进的新型医疗设备的问世，加速了医学科学和医疗技术的发展，并使医疗水平提高到一个新的高度。

六、医疗设备管理存在的问题及改进措施

（一）医疗设备管理存在的问题

1. 医疗设备管理及维护水平受限 医疗设备管理过程中普遍存在的问题主要为管理及维护水平相对较低。目前，医疗设备的集成化与智能化已成为主要发展趋势，但由于医院管理意识较弱，往往只重视医疗设备能否正常运行而忽视了对设备的保养与维护工作，这不仅会导致设备使用过程中发生故障，更在一定程度上阻碍医疗事业的进步与发展。

2. 管理制度落实不到位 尽管目前大部分医院都制订了相关的维保制度与管理标准，但在实际执行过程中由于管理意识薄弱且缺乏执行力，导致部分设备维修与管理工作不过关，未达到维修维护的效果，更会造成日后维修成本进一步增加，影响医疗设备的正常工作。

3. 设备购置管理缺乏科学性 部分医院在购置设备时，未进行可行性论证，盲目购置部分设备，这种方式不仅缺乏实用性与科学性，更会进一步造成资源浪费。

（二）医疗设备管理改进措施

1. 加强对专业技术人员的培养 医院应根据实际情况适当引进并培养专业人才，定期组织设备管理人员进行培训，掌握最新的医疗设备技术及相关信息；同时，可组织建立一支具有专业化水平的管理团队，定期对医院各项设备进行维修与保养，记录设备实际情况，既有助于确保设备的稳定性，又可为维修提供相关依据，更有助于延长医疗设备寿命。

2. 建立健全管理机制 根据医院目前存在的设备管理制度不完善的情况，结合自身特点逐渐建立完善的设备管理机制并设计严格的设备维护保养维修方案；针对各部门及各科室实际情况制订相关管理方案，严格把控医疗设备质量关并落实个人责任制，开展有效的医院管理工作。

3. 完善医疗设备管理与维护档案 医疗设备管理与维修内容作为设备使用过程中的记录资料，可准确反映设备采购时间、使用情况，以及出现的各类故障及维修方法；要求技

术人员日常对设备进行检修后应做好详细的记录工作，同时对于日常维护的相关内容也应进行记录。

4. 科学购置医疗设备　进行设备采购前，应先对申购的设备进行论证与调研，对设备必要性、可靠性及合理性进行验证，结合科室经费、人员情况及技术条件、科室环境等综合评估后根据技术优选、经济优选、维保优选的原则进行购买。

5. 向现代化模式转变　为了提高管理效率，适应信息化社会发展需要，可将每日工作内容储存于相应的电子化程序当中，一旦设备发生故障可自动联系到院方 OA 系统进行自主报警并记录。

【本章小结】

加强医院医学装备管理，促进医学装备合理配置、安全有效利用，是医院健康发展的重要保障。本章通过介绍医学装备与医学装备管理的含义、医学装备管理的特点和原则、大型医用设备的含义、医疗设备管理的概念等基本内容。要求学生能够初步形成科学管理、精细化管理的思维，并在未来能够将其应用至医院医学装备管理之中，从而提高医院医学装备管理质量和效益，保障人民群众安全和健康。同时，能够牢固树立责任意识、担当意识、创新意识，在医院管理实务中加强医学装备专业服务，不断提高医学装备品质，更好地服务于临床和研究。

实训案例 I

医院等级评审视域下医学装备管理工作存在的问题

[引言]

三级综合医院评审是卫生健康管理工作的核心制度，是深化医药卫生体制改革，促进医疗卫生高质量发展的重要保障。2020 年 12 月，国家卫生健康委印发《三级医院评审标准（2020 年版）》，其中医学装备管理在现场检查标准中共 7 条，合计分值 70 分。

[主要内容]

随着医学技术的进步，各项诊疗技术均离不开医学装备的参与和介入。规范和加强医院医学装备管理，有助于充分发挥医学装备使用效益，保障患者生命安全。当前，医疗机构医学装备管理工作主要存在以下 4 个方面的问题。

1. 医学装备管理信息化建设有待完善　部分医疗机构的医学装备管理仍处于纸质及手工管理阶段，这使得数据查询与管理面临较大挑战。部分医疗机构虽然建设了医学装备管理信息系统，但装备的使用信息、维护信息等无法与医院其他系统互联互通，造成医学装备信息化管理流于形式。尤其在《三级医院评审标准（2020 年版）》发布后，对数据准确性的要求日益提高，更加凸显了医学装备管理信息化建设的迫切需求。

2. 医学装备管理、使用及评价方面存在不足　部分医疗机构医学装备的管理单纯局限于依靠医学工程技术人员对装备本身的管理，忽视了对于医学装备使用行为的管理。而对于医学装备使用行为的管理则需要医务、院感、信息、医学工程技术、临床使用科室等多方共同参与。同时，部分医疗机构对于医学装备未进行分类管理，未制定相应的考核评价体系，未定期对临床使用情况、安全事件管理情况进行分析评价。

3. 医学装备管理与工程技术专业人员能力有待提高　部分医疗机构医学装备管理部门未配备专业的管理人才，缺乏对医学装备从采购、安全、验收、维护、保养、质控、使用等全生命周期管理的有效手段。部分医疗机构未从医疗机构整体考虑，决策层盲目制定医学装备采购计划，医学装备效能未最大限度地发挥。部分医疗机构医学工程技术人员日常工作的关注点停留在设备的日常维护维修，对于医学装备管理中涉及的不良事件、临床质控等要求停留在按规定上报、填写材料等层面，缺少管理工具的使用，无法做到对医学装备进行有效管理。大部分医疗机构对于医学装备的使用人员培训力度不够，个别使用人员未进行系统化的正规培训。

4. 医学装备档案管理尚不够完善　个别医疗机构医学装备管理人员对于医学装备档案管理的重视程度较低，档案管理意识较为淡薄。部分医疗机构医学装备档案管理精细化和信息化管理程度和水平较低，未建立完备的医学装备档案管理信息系统，日常医疗设备管理工作与医学装备档案管理工作无法实时结合。个别医疗机构医学装备管理档案资料不健全，未覆盖装备的申购、论证、验收、维护、使用、退出等全流程资料。

[案例小结]

　　本案例介绍了医院等级评审视域下，当前医疗机构医学装备管理工作存在的具体问题。针对医疗机构医学装备管理过程中存在的问题进行分析和研究，对进一步提高医疗机构医学装备管理水平，实现医院高质量发展具有重要支撑作用。

[问题思考]

　　1. 请结合材料和所学，谈一谈在等级医院评审视角下，如何加强医学装备管理工作。

　　2. "一院多区"已成为大型公立医院发展的新常态，请结合相关文献，谈一谈大型公立医院如何推进多院区医学装备同质化管理。

实训案例 II

医疗设备第三方托管模式下的优势与问题

[引言]

　　随着医疗设备的蓬勃发展，第三方托管模式作为一种新兴的医疗设备管理服务模式，面临广阔的市场空间，但在实际运行过程中还存在一定问题。

[主要内容]

　　某医院由于考虑到医疗设备原装厂商维修费用相对较高且医院自身维保维修力量不足等问题，于2020 年初委托第三方托管公司对全院医疗设备进行管理。经过 3 年的托管合作，总结出第三方托管模式主要存在以下优势和问题；

一、主 要 优 势

　　1. 降低了医院工作量　该院自第三方托管公司托管以来，有效地解决了医院医疗设备管理部门因缺少医疗设备维修专门人才而导致医疗设备维修效率低、开机率不稳定等问题，极大地减少了医院医疗设备管理人员的工作压力，降低了医疗设备管理部门的工作量，有效保证了医院医疗装备的开机率。

　　2. 降低了设备故障率　第三方托管公司安排专人负责医院医疗设备的保养工作，并针对临床科室和医技科室报修率较高的医疗设备进行定期检修保养，有效降低了医疗设备的故障率。

3. 完善了设备档案管理 第三方托管公司帮助医院完善医疗设备管理制度及质控方案，并针对大型医疗设备建立"一机一档"。通过在维修、巡检、保养过程中，对相关临床科室和医技科室医疗设备使用人员进行培训，帮助临床科室解决医疗设备相关问题。

二、主要问题

1. 第三方托管公司工程师流失严重 第三方托管公司工程师 3 年共流失 4 名工程师，个别新接手工程师对于医疗设备过往使用情况不清楚或面对较为复杂的故障情况不能第一时间做出准确判断并维修。

2. 医院医疗设备管理信息化水平较低 医院原有医疗设备管理信息系统流于形式，设备的使用信息、维护信息等无法与医院其他系统互联互通。

3. 医疗设备维修成本较高 由于第三方托管公司规模较小，且部分医疗设备原厂家对技术及配件上的垄断，无法第一时间解决配件及维修问题。同时，双方对配件及耗材的定义存在理解上的出入，造成医疗设备维修成本较高。

4. 医院医疗设备管理部门过分依赖第三方托管公司 该院自第三方托管公司托管以来，医院从成本效益的角度出发，没有引进或培养技术型医疗设备管理人才，完全依赖于第三方托管公司的技术支撑。

5. 难以满足医疗设备个性化需求 由于"智能化""数字化"等各种新科技手段逐渐应用于医疗设备的设计与研发之中，每款医疗设备的个性需求与维护保养方式各不相同，一定程度上增加了医疗设备维护保养的难度。

[案例小结]

我国医疗设备发展的空间非常大，第三方托管服务市场同样广阔。本案例介绍了某医院第三方托管模式带来的优势及问题，为未来医院开展医疗设备第三方托管提供了一定参考。

[问题思考]

1. 请结合材料和相关文献，针对该院医疗设备第三方托管模式下存在的问题，提出相应的建议或意见。

2. 随着现代医学科技技术发展，几乎所有新技术和新办法的实现都离不开医疗设备的支撑。如何科学化、前瞻性地采购和管理好医疗设备，成为国内医院决策者亟待思考的问题。请就医院医疗设备该不该交由第三方托管为主题，进行思考与讨论。

（徐 宁）

实 践 篇

第十一章　医院运营管理

【学习目标】

知识目标：掌握医院运营管理的概念与特点、医院运营管理的主要内容，医院运营管理评价指标体系构建的方法；熟悉医院运营管理的评价体系、运营管理的起源及主要发展历程；了解加强我国公立医院运营管理的总体要求、基本原则及重点任务。

能力目标：具备运用运营管理理论指导医院运营管理实践的能力，并运用科学的方法制订适合组织发展的运营计划，实现医院人、财、物等核心资源优化配置的目标。

素质目标：在医院管理工作中以推进管理模式和运行方式转变为抓手，进一步提高医院运营管理科学化、规范化、精细化、信息化水平，从而推动医院高质量发展。

医院运营管理是对医院运营过程的计划、组织、实施和控制，是与医疗服务密切相关的各项核心资源管理工作的总称，其更关注医院日常业务和医疗服务一线的情况。对于医院管理者而言，在医院运营管理的过程中应以新时期卫生与健康工作方针为指引，推动核心业务工作与运营管理工作深度融合，进而提升运营管理效益和投入产出效率。

第一节　医院运营管理概述

一、医院运营管理的概念与特点

运营管理（operation management）是对运营过程的计划、组织、实施和控制，是与产品生产和服务创造密切相关的各项管理工作的总称，也是对生产和提供产品和服务的系统进行设计、运行、评价和改进的总称。

运营管理主要的特点是通过将投入资源转换为有形产品和无形服务的产出过程实现附加价值。运营管理职能的实质是在转换过程中带来价值增值。

医院运营管理（hospital operation management）是对医院提供医疗服务的直接资源进行有效整合利用，以实现投入产出过程效率、效益和效能的最优化过程。

医院是一个资源导向型的服务性组织。在医院运营管理过程中为患者增值有多种形式。具体有以下几个方面的特点：

1. 系统性　医院处于一个开放的社会系统之中，既受到如社会环境、经济环境、政治环境、文化环境等宏观因素的影响，又受到医院内部微观环境的制约，决定了医院运营管理的过程既要与宏观环境相协调，又要与微观条件相匹配。

2. 增值性　医院加强运营管理的初衷是实现整体绩效最优，即价值最大化，通过运用科学合理的运营技巧、方法、工具等，提升医院的价值转换、增值能力。

3. 多学科性 随着现代医学模式和医学技术的发展、转变，与之相对应的运营管理模式也在发生着变化，涉及的学科越来越多，既包括科学管理、人际关系理论、决策管理，又涵盖信息技术、财务管理、体验管理、供应链管理、价值管理等理论。

二、运营管理的起源及主要发展历程

（一）起源

生产与运营管理的思想自古有之，但真正将管理活动发展为一门科学则是 20 世纪才出现的事情。科学技术的进步和社会化大生产的发展，机器代替手工、劳动分工、科学管理、行为管理等管理实践和理论的相继出现及发展，促使运营管理涵盖的范围越来越广。当前，随着服务业的兴起，生产的概念进一步扩展，逐步容纳了非制造的服务业领域，不仅包括有形产品的制造，还包括无形服务的提供。

（二）主要发展历程

1. 泰勒的科学管理 泰勒的科学管理学说产生于 1911 年，这无疑是本学科发展史上的里程碑，泰勒的管理哲学从根本上动摇了旧的管理方法。泰勒管理哲学的基本观点是：①对一个人工作的各个组成部分进行科学研究，可以准确确定一天的工作量；②对工人进行科学的挑选和培养，可以正确地执行管理者的意图；③合理区分工人与管理部门的工作，各自承担最合适的工作，可以充分利用人力资源；④科学的方法可以应用于一切管理问题。

2. 福特流水线生产 1913 年，福特发明的流水生产线拉开了现代大工业生产的序幕。在福特的汽车厂采用流水线生产以前（1913 年 8 月）以前，每一辆汽车底盘由一名工人装配，大约需要 12.5 小时。8 个月以后，在改进装配线的基础上，每个工人只需做很小一部分工作，每辆底盘的平均作业时间只需 93 分钟。这项管理技术上的重大突破，是在科学管理和劳动分工原理的指导下取得的，这些原理至今仍然十分有效。

3. 霍桑实验 自泰勒时代开始，数学和统计的方法在生产与管理发展过程中就居于支配地位，只有一个例外情况，这就是霍桑实验。该实验始于 1924 年，完成于 1930 年。梅奥等在西方电气设备公司的霍桑工厂研究工厂环境对工作效率的影响，研究结果出乎意料，他们发现人的因素要比之前理论工作者的想象重要得多。他们认为，工人的态度和行为取决于个人和社会作用的发挥，组织和社会对工人的尊重与关心是提高劳动生产率的重要条件。霍桑实验大大推动了行为科学理论的发展，使管理的重点由物转向了人。

4. 全面质量管理 进入 20 世纪 80 年代，管理哲学和技术上的成就当属准时生产（JIT）。这一成果是由日本丰田汽车公司从 20 世纪 50 年代开始，经过二十余年的努力后取得的。JIT 包含有丰富的管理思想和方法，并且能将它们有机地组成一个体系，它用最少的库存生产最多的产品，并且把 TOC 也融合在里面，实现了零缺陷生产。在 20 世纪 80 年代得到发达国家的承认，并受到普遍的重视。

5. 企业流程再造 面对 20 世纪 90 年代的全球性经济衰退，企业需要精简、优化流程以提高竞争力，推动企业去寻找新的管理理论和方法，它应该是新的变革而不是方法的改良，哈默提出了这一概念。它从管理的全过程出发，去掉多余的环节，简化过程，并采用计算机管理，以期达到预想的产出。

运营管理的发展归根结底是由两个因素共同推动的：一是市场需求的拉动。企业是以市场需求来确定自己的战略定位的，在战略目标指导下探索生产与管理活动的创新。二是生产技术的推动。生产技术包括制造技术和管理技术，生产与运营管理的每一项新的进步都离不开技术的支持。

━━ 知识拓展 ━━

关于现代医院管理制度下医院运营管理模式创新的思考

1. 建立科学高效的运营机制　运营机制是医院经营活动中与其他医院、单位之间在经营环节、各个经营部门之间所形成的关系。由于医疗行业的特殊性，医院管理人员应认识到医疗市场竞争与其他市场竞争之间存在的区别，以此明确经营竞争机制，并且保证管理工作中机制实施的有效性。

2. 实施细化分类的成本管理　随着社会经济形势的变化，医院的企业化经营已经成为一种时代发展趋势，无论是公立医院还是民营医院，如要在现代化的社会中生存、发展，都应积极采用企业化的生产经营理念和模式。医院本身属于服务性机构，患者是医院的顾客，如何最大限度满足顾客的需求，是医院运营管理工作中需要认真思考并解决的问题，也是医院发展的目标。

3. 创新医院运营的管理理念　医院运营理念是指医院的宗旨和使命，即医院生存和发展的价值取向，是为患者提供科学的医疗服务，创造经济效益和社会效益，这也是医院的最高理念，是医院运营管理理念的灵魂。

4. 实施科学合理的目标管理　在现代医院管理制度条件下，可以将目标管理融入管理工作中，并且将目标根据短期、中期和长期进行划分。

5. 强化医院资本的运营管理　加强资本的运营管理，是现代医院管理制度下医院运营管理模式创新的一项重要措施。

第二节　医院运营管理的主要内容

一、优化医院资源配置

医院运营的实质在于不断提升医院资源配置的效率，最大限度地将医院拥有的人、财、物、信息、空间、时间等资源进行整合，以提升患者体验为宗旨，不断进行资源重组和流程再造，持续提升医院核心竞争力。

优化资源配置一般要遵循以下几个步骤：首先，要找准行业标杆，对现有资源使用情况进行评估。其次，要建立评估指标体系。再次，通过调研分析等方法，取得相关准确可靠的数据，进行指标分析。最后，通过与行业领先标杆的对比分析，找准差距，提出改进、完善的建议和措施。

除人力资源配置外，组织内部的财力、物力及信息空间的资源配置请参考本教材中第七章"医院财务管理"及第九章"医院信息管理"的内容。

二、利益相关方管理

我国医院经过30多年的快速发展，已经从单纯地追求技术领先、设备高精尖、规模化扩张，演变为服务水平和管理效率、效益的竞争。因此，将利益相关方管理引入医院管理中，对提升医院整体运营管理水平具有重要的意义。

医院实施利益相关方管理要遵循以下步骤和途径。

（1）要引起医院领导的重视，进行全院、全员动员，广泛开展宣传，形成对医院价值观的共识。医院的每一个员工都是医院形象的宣传者和维护者，要充分调动职工参与医院管理的积极性，争做医院形象宣传的大使。

（2）整合 HIS，优化办事流程，缩短利益相关方就医办事时间。要开展利益相关方对医院管理的调查，找准薄弱环节，有针对性地采取措施进行改进提高，尤其是与医院有直接利益关系的患者。

三、医院营销管理

随着我国医疗服务市场竞争的加剧，医疗机构也从计划经济体制下的"卖方市场"向市场经济下的"买方市场"转变。医院如何在竞争激烈的市场中赢得发展先机，塑造强势的医院品牌形象就显得尤其重要。因此，当前医院的管理者越来越重视医院的营销管理，并将营销上升为战略，与医院的长远规划相结合。

医院营销管理应坚持"以人为本、全员营销"的原则，在此基础上，制订医院长远的营销战略规划。"以人为本"就是让置身其中的利益相关群体都能获得良好的身心体验，良好的就医体验是塑造医院品牌形象的关键，理应成为医院营销的出发点和立足点。"全员营销"指将医院营销的元素贯穿于诊疗服务的全过程中，渗透于每个诊疗行为的全部细节中，通过治病过程中自身的所有行为去"占据"病患的心智。让全体职工在医院价值观的引领下，实现人人参与营销，人人争做医院形象的代言人。

知识拓展

《关于加强公立医院运营管理的指导意见》（节选）

国卫财务发〔2020〕27 号

一、总体要求和基本原则

公立医院运营管理是以全面预算管理和业务流程管理为核心，以全成本管理和绩效管理为工具，对医院内部运营各环节的设计、计划、组织、实施、控制和评价等管理活动的总称，是对医院人、财、物、技术等核心资源进行科学配置、精细管理和有效使用的一系列管理手段和方法。

（一）总体要求

以新时期卫生与健康工作方针和公立医院事业发展战略规划为指引，坚持公益性，努力实现社会效益与经济效益的有机统一。大力推动公立医院核心业务工作与运营管理工作深度融合，将现代管理理念、方法和技术融入运营管理的各个领域、层级和环节，提升运营管理精细化水平；坚持高质量发展和内涵建设，通过完善管理制度、再造业务流程、优化资源配置、强化分析评价等管理手段，将运营管理转化为价值创造，有效提升运营管理效益和投入产出效率；重点关注各类业务活动内含经济行为（即该项活动可以获取收入或耗费人财物等资源）的事项，建立健全内部控制管理和风险监控制度措施，使之既符合业务管理规范化要求，又满足风险防控精准化需要。全国所有公立医院均要持续加强运营管理工作，三级公立医院应作表率。

（二）基本原则

1. 公益性原则 以公益性为前提，以满足人民群众健康需求为出发点和落脚点，实现社会效益和服务效能最大化。

2. 整体性原则　立足全局制订年度运营管理计划，动员全员参与运营活动各环节，统筹全部需求，有效配置各类资源。

3. 融合性原则　将运营管理与医疗、教学、科研、预防等核心业务活动充分融合，促进业务活动衍生价值创造。

4. 成本效率原则　权衡运营成本与运营效率，争取以合理的成本费用获取适宜的运营效率。

5. 适应性原则　立足客观实际，构建适应公立医院自身发展特点的运营管理模式、架构和机制。

二、构建运营管理组织体系

（一）加强组织建设

医院主要负责人全面负责医院运营管理工作，总会计师协助做好具体工作，各分管院领导对具体工作分工负责。

医院应当成立运营管理委员会，主要负责建立完善医院运营管理组织框架体系和各项规章制度，制订医院运营管理年度工作目标、指标和计划，审议医院运营管理分析评价报告，对医院运营管理工作提出意见和改进措施。

医院应当明确负责运营管理的部门开展相关工作，主要包括：研究起草运营管理工作制度、计划、分析评价报告等；提出完善运营管理流程、优化资源配置、绩效考核指标等意见建议；组织推动各项运营管理措施任务有效落实；组织开展运营效果分析评价，撰写运营效果分析报告等。

医院应当充实运营管理部门人员力量，配备具有财务、审计、人事、医疗、护理、物价、医保、信息化、工程技术等知识背景的人员担任运营管理员，切实承担好运营管理的具体工作。积极推行运营助理员、价格协管员制度等，辅助协同临床业务科室加强科室内部运营和价格管理工作。

（二）理顺运营机制

医院内部应当建立科学决策、分工负责、协同落实、分析评价、沟通反馈的运营管理高效机制。

1. 强化决策机制　凡运营管理工作中涉及"三重一大"事项的，须经医院党委会研究讨论同意。需要进行合法性审核的事项，应当出具合法性审核意见。

2. 健全分工机制　明确运营管理委员会、运营管理牵头部门、业务部门和行政后勤管理部门等在运营管理方面的工作职责和具体分工。

3. 细化落实机制　逐级分解细化运营管理目标和任务，层层落实主体责任，确保各项任务有效落实。

4. 实化评价机制　定期开展运营监控、执行检查和分析评价，动态掌握和评价运营管理工作进展及实施效果。

5. 构建反馈机制　将运营效果和评价结果及时在医院内部各个层面进行沟通反馈，实现横纵双向协作，院科两级协同发展。

（三）完善制度体系

医院应当结合运营目标和精细化管理需求，聚焦人、财、物、技等核心资源，聚焦医、教、研、防等核心业务，以资源配置、流程再造、绩效考核为导向，建立健全运营管理制度体系，明确组织机构、职责权限、决策机制、业务规范、运营流程等内容，完善人力资源管理、空间和设施设备管理、绩效管理、财务管理、资产管理、风险防控管理、信息化管理等各项制度，有效保障运营管理规范化及高效协同运作，提升运营管理效率和质量。

三、明确运营管理重点任务

（一）明确管理范畴

1. 优化资源配置 依据医院建设规划和中长期事业发展规划，建立人、财、物、技术、空间、设施等资源分类配置标准；加强资源调配与优化，促进各类资源动态匹配，提高内部资源配置对医、教、研、防等业务工作的协同服务能力。

2. 加强财务管理 强化全面预算、成本核算、基建财务、经济合同、价格、医保结算等管理，为运营管理提供坚实基础；将事业发展目标任务、绩效考核业务指标和质量控制流程要求等融入财务管理，发挥财务管理服务、保障和管控作用；加强财务信息共享共用，为业务发展提供支撑保障。

3. 加强资产管理 加强货币资金、固定资产、无形资产、物资用品、在建工程等资产管理，构建资产采购、领用、库存等全链条管理体系；做好资产配置、使用、处置等各环节管理工作，强化资产使用效益的分析和追踪评价。

4. 加强后勤管理 推进后勤服务社会化；加强水电气热、餐饮、环境卫生、建筑用房、安全保卫等后勤管理，优化服务流程，规范管理机制，强化能耗管控；探索智慧化"一站式"服务模式，持续改进后勤服务质量和效率。

5. 加强临床、医技、医辅等业务科室运营指导 探索建立运营助理团队，常态化关注科室运营发展情况，有效指导医疗业务科室提升运营效益；强化教学、科研、预防、后勤服务等工作的制度管理和成本控制。

6. 强化业务管理与经济管理相融合 强化预算、成本、绩效、内控管理意识，将经济管理各项要求融入医院核心业务流程和质量控制各环节，促进业务与资源管理深度融合；探索完善临床路径标准化，规范临床术语，促进医疗服务活动规范化管理；强化医疗服务行为转化为经济行为的流程管控和内部监管。

7. 强化运营风险防控 加强内部审计监督管理、风险管理及内部控制建设，建立健全风险研判、评估和防控机制；加强单位层面、财务层面、业务层面内部控制建设，实现医院经济事项全过程管控；建立医疗、价格、财务等管理部门联检联查日常监督机制，定期和不定期开展医疗服务规范化管理检查，避免发生违法违纪违规追求经济利益的行为；加强债务风险管理，严禁举债建设。

8. 加强内部绩效考核 医院应当根据卫生健康、中医药主管部门确定的绩效考核指标，建立内部综合绩效考核指标体系，从医疗、教学、科研、预防以及学科建设等方面全方位开展绩效评价工作，全面考核运营管理实施效果；通过强化信息技术保证考核质量，并将考核结果与改善内部管理有机结合。

9. 推进运营管理信息化建设 按照国家和行业已发布的医院信息化建设标准，加强医院内部运营管理信息系统建设，促进实物流、资金流、业务流、信息流四流合一；加强各个信息系统的有效对接，确保各类数据信息的规范性、完整性和有效性，支撑运营数据的统计、分析、评价、监控等利用；加强运营管理信息安全，完善信息保护技术措施和制度。

（二）优化管理流程

医院应当将运营活动各环节的人、财、物、技术通过流程管理有机结合，形成统一的管理体系。要以患者和临床为中心，以公益性和事业发展战略为导向，以精细化和提质增效为目标，综合运用系统思维统筹优化管理流程，实现流程管理系统化、科学化、规范化和智能化。

1. 梳理运营流程 按照业务活动规范和内在要求顺序，逐项绘制医院运营活动流程图；依据各项运营活动的制度依据、管理原则、质量要求、岗位职责、业务内容以及人财物技术等资源配置进行流程描述。同时，还要将内部控制要求嵌入到运营流程的各个环节，做到环环相扣、相互制约、防范风险。

2. 评价运营流程　从质量、风险、时间、成本等维度，定期检查评价各运营流程的科学性、规范性和适应性，找出问题，分析原因，提出建议。

3. 优化运营流程　坚持问题导向和目标导向，注重系统性、协同性和高效性，持续优化运营流程设计，确保运营流程能够及时适应医院内外部环境和条件的不断变化。

4. 推进流程管理标准化和信息化　经过实践检验并且切实可行的运营流程，要及时固化到规章制度和信息系统中，努力做到有章可循、规范运行、高质高效。

（三）强化信息支撑

医院应当充分利用现代化信息技术，加强医院运营管理信息集成平台标准化建设。

1. 建立运营管理系统和数据中心，实现资源全流程管理　主要围绕人力、财务、物资、基础运行、综合决策等5大领域，医疗、医保、药品、教学、科研、预防等6大事项，重点建设人力资源管理系统、资金结算、会计核算、预算管理、全成本管理、审计管理等财务系统，绩效考核系统，物资用品管理系统（药品、试剂、高值耗材、低值耗材及办公用品、消毒器械及材料、物资条码等）、采购管理系统（供应商、采购计划、订单管理等）、制剂管理系统（中药材和制剂原料、中药饮片和制剂成品）、资产管理系统（房屋、医疗设备、后勤设备、无形资产、在建工程），内部控制、项目、合同、科研、教学、后勤等管理系统，以及基础平台、数据接口和运营数据中心等。

2. 促进互联互通，实现业务系统与运营系统融合　医院应当依托信息平台，加强信息系统标准化、规范化建设，强化数据的协同共享，实现临床与管理系统间的互联互通。通过信息系统应用完成原有工作流程的重新梳理及再造，让信息多跑路，实现业务管理与运营管理的充分融合。

3. 利用数据分析技术，构建运营数据仓库　医院应当从医、教、研、防各业务信息系统中抽取用于支持运营管理决策的相关数据，经过清洗转换形成运营数据仓库，为运营数据分析展示和运营决策模型构建提供依据。

（四）提高决策质量

1. 建立决策分析体系　运用各类管理理论和方法，整合业务数据和经济运行数据，从战略决策、管理决策和业务决策三个层面建立决策分析体系。

2. 推进决策分析一体化平台建设　通过对运营数据进行标准化、集成化、自动化处理，实现数据共享，强化数据应用，为医院运营管理持续改进提供全面、准确、及时的数据支撑。

3. 加强分析结果应用　医院应当将决策分析结果重点应用于业务管理、资源规划、资金统筹和风险管控等方面，进一步提高运营效率和管理能力，推进医院现代化治理体系构建和治理能力提升。

国家卫生健康委员会　国家中医药局

2020年12月21日

第三节　医院运营管理评价体系

一、医院运营管理评价体系构建的必要性

现代医院运营管理的本质在于优化资源配置，提高资源配置效率和效益，提升医院整体价值。运营管理的过程是医院一切资源、活动的计划、组织、实施和控制的过程。医院运营管理应树立"大运营"管理的理念，要紧密结合医院发展战略，站位全局，谋划长远。医院运营管理的定位应该是医院各项经营管理事项的参与者、决策信息的提供者和监督落

实者。医院运营管理的对象是运营过程和运营资源。运营过程是指围绕着产品或者服务的一系列有组织的运营活动，是一个"投入—转换—产出"的过程。运营资源是指医院内部支持运营活动的资源条件，主要由人、财、物和技术等构成，是运营过程的支撑体系。

运营过程要始终围绕"以人为本、以健康为中心"的运作理念，要让与医院有接触的所有利益相关方都能有良好的体验。对患者及其家属来说，就是要从进医院到出院的全过程都能体会到便利，感受到温暖和关爱，并在就医过程中得到应有的尊重。对医院职工来说，就是在提供服务的过程中能感受到自身价值的存在，能得到医院领导和职工的认可及尊重，并能积极、全身心地投入工作中，将个人价值与组织价值融为一体。对与医院有业务往来的供应商来说，就是在与医院的经济交往过程中能感受到医院的诚信和诚意，要换位思考，共同实现价值最大化。要想实现这些运营目标，就应对医院整体的运营过程进行不断优化和改进，不断发现问题并加以改进，而这就需要一个专门的组织机构进行分析处理。因此，现在医院的运营管理需要构建专门的运营评价体系。

二、医院运营管理评价指标体系构建的方法

医院运营管理评价指标体系构建的方法主要有平衡计分卡、关键绩效指标（key performance indicator，KPI）法、头脑风暴法、专家咨询法、因素分析法、层次分析法、决策树法、模糊聚类分析法等，具体指标的构建要结合医院发展的具体实际进行选择，指标的选择要坚持少而精、易测量评价及具有导向性等。

医院运营管理评价指标体系既可以从全局制订，也可以针对具体专项任务制订，既可以包括长远指标，又可以涵盖短期指标。医院运营管理评价指标应重点关注以下指标，如表 11-1。

表 11-1　医院运营管理评价指标

类别	主要评价指标
工作效率	数量指标、质量指标、医疗安全等
临床核心技术	疑难危重症诊断、专科技能、专科理论、同行评议等
技术创新	新业务开展、特色技术等
满意度	患者就医过程等

运营管理评价结果可以通过公示、通报、与绩效挂钩及与个人职业生涯挂钩等形式来反映，建立激励与约束相结合的机制，做得好的要奖励，做得不理想的要给予一定的惩戒，逐步塑造医院良性的运营管理运行机制。

【本章小结】

医院运营管理是医院内部运营各环节的设计、计划、组织、实施、控制和评价等管理活动的总称，加强医院运营管理是落实现代医院管理制度的重要抓手，也是提升内部资源配置效率和运营管理效益的重要手段。本章通过介绍医院运营管理的基本概念、特点和医院运营管理的主要内容、评价体系等，培养学生运用运营管理理论的能力，在从事医院管理工作时能够利用具体的方法分析、制订、实施适合医院发展的运营计划，提高医院运营管理科学化、规范化、精细化、信息化，从而推动医院高质量发展。

历经百年磨砺，铸就全球第一诊所

[引言]

梅奥诊所作为全球最大的私人医疗机构之一，被誉为医学界的圣地，以其卓越的医疗综合实力、优质的医疗服务和出色的品牌管理，当之无愧地成了世界医疗领域的顶级品牌。品牌通过传达其独特的形象、产品和服务的吸引力，成为影响消费者购买决策的关键因素。

[主要内容]

在《美国新闻与世界报道》发布的全美 5000 多所医疗机构排名中，梅奥诊所荣登榜首。在 16 个临床科室排名中，梅奥诊所 8 个科室位列第一，3 个科室排名第二，1 个科室排名第三。梅奥诊所排名靠前的科室数量超过了美国其他任何医疗机构。

一、重视顾客体验，创立高效的业务协作模式

1. 采用有效的团队工作方式 所谓团队工作，就是针对一个患者的病情以团队合作的方式为患者诊断和治疗。一个患者去梅奥诊所就诊时，医生会仔细认真地去检查，当他认为必要时，则会主动邀请其他专科医生加入，共同去研究如何解决患者的问题。

2. 充分尊重并重视患者对诊疗方案的意见 梅奥诊所建立的初衷便是为患者解决问题，因此站在患者的角度尝试理解患者所遭受的肉体上和精神上的痛苦。诊所的医生、护士等一切工作人员的行为都要从患者利益最大化的角度出发。在梅奥诊所，不仅关注患者的生理痛苦，更会从精神上去关注患者甚至家属的感受。

3. 拥有先进的诊疗技术 梅奥诊所有足够的资金采购高精尖的医疗设备，其先进的诊断和治疗技术是其为患者提供服务的基础。

二、围绕核心价值，落实患者至上的管理理念

"有时去治愈，常常去帮助，总是去安慰"，特鲁多医生的墓志铭道出了医学的本质，医学不是简单的科学，医学是人学。梅奥诊所从人的角度出发，定义医疗质量。梅奥诊所认为医疗质量由治疗效果、服务效果和环境感受三种因素共同决定的。梅奥诊所患者至上的核心价值观，在新员工入职培训 5 分钟内就会被提到，在工作中员工也能不断感受到患者至上的核心价值观。由于核心价值观被内化于心，外化于行，因此梅奥诊所的服务效果会从每一个员工的行为中体现出来。

三、注重"专""管"结合，打造独特的医院经营模式

医疗行业、教育行业都是知识密集的行业，在这两个行业里如何管理，梅奥诊所给出了最恰当的做法。梅奥诊所强调医生领导医院，就像在高校里强调教授治校一样。但是在梅奥诊所，医生的领导作用和职业经理人的管理行为并不矛盾，在梅奥诊所实行与管理者合作经营医院。在梅奥诊所大多数层级中，医生-管理者合作的模式已经运行了将近一个世纪的时间。在这种模式下，医生领导者拥护的是患者至上的理念，而管理者对财务运营负责，只有在这两方面保持适度平衡，才会产生高效的管理决定。

四、对接基本业务，开辟合理的业务发展路径

梅奥诊所的 LOGO 是三个盾牌，分别代表着治疗、研究、教育三项梅奥诊所的基本业务。治疗业务是梅奥诊所的基本业务，是梅奥诊所获得良好声誉的基础，也是梅奥诊所生存至今的基础。研究

业务为治疗业务提供了技术支持，梅奥诊所在美国医院排行榜能名列前茅，主要在于梅奥诊所在研究方面的持续投入，研究支持治疗，在治疗过程中碰到的新问题也为研究提供了研究对象。教育业务则是医护人员应树立终身学习的目标，不断提升自身的专业技术及服务能力。

五、瞄准患者需求，探索有效的成本管理能力

在梅奥诊所的患者中享受医疗保险和医疗补助的患者分别占 40% 和 60%，这需要有优秀的成本控制能力。梅奥诊所这样技术能力强大的医院，还需要做好成本管理，在激烈的市场竞争下才能生存。从梅奥诊所的患者结构看，90% 的患者都是美国政府和州政府医保支持的患者，可以想象到梅奥诊所就诊的收费标准并不是高得离谱。在医疗质量和医疗成本之间梅奥诊所做得很成功。

[案例小结]

梅奥诊所秉承"患者至上"的核心价值观，通过提供安全准确的优质服务来增强顾客满意，使顾客在享受优质的服务过程中加深对梅奥诊所品牌的认识。

[问题思考]

1. 结合案例，总结梅奥诊所在运营管理中的成功经验，并分析其对我国公立医院改革有哪些启示。

2. 结合所学知识，查阅相关文献资料，谈一谈如果你作为一名医院管理者，还可以在哪些方面创新医院运营模式。

实训案例 II

认清新形势，探索公立医院运营管理新路径

[引言]

公立医院作为我国医疗服务体系的主体，其改革发展是近年来深化医改的重点内容。《国务院办公厅关于推动公立医院高质量发展的意见》《公立医院高质量发展促进行动（2021—2025 年）》等文件的发布，要求加快优质医疗资源扩容和区域均衡布局，建设与社会经济发展水平和人民健康需求相适应的公立医院体系。三级公立医院作为我国医疗服务的领军者，应当引领公立医院高质量发展的趋势，强化运营管理，提升质量效益。

[主要内容]

公立医院发展方式要从规模扩张转向提质增效，运行模式要从粗放管理转向精细化管理，资源配置要从注重物质要素转向更加注重人才技术要素；提高医疗服务质量、效率和医务人员积极性。

一、双管齐下，推动医改落地见效

当前，我国医药卫生体制改革已进入深水区，到了啃硬骨头的攻坚期。近年来，国家持续推广三明医改经验，加快推进医保、医药、医疗三医联动改革，促进公立医院回归公益性质、医生回归看病角色、药品回归治病功能。国家医保局牵头制定并实施了一系列文件、制度，有效发挥杠杆撬动效应。药品集中采购从"4+7"城市试点扩展到全国范围，高值医用耗材的战略性采购也逐渐展开。同时，国家全面推进医保支付方式改革，推行按病种付费为主的复合型付费方式，按疾病诊断相关分组（DRG）付费和按病种分值（DIP）付费方式正在试点推广，通过打包收费的形式控制医疗费用、促

进合理医疗、强化成本管控，从而促进资源的合理配置。国家也鼓励各地加大改革创新力度，形成国家和地方、市场和政府多方联动的格局，巩固破除以药补医的成果。

二、找准问题，助力医院提质增效

近年来，我国公立医院的规模持续扩张，医院数量和开放床位不断增加，诊疗人次和入院人数逐年增高，有部分医院处于粗放型发展阶段，医院质量及效益发展相对滞缓。研究表明，目前我国公立医院处于一定程度的"规模不经济"状态。在持续深化医改和高质量发展的时代号角下，公立医院的发展模式逐渐向质量效益型和精益管理型转变，突发公共卫生事件也加速推进了这一进程。为了更好地促进公立医院经济管理提质增效，国家从2020年正式启动"公立医疗机构经济管理年"活动，要求医院加强运营管理、预算管理、内控管理、成本核算管理及预算绩效管理等工作，重点聚焦问题瓶颈、推进改革创新、健全长效机制。经济管理未来必然是一项长期持续的重点工作，推动医院向管理要效益、向成本要效益。

三、聚焦"国考"，助推医院高质量发展

三级公立医院绩效考核（简称"国考"）是公立医院高质量发展的"指挥棒"。"国考"的目的是加快推进公立医院改革进程、推动公立医院全面高质量发展。在我国，公立医院数量庞大，发展水平参差不齐，医疗服务供应差距较大，多数公立医院存在科研短板，群众希望公立医院能够提供更优质的医疗服务。不同于其他的医院评价体系，这是首次由国家政府部门牵头制定的医院评价体系，具有强制性、统一性、可比性，其结果将被纳入国家医学中心、区域医疗中心设置、基建项目申报、属地各类考核评价的参考依据。"国考"通过科学的顶层设计、完善的考核体系、严谨的计算方式和缜密的信息公开与交流机制，坚持全国统一标准，从医疗质量、运营效率、持续发展和满意度评价四个维度，推动医院向"重视质量、提高效率、持续发展、精益管理"的方向发展。

四、完善制度，打破医院管理困境

研究显示，自国家实施药品战略性购买以来，三级公立医院的药占比逐年下降。随着耗材集中采购的推进，耗材占比下降也将成为必然趋势。虽然我国三级公立医院的医疗服务收入占比呈上升趋势，但仍低于30%的平均水平。尽管人员支出占比逐年增加，但在"药耗零加成"和政府财政补偿政策收紧的情况下，医务人员的收入期望也不断提高，医院职工的薪酬待遇将面临压力。

"国考"和"经济管理年"活动都对公立医院的经济运营管理提出了多方面要求，包括资产、债务、预算、成本和绩效管理等。随着医保支付方式改革的全面推进，DRG和DIP付费方式的逐步实施，将对医院的经济运营产生更直接和显著的影响。医院要在区域医保总额下获得更多资源，提高服务质量是关键，但首先要强化自身成本控制管理，防止亏损进一步扩大。我国大多数公立医院内部医疗资源浪费严重，对成本管理的重要性认识不足。因此，公立医院不仅要拓展服务来增加收入，还要控制成本来减少支出。同时，公立医院的公益性质决定了其要承担社会责任。近年来，国家对基层公共卫生和基本医疗服务工作的重视程度提高，对公立医院建设发展的投入相对减少，而公立医院在开展公益性工作方面的成本和支出不断增加。政府尚未建立健全补偿机制，财政经费支持不足，在现行的"收入归己、自行支配"模式下，医院的高质量发展面临挑战。

[案例小结]

当前，我国现代医院管理制度正在不断改革和完善，但公立医院普遍存在经济管理体系不完善、成本管理意识淡薄、绩效考核机制僵化、运营管理人员专业素质匮乏等问题。面对诸多挑战，三级公立医院应充分发挥资源和平台优势，勇于创新，践行精细化管理，开创生存发展新局面。

[问题思考]

1. 结合所学知识，对于材料中提到的医院运营管理中面临的困境，谈一谈如果你作为一名医院管理者如何打破这一困境。

2. 结合所学知识以及有关文献资料，分析如何在新形势下提升医院的运营管理水平。

（张丽虹）

第十二章　医院绩效管理

【学习目标】

知识目标：掌握医院绩效管理的概念和医院绩效管理的内容，明确医院绩效管理与绩效评价的区别以及医院绩效管理指标的确定；熟悉医院绩效管理的特点和医院绩效评价体系的建立流程；了解医院绩效管理的发展现状与未来趋势，以及常用的医院绩效管理方法的应用。

能力目标：通过学习医院绩效管理，使学生能够具备编制医院绩效管理计划、设计绩效评价体系框架进行绩效评估、实施绩效改进、建立绩效激励约束机制的能力。

素质目标：树立以提高医院绩效管理水平为目标的思想，从员工和医院两个方面出发探索医院绩效管理方法，提高医院工作人员积极性和满意度，提升医院绩效管理水平。

绩效管理在现代医院管理中对于促进医院人员的科学管理、推动医院运营的持续发展起着重要作用。随着医药卫生体制改革工作的不断深入，通过科学、合理、有效的绩效管理，既可以从根本上规范工作人员的医疗服务行为，体现公立医院的公益性，同时也能够调动医务人员的工作积极性，提升医疗服务质量，保障医院的可持续发展，缓和医患矛盾，提高患者的就医满意度。

第一节　医院绩效管理概述

一、医院绩效管理的相关概念

（一）绩效与绩效管理的概念

绩效（performance）一词源于管理学，对于绩效的理解包括多个方面，绩效是完成工作的效率与效能，是经过专业评估的工作行为、方式及其结果，是对组织目标达成的具有效益的部分。对绩效内涵的把握可以从以下几个角度进行理解。

从管理学的角度，绩效是组织期望的结果，是组织为实现其目标而展现在不同层面上的有效输出，包括个人绩效和组织绩效两个方面。组织通过对个人特定时间内的可描述的工作行为和可衡量的工作结果，结合个人在过去工作中的素质和能力，指导其改进完善，从而对个人和组织的目标实现程度及达成效率进行衡量和反馈。

从经济学的角度，绩效与薪酬是员工和组织之间的对等承诺关系，绩效是员工对组织的承诺，而薪酬则是组织对员工所做的承诺。这种对等承诺关系的本质，体现了等价交换的原则，而这一原则正是市场经济运行的基本规则。

从社会学的角度，绩效意味着每一个社会成员按照社会分工所确定的角色承担的相应职责。

因此，综合对于绩效的多视角解读，可将绩效定义为：成绩与成效的综合，是一定时期内的工作行为、方式、结果及其产生的客观影响。

绩效管理（performance management）是一个完整的系统，是指各级管理者和员工为了达到组织目标共同参与的绩效计划制订、绩效管理实施、绩效考核评价、绩效结果应用、绩效目标提升的持续循环过程，绩效管理的目的是持续提升个人、部门和组织的绩效。

（二）医院绩效的概念

医院是运用医学科学和技术，对患者、特定人群或健康人群提供医疗、预防、保健和康复等服务，以诊疗疾病、救治患者、保证人民健康为主要目标的卫生机构。世界卫生组织（WHO）将此类机构定义为"致力于卫生行动的组织、机构和资源"。WHO明确将绝大多数人获得良好健康，对人们健康期望的反应性和筹资公平性作为医院绩效目标，并希望通过管理，提高公平和效率、资源筹措，达到提高绩效、降低死亡率、减少危险因素、以健康发展为中心的战略目标。

医院绩效（hospital performance）具有多层次、多维度的特点。在多层次上表现为医院绩效按照机构级别包括机构绩效、部门绩效和个人绩效，其中机构绩效是医院的整体绩效，一般指机构任务在数量、质量及效率等方面的完成情况；部门绩效指以部门为单位的绩效，是部门任务在数量、质量及效率等方面的完成情况；个人绩效是指个体所表现出来的，能够被评价的、与组织及群体目标相关的工作行为及其结果。部门绩效是医院绩效和医院员工个人绩效的联结点，既来自机构绩效的分解，又是个人绩效的源头。

在多维度上由于患者、医院员工、医院管理者、政府、医保机构等不同的医院利益相关者对医院绩效的关注点不同，患者期望医院提供价廉、质优、便捷的医疗服务，对医疗费用、质量、就医流程更为关注；医院员工更关注自身价值的体现，包括工作能力提高、良好的发展机会、职称职务的晋升、薪酬收入水平等；医院管理者多关注医院社会效益与经济效益平衡、保持可持续发展、医院人财物的利用效率、医疗质量和患者安全保证；而政府对患者满意度、医院国有资产的保值增值和良性运作、为患者服务的技术水平、医学教育和科研等都会有明确要求。

（三）医院绩效管理的概念

公立医院作为非营利性机构，需要既重视公益性质又考虑经济效益，通过综合管理来实现良好的经济效益，保证良性循环，从而更好地承担保障人民身体健康的社会责任。有效的绩效管理是实现这个目标的重要方式之一。由于医院绩效目标和医院相关利益者的密切关系，医院绩效管理的目标也应考虑社会效益、经济效益、医疗服务公平性和可及性、医疗质量、成本费用、医院发展等多维度。

医院绩效管理（hospital performance management）是通过对医院战略目标进行分解，利用科学合理的管理方法，对医院和员工绩效进行计划制订、辅导沟通、考核评价、结果利用，激励医院整体和员工绩效的持续改进并最终实现医院发展目标的管理过程。

医院绩效管理应该坚持"以人为本"的原则，坚持公益性导向、属地化管理和信息化支撑，从满足人民群众卫生需求出发，建立以工作服务量为基本计算依据，以成本控制为核算基础，以医疗服务质量、医院运营效率、医院可持续发展和满意度评价等维度建立考核体系，体现劳动强度、技术含量、责任风险、多劳多得分配原则，建立绩效考评与分配办法，实现效率提高和质量提升。

二、医院绩效管理的内容、特点和意义

（一）医院绩效管理的内容

医院的绩效管理，是对医院、科室、部门和工作人员，通过绩效计划制订、绩效计划的实施、绩效考核和绩效评估以及绩效结果的反馈，最终达到医院战略目标的一系列管理活动过程。主要包括以下四个环节。

1. 绩效计划　是由医院管理者与科室、部门及员工根据总的战略目标，层层分解，共同设计制订的绩效计划。绩效计划是根据医院和部门的战略目标，制订一个相应的行动计划，并有具体的评价指标。在此过程中应注重管理者与员工的沟通并达成共识的状态。医院的规章制度、诊疗常规、奖惩制度、工作条例等均属此范畴。

医院绩效计划制订后，应对医院各部门和员工进行绩效计划的培训和辅导，使每个部门和每个员工都知道"做什么"，也就是明确绩效目标、绩效指标和绩效评价标准，以及知道"怎么做"，即根据绩效目标确定行动方案及行动方案的具体实施策略。通过培训辅导增强医院各部门和员工对绩效管理的认知，使绩效目标的实现更为准确可行。

制订绩效计划步骤包括：①绩效计划的准备。在宏观层面上，收集整理医院战略目标、医院文化和医院核心竞争力等相关信息；在中观层面上，梳理各部门人力资源配置、岗位职责的相关资料及对组织目标的分解计划，明确各部门对医院总体绩效目标的支撑作用；在微观层面上，主要是收集医院员工所任职位的工作分析及前一周期的绩效反馈。②绩效计划的制订。根据绩效目标设计绩效指标，将绩效目标转化为可衡量的指标，并制订相应的绩效标准和行动方案。③绩效计划的确认。对初步拟定的绩效计划进行审核和确认，保证医院员工和部门的工作目标与医院的总体目标相一致，并且使员工充分认识到自己的主要工作内容和职责应达到的工作效果和评价标准。

2. 绩效实施　是指在绩效计划实施过程中，医院管理者和医院员工通过持续的绩效沟通和绩效辅导，掌握员工的工作进展、工作行为及绩效计划的实施情况，并针对出现的问题提供必要的工作指导与工作支持，以改进员工的工作效率、提高工作质量的过程。

管理者主要承担两项任务：一是采取有效的管理方式知晓下属的行为，通过持续不断的双向沟通，了解员工的工作需求并提供必要的工作指导来提高员工的工作绩效；二是记录工作过程中的关键事件或绩效数据，为绩效评价提供信息。

因此，在绩效实施的过程中绩效沟通和绩效辅导起着重要的作用。绩效沟通主要包括沟通工作进展情况、工作中存在的潜在障碍和问题，可能解决问题的措施等，沟通方式可以是书面报告、定期面谈、小组会议、非正式沟通等。绩效辅导是记录员工的绩效表现并分析产生偏差的原因，通过持续的沟通，提供有针对性的辅导和帮助，以促成目标的达成。

3. 绩效评价　包括绩效考核与绩效评估，是在科学合理的绩效计划基础上，根据可及性和可靠性原则制订评价指标，以对绩效实施的过程和结果进行评定，包括评价内容、评价主体、评价周期和评价方法。绩效评价的科学性和准确性是医院绩效管理的关键。医院的绩效评价可以采取月评、季评和年度评价等办法，短期评价和长期评价相结合，常规评价和随机评价相结合的方式进行。

4. 绩效反馈（performance feedback） 是指在对被考核主体的绩效进行评价之后，医院管理者与员工通过绩效反馈沟通，共同分析绩效不佳的表现及其原因，制订绩效改进计划并将其运用于绩效激励的过程。

绩效反馈有利于医院绩效的持续改进，在绩效评价的基础上，被评价的医院、部门和员工，针对制度、流程上的纰漏和问题，从规章制度、规范流程上重新修订，达到切实可行的改进效果，从而进入新一轮的绩效管理过程，实现绩效管理的螺旋式发展和持续改进。

绩效反馈可以为绩效激励提供有力基础。绩效管理具有获得良性激励的有效作用。绩效评价结果，必然与医院的评优、晋升、奖金分配、干部聘任、资源分配等挂钩，才能达到营造关注绩效、不断改进、持续提高的氛围。绩效激励应该遵循激励目标与战略目标相结合、精神激励与物质激励相结合、长期激励与短期激励相结合的原则，达到个体绩效激励与医院绩效发展的一致。

（二）医院绩效管理的特点

1. 多维度的绩效管理目标 医院的社会性、公益性角色和事业单位性质，决定了其绩效管理的目标具有多元化的特点。医院绩效的利益相关者涉及政府、患者、医院等，不同的评价主体对医院的绩效要求有所不同。

医院是一个独立的经济实体，因其公益性的特殊性，政府往往对其医疗价格、服务模式进行管制。政府从自身在卫生事业上扮演的角色，承诺提供全民基本医疗服务，实现人人享有卫生健康保障，要求医院提供让人民群众满意的医疗服务，同时尽可能增强医院效率，减少财政压力；医保机构希望通过医院确保参保人员权益、规范医疗服务行为、控制医疗费用不合理增长，充分发挥医保在医改中的基础性作用；患者从服务对象的需方角度，希望医院提供患者能承受的基本医疗服务和非基本医疗服务，即尽可能提供低廉的、有质量和安全保证的医疗服务，同时服务环境和服务水平也应不断提高。

医院以自身存在和可持续发展为基本目的，追求在保证医疗质量、服从国家价格政策前提下的自我补偿，确保正常运转的同时适度发展。

2. 多方法的绩效管理措施 医院是一个提供医疗服务、医学科研、医学教育的主体，对医院的绩效管理，医院应该结合自身的特点与实际情况进行管理方法的选择和应用，设计出适合医院发展的绩效管理路径，从技能、机会、激励和环境、社会责任等多方面为绩效体系的建立做出明确导向。

在指标类型上，针对不同部门、不同岗位在数量、质量、成本、时限四个方面进行优化，应强化对绩效评价指标的要求，使绩效指标的制订满足 SMART 原则；在评价方法上，应体现出医院目标和评价目的，按照公正客观、正向引导、节约成本、实用性强、易于执行的要求科学确定绩效评价的方法，针对不同的部门、岗位，选择不同的方法，将相对评价、绝对评价和描述性评价等方法运用到绩效管理中，确保绩效管理措施切实有效。

（三）医院绩效管理的意义

有效的绩效管理能够引导医院员工改进自己的行为，发挥主观能动性，提高工作绩效，全面提高医院的运行效率和服务水平。具体来讲，有以下作用。

1. 有利于加强医疗质量管理 医疗质量是医院工作的生命线，是医院赖以生存和发展的关键，是医疗技术、管理水平和医德医风的综合反映。因此，抓好绩效管理不仅可以给医院管理者提供全面医疗质量管理技能和工具，也可以促进技术力量的提升。

2. 有利于提高员工工作积极性　绩效管理不仅是用来规范员工行为，更是用来激励员工的工具。通过绩效管理，让员工意识到自己的日常工作与医院的战略目标密切相关，使员工感到工作价值，激发其成就感和使命感，主动自觉做好工作。

3. 有利于增强医院文化建设　医院文化的建立离不开规范的管理，而绩效管理对员工的工作行为和态度有着很强的引导作用。因此，合理而富有激励性的绩效管理会对医院文化起到积极的巩固和强化作用，促进团队精神的凝聚。

4. 有利于促进管理者与员工的沟通　医院绩效管理是一个完整的系统，其各个环节环环相扣，而沟通作为串联起整个系统的工具，是整个链条上最重要的一环，其成败决定了绩效管理的成败。沟通的作用使与绩效管理有关的每个医院员工（包括管理者）都能获得自己需要的信息，实现信息在医院管理者与员工之间充分共享，自由互通。同时，绩效沟通和绩效辅导有力加强了管理者与员工之间的交流。

5. 有利于推动医院战略目标的实现　医院通过设定绩效目标、明确绩效计划、设计绩效指标及绩效奖惩，正确处理效率与公平关系，充分挖掘医院人、财、物的潜力，实现医疗服务优质、高效、低耗。医院绩效管理制订的科学合理的组织目标、科室目标和个人目标，有利于促进医院员工明确工作方向，推动医院的可持续发展，最终确保医院战略目标的实现。

三、医院绩效管理的发展

（一）医院绩效管理的历史沿革

20 世纪 80 年代中期以来，绩效管理开始受到了人们的重视，并迅速在一些欧美国家的企业中流行起来，取得了一定的效果。自此，国内外许多学者都以此为研究内容，探讨企业应如何实行绩效管理。1999 年 6 月，我国财政部、国家经贸委、人事部、卫生部联合颁布了企业绩效评价体系，提出了企业开展绩效评价的战略部署，这标志着我国进入了以绩效评价为核心的绩效管理工作的初步探索性阶段。

从国际趋势来看，卫生绩效评价的原动力源于公立医院改革的需要。国际医院联盟总干事 Per Gunnar Svensson 曾指出："无论发达国家，还是发展中国家，医院服务都是卫生系统中耗费卫生费用的主要部分。尽管医院在确保卫生服务方面发挥了重要作用，但很少有人知道怎样才能促进效率和所提供服务的质量。"2000 年 5 月，WHO 在日内瓦召开第 53 届世界卫生大会，其间各国卫生部门负责人参加了主题为"迎接卫生体制的主要挑战"的圆桌会议，其讨论结果确定了在本年度的世界卫生报告的主题"加强卫生系统成效"。

WHO 的总体任务是使世界上所有的人都能达到最高可能的健康水平，其中特别重视缩小各国内部和各国之间的健康差距。WHO 认识到：要达到这个总目标，很大程度上取决于各个会员国卫生系统的运行效果，即人民健康水平的改善很大程度上要取决于卫生系统的绩效。纵观 20 世纪，尽管在改善全球人口的健康方面，卫生系统业绩非凡，贡献功不可没，但由于近年来宏观经济环境和体制的变化，人口学、流行病学模式的转变，以及卫生部门多元化体制的变革，使得卫生系统自身举步维艰，面临着重大的挑战。在迈入 21 世纪之后，如果这些问题和挑战没有得到有效的解决，卫生系统自身就会成为卫生改革的绊脚石。因此，WHO 决定将加强和改进卫生系统绩效作为 2000 年世界卫生报告的主题，并将其作为 4 个战略方向之一（其他 3 个战略方向分别为：减少贫困人口和边远地区人口的过多死亡、有效处理主要的危险因素、将卫生保健置于更为广泛的发展议程的中心），以期引起世界各个成员国的注意，将改进绩效作为卫生改革的核心任务。

（二）医院绩效管理的国内外现状

1. 英国国家卫生局（NHS）的绩效管理方法　NHS 中的绩效管理可以定义为一组管理工具，旨在根据政策目标确保卫生保健系统随时间的最佳绩效。将绩效管理工具分为以下三个主要标题：指导、监视和响应。指导职能旨在以有意义的方式将策略目标传递给管理人员，然后传递给一线员工。监视功能涉及收集和分析有关是否遵循指南和实现目标的信息。原则上也应该检查是否发生了意外的副作用。当发现性能问题时，响应功能旨在激发适当的补救措施，即使已确保令人满意的性能，也可促进持续改进。NHS 和财政部之间的谈判产生了《公共服务协议》，表达了英国国家医疗服务体系的"使命"。根据 NHS 计划的内容，制订了八个目标：①降低"主要杀手"的死亡率；②健康差距缩小；③根据患者的医疗需求，及时进行治疗；④减少门诊预约和住院治疗的最长等待时间；⑤确保患者满意度逐年提高；⑥为老年人提供高质量的入院前和康复护理；⑦保证迅速获得初级保健；⑧提高物有所值。这些目标与美国医学研究所（IOM）的"跨越质量鸿沟"报告中提出的六项美国医疗保健目标具有很强的相似性。

引入 NHS 的各种管理工具确实构成了一个连贯的系统。但是，要使新的绩效管理的效力最大化，必须认真注意执行和能力问题。这样才能确保改革的成功以及绩效管理体系带来的高效能，促进医院的良性发展，保障群众的健康与安全。

2. 美国医院绩效管理　美国医院高度重视绩效考核，提高医院服务信息的透明度。为此，美国启动了多项对医疗服务绩效评价和医院服务信息报告的项目。

美国医学研究所的报告指出，"对医疗服务的绩效评价是公众报告项目的基础，绩效评价能够提高对医疗服务提供者的监管，也能帮助消费者做出正确选择"。

其中，美国医院大多使用平衡计分卡作为工具来全方面、多角度地评估医院和科室的绩效。平衡计分卡由哈佛商学院的罗伯特·开普兰教授和大卫·诺顿教授开发，是一种战略计划和管理绩效评估的方法，并被《哈佛商业评论》评为 75 年来最有力的管理工具。最先使用平衡计分卡进行绩效评估的企业包括通用电气等世界知名企业。

平衡计分卡是一种绩效管理的工具，它将企业战略目标逐层分解转化为各种具体的相互平衡的绩效考核指标体系，并对这些指标的实现状况进行不同时段的考核，从而为企业战略目标的完成建立起可靠的执行基础，并全方面地考察企业的成绩和发展。

医院通常使用的平衡计分卡指标包括收入、成本、患者满意度和患者质量和安全。其中患者满意度是医院形象的代表。通过平衡计分卡，患者满意度指标的结果更加透明，将越来越多地影响着当地患者是否选择到这家医院进行诊疗、就医。对于缺乏服务理念的医院，把患者满意度指标融入科室、部门和医院整体的考核中，可以提高各个部门的重视度，并将提升患者满意度作为绩效考核工作的一部分。

3. 国内医院绩效管理　2019 年，全国启动了三级公立医院绩效考核工作，绩效考核指标体系、标准化支撑体系、国家级和省级绩效考核信息系统初步建立，探索建立绩效考核结果运行机制。三级公立医院绩效考核指标体系由医疗质量、运营效率、持续发展、满意度评价4个方面的指标构成。国家制定《三级公立医院绩效考核指标》供各地使用，同时确定部分指标作为国家监测指标。各地可以结合实际，适当补充承担政府指令性任务等部分绩效考核指标。

国内的医院在通过绩效改革与创新寻找适应医院发展需求的绩效管理体系时，需要吸收国内外良好的改革经验和优点，结合医院自身的实际情况，才能创造出符合医院发展需求的绩效管理体系，从而达到提高院内医护工作积极性的同时，为广大患者提供良好的医疗服务的目的。建议医院可以借助平衡计分卡和第三方的结合，进行绩效评估和考核，并根据绩效考核指标和自评结果，调整完善内部绩效考核和薪酬分配方案，实现外部绩效考核引导内部绩效考核，推动医院科学管理。

（三）医院绩效管理的发展趋势

1. 由随动型绩效转为驱动型绩效 目前，医院绩效管理大部分属于随动型绩效管理，主要是解决其发展过程中出现的问题，做到提高效率、固化流程，使其稳定发展。在医疗深化改革的当下，医院只有实现内外部突破和变革，才能抵御瞬息万变的市场竞争。实现变革，就需要运用驱动型绩效管理主动布局。

2. 以调研为基础，以科学方法为工具 为了保证绩效方案顺利实施，需进行详细与充分的调研，并且结合科学方法（如趋势分析法、专家咨询法等）进行方案测算与对比。与被考核对象充分沟通后再行实施，既可以保证被考核对象了解组织目标，也可有效减少新方案推行阻力。

3. 结合马斯洛需求完善绩效管理，实现员工高层次需求 绩效管理是管理者与员工就如何实现目标所达成共识的过程。绩效管理需人事处、医务处、护理部等部门间联动、协调，从各方面贯彻绩效管理理念。未来，应进一步拓展绩效管理在实践中的内涵和深度。

知识拓展

健康中国战略下我国公立医院绩效管理的实施路径

推进医院绩效管理是新时代公立医院精细化管理的必经之路，由于医院绩效管理存在绩效目标多元化的特点，同时还追求经济效益与社会效益的最佳平衡。因此，在健康中国战略和现代医院管理制度的背景下，提出我国公立医院绩效管理的实施路径。

1. 整合绩效管理主体责任 针对公立医院管理主体多层次、多嵌套的现状，应进一步整合公立医院举办权责，落实绩效管理主体，厘清不同机构、不同部门的考核目标与考核内容。

2. 构建多维度指标体系 公立医院的绩效管理应对服务结果和管理过程进行综合考量，通过构建多维度绩效考核体系，强化医院专业化、精细化和职业化管理，引导医院更多关注医疗服务的改善。

3. 保障绩效管理科学实施 在绩效考核方法上要注重定量和定性方法的结合，保障绩效指标可测量、可比较以及考核结果的客观真实。通过建立绩效考核专家队伍、发挥医院管理者的作用，为绩效考核的统一、公平和协调提供保障。

4. 注重区域内医疗资源的优化配置 将绩效管理与医疗服务体系相关联，使绩效管理结果与医疗资源优化配置紧密挂钩，推进医疗服务供给与资源配置的双向联动。

第二节　医院绩效管理与绩效评价

一、医院绩效管理与绩效评价的区别与联系

医院绩效管理与绩效评价的区别：医院绩效管理侧重管理的整体性和系统性，在时间跨度上是一个持续的、动态变化的过程，涵盖了目标设定、绩效实施、沟通辅导、评价反馈等多个环节，是为了提高医院绩效和实现医院战略目标。但医院绩效评价只是医院绩效管理的其中一部分，主要关注对医院多方面绩效的衡量和评估，通常在特定的时间段内进行，如季度末、年末等。

医院绩效管理与绩效评价的联系：绩效评价和绩效管理的目的相一致，都是为了提高医院的绩效和服务质量。此外，绩效评价是绩效管理的重要环节，主要进行绩效计划和绩效实施的总结和评价，为绩效反馈以及新一轮的绩效管理提供依据。两者相互依存、共同促进，从而实现医院发展和员工个人成长的良性循环。

二、医院绩效评价的基本要素

医院绩效评价一般由以下 5 个基本要素构成。

（一）目的

医院绩效管理的目的就是医院战略目标的实现。这就需要长期绩效与短期绩效相结合、公益体现与经营战略相一致，使医院绩效评价成为政府、社会、医院管理者决策的重要依据。

（二）内容

医院绩效包括医院的执业活动、医疗质量、服务态度、管理能力、技术水平、工作效率、医德医风等。全面的医院绩效评价是公正反映医院业绩和水平，提高医务人员积极性的必需，医院绩效的内容是医院绩效评价的核心。

（三）指标

医院绩效的内容通过评价指标来收集、选择。确定医院绩效的相关信息，是实现医院绩效管理的抓手。例如，以患者满意率、员工满意度来反映公众和员工对医院及管理者的感观评价；以治愈率、院内感染率等来反映医疗质量；以平均住院日、床位使用率反映运营效率等。

（四）标准

在绩效指标确定后，要明确绩效评价的标准，即参照值或基准值。标准明确了评价所侧重的要素应该达到的水平。这是医院实现目标化、标准化管理、行业公正评价的基础。医院绩效标准的确定应注意不同地区、不同医院的差异，并且应该随着管理水平和医疗技术水平提高而相应调整。

（五）方法

医院绩效评价的方法，主要是信息的采集方法、分析方法，也是保证绩效评价结果可靠准确的关键。随着信息化的发展，以实时信息为基础的医院绩效评价已成为主要方法，而加权评分、数据分析、秩和比（RSR）法等方法被广泛应用。

三、医院绩效评价的作用

医院绩效评价是医院绩效管理的关键，其具有以下几个作用：

（一）认识作用

通过绩效评价，使各医院、科室、员工在评价过程中从主观到客观、从印象到实质，对医院绩效有比较全面、客观的认识。

（二）考核作用

通过绩效评价，使评价对象的管理者和员工的业绩和管理水平有量化标尺，为晋升、聘任、优胜劣汰等提供了客观依据。

（三）引导作用

绩效评价的指标筛选和权重设定，直接反映出医院管理的目标导向，将被评价的部门员工的行为引导到关注绩效、创造良好绩效的积极性和规范行为上。

（四）挖潜作用

在绩效评价中，通过自身的纵向比较、被评对象间的横向比较，实际水平与平均水平、理想水平的差距比较，发现薄弱环节和潜力所在，进一步提高绩效水平。

（五）反馈作用

绩效评价，使医院、科室和员工及时获得来自患者、政府、行业、管理者、相关部门和员工的各种信息反馈，是绩效改进的主要基础。

知识拓展

三级公立医院绩效考核指标体系由医疗质量、运营效率、持续发展、满意度评价4个方面的指标构成。①提供高质量的医疗服务是三级公立医院的核心任务。通过医疗质量控制、合理用药、检查检验同质化等指标，考核医院医疗质量和医疗安全。通过代表性的单病种质量控制指标，考核医院重点病种、关键技术的医疗质量和医疗安全情况，通过预约诊疗、门急诊服务、患者等待时间等指标，考核医院改善医疗服务效果。②运营效率体现医院的精细化管理水平，是实现医院科学管理的关键。通过人力资源配比和人员负荷指标考核医疗资源利用效率。通过经济管理指标考核医院经济运行管理情况。通过考核收支结构指标间接反映政府落实办医责任情况和医院医疗收入结构合理性，推动实现收支平衡、略有结余，有效体现医务人员技术劳务价值的目标。通过考核门诊和住院患者次均费用变化，衡量医院主动控制费用不合理增长情况。③人才队伍建设与教学科研能力体现医院的持续发展能力，是反映三级公立医院创新发展和持续健康运行的重要指标。主要通过人才结构指标考核医务人员稳定性，通过科研成果临床转化指标考核医院创新支撑能力，通过技术应用指标考核医院引领发展和持续运行情况，通过公共信用综合评价等级指标考核医院信用建设。④医院满意度由患者满意度和医务人员满意度两部分组成。患者满意度是三级公立医院社会效益的重要体现，提高医务人员满意度是医院提供高质量医疗服务的重要保障。通过门诊患者、住院患者和医务人员满意度评价，衡量患者获得感及医务人员积极性。

第三节 医院绩效管理指标与方法

一、医院绩效管理指标

建立绩效管理指标的要点在于流程性、计划性和系统性。首先，明确医院的战略目标，也是医院价值评估的重点。然后，再找出这些关键点的绩效考核，即院级绩效考核。依据院级绩效考核建立部门级绩效考核，并对相应部门的绩效考核进行分解，确定相关的要素目标，分析绩效驱动因素（技术、组织、人），确定实现目标的工作流程，分解出各部门级的绩效考核，以便确定评价指标体系。最后，各部门再将绩效考核进一步细分，分解为更细的绩效考核及各岗位的业绩衡量指标。

（一）医院绩效管理主要指标

1. 工作效率 人均门急诊人次、门急诊人次增长率、每名门诊医生日均门诊人次、住院人次、平均病床工作日、住院患者增长率、手术人次、病床使用率等。

2. 医疗质量 门诊诊断准确率、平均住院日、治愈好转率、人员确诊率、出院与入院诊断符合率、死亡率、院内感染发生率、并发症发生率、临床与放射线诊断符合率、医技检查阳性率等。

3. 服务质量 门诊患者满意率、住院患者满意率、表扬信件人次数、批评信件人次数、医疗纠纷发生数等。

4. 经济效益 人均收入水平、人均成本费用、人均收支盈余、成本投入产出率、医疗收入耗材水平、医药比、净资产收益率、净资产增长率、资产运营能力等。

5. 发展创新 总资产增长率、资产保值增值率、固定资产更新率、固定资产收益率、人员培训费用率、新业务新技术开展项目数、高级（高学历）卫生技术人员比例等。

（二）绩效管理指标确定的原则

（1）通过努力在适度的时间内可以实现，并有时间要求。

（2）指标是具体的、数量化的、行为化的，具有可得性。

（3）可衡量化，不论是与过去比，与预期比，还是与特定参照物比，与所花费的代价比，都有可操作性，现实的、可证明的、可观察的。

（4）不能量化的指标，要描述细化、具体，可操作。

（5）指标必须有成本核算。

（6）经过协商同意制订，说服力强。

（三）医院绩效管理原则

1. 客观公正公开 在实施绩效管理时，一定要注意考核标准要客观，组织评价要客观，考核结果与待遇挂钩要客观。同时要公开各个岗位和各项工作的考核标准，在实施考核中对所有的员工做到一视同仁。

2. 科学评价 即指从考核标准的确定到考核结果的运用过程要符合客观规律，正确运用现代化科技手段，准确评价各级各类员工的行为表现。

3. 简便易操作 考核标准简便、易操作，一是有利于员工明确标准，确定努力方向；二是便于管理人员实施考核；三是可以减少精力投入，达到比较好的考核效果。

4. 注重绩效 在实施考核中，只有以绩效为导向，才能引导员工把工作的着眼点放在提高工作质量和效率，努力创造良好的社会效益和经济效益上来，从而保证医院目标的实现。

5. 分类别、分层次考核 医院有医、药、护、技、管理等不同职称类别，各个类别中又有高、中、初职称之分，在绩效考核中要对不同类型和不同职级的人员制订不同的考核标准和考核办法，这样才能合理地选拔、使用和评价各类人才。

二、医院绩效管理方法

（一）目标管理模式

目标管理模式由医院的行政管理或办医主体，以目标责任书形式提出管理目标，然后定期考核。该模式曾被作为我国事业单位管理最常用的工作考评方法。该评价模式具有管理目标明确，对单个医院个性化管理的特点，但也存在目标结果指标过于单一、全面性综合不够、过程管理缺乏等不足。

应该将目标管理模式和其他评价方法相结合，将目标管理模式的关键环节以绩效评价为指标进行量化和细化，构建以目标为导向的医院绩效评价体系是其发展方向。目标管理模式的要点是绩效目标与医院发展战略的一致性，目标评价实现的真实性和可靠性，以及目标评价对整个医院绩效提高的影响力和促进作用。

（二）关键指标模式

关键指标模式就是把医院的评价简化为几个关键指标的考核，把医院绩效的关键指标进行标准比较。在一定程度上，关键指标就是目标管理法与帕累托定律的有效结合。

关键指标模式的优点是标准明确，易于评价，通过内部流程关键参数的设置、取样、计算、分析，来衡量绩效的一种目标或量化管理指数，可明确各部门职责，做好绩效管理。关键指标模式的缺点是标准制订难度较大，对指标的具体性、可衡量、可实现、相关性和时限性的要求较高。

医院绩效的关键指标法应用主要有以下几种。

1. 经济、效率、效益模式 即"3E"评价标准。经济标准要求投入成本最小化，尽可能降低成本；效率标准要求在既定的投入水平下产出水平最大化；效益标准强调产出最终对实现组织目标的影响程度，医院表现为强调医疗质量、社会效果和公众满意度。近年有人对医院的"3E"评价标准引入"公正""公平""反应性"等理念。

2. 社会效益和经济效益结合模式 医院的社会效益，强调社会责任和社会敏感性，也包括医疗费用控制、服务态度等，更包括医院的服务量和服务质量。同时必须兼顾经济效益、资产运营、工作效率等，应作为医院评价的关键指标。

3. 优质低价导向模式 医院管理目标是实现人人享受基本医疗和公共卫生服务，而医疗资源的有限性，决定了如何让医院用较低廉的费用提供较优质的服务，满足患者对基本医疗的需求，即"优质低价"。政府为了达到对医院的有效调控和指导，有效激励与制约，以优质低价为导向，社会效益与经济效益相结合，以医疗质量和费用控制等指标来比照同类医院，并进行质量与价格的相关性分析，以达到医院有效管理的目标。

（三）平衡计分卡

平衡计分卡是一种促使医院迈向实现整体目标的新工具，为医院发展提供了一种战略管理的新手段。实现平衡计分卡的整个过程是从战略转化，到有效支持，再到团队建设等方面的绩效目标和评价指标的理念及实施方案，最终完成从创建到成为管理工具的全过程。

平衡计分卡最早的应用是在企业绩效的评估过程中，在财务结果的基础上加上非财务的指标。平衡计分卡在医院绩效管理过程中可以全方面、多角度地评估医院和科室的绩效。

医院除了财务指标外，非财务指标如患者满意度和医疗质量更是医院能否成功的关键。各个医院要求的平衡计分卡指标可能各有不同，通常使用的平衡计分卡指标包括"收入""成本""患者满意度""患者质量和安全"。针对以上四种量化的评估指标，医院在考察科室或医院整体绩效的时候，可以结合上一年度的结果和本年目标及完成情况给各项打分。

当然，对医院整体绩效及科室的评估，平衡计分卡并不局限于上述 4 个指标，更加详细的临床指标或者其他方面的指标也会作为补充。如加入员工满意度、平均住院日等效率指标，以及员工参加公益活动指标等方面。平衡计分卡选取的指标并非绝对，而是根据医院具体情况及医院使命、理念和战略重点不同而变化，强调的是医院发展和绩效不同方面平衡的理念和战略方式。医院具有非营利运营性质，又关系到普通百姓生老病死，其承载的社会责任已远远超过仅使用"收入"和"成本"可以评估的范畴。平衡计分卡让医院经营者和管理者有了一个全新的视角来评估和制订医院未来的发展战略和方向。

（四）RBRVS 法

美国针对医生付费问题，开发出了 RBRVS（以资源为基础的相对价值比率）的付费管理方法，美国的 Medicare、Medicaid 据此向独立执业的医生或者医生集团支付医疗服务费。

RBRVS 是以资源消耗为基础，以相对价值为尺度，来支付医师劳务费用的方法，主要是根据医师在提供医疗服务过程中所消耗的资源成本来客观地测定其费用。

RBRVS 考核方式并不是采用传统的一刀切的考核方式，而是将考核的指标维度等因素不断细化。第一，利用 RBRVS 考核法首先对医生的工作进行描绘，比如医生的工作内容是什么，工作强度如何，工作难度等，能量化的部分都要进行量化，然后通过医生工作的信息，建立考核维度，通过这个考核维度来评价医生的工作量。第二，RBRVS 法的主要原理如下：其基础是医院各项资源的消耗量的评价，其标准是医院医生的相对价值比例，根据这两个方面对医务人员的工作价值进行考核与评价。因此在衡量过程中要利用相对值法，去衡量医生工作中难以测量的问题。将考核维度与相对值法进行有机结合，就能够准确地衡量出医生的工作量，进而为医生的绩效管理提供基础。

引入 RBRVS 这一概念在医院的绩效考核中具有重要的意义。利用 RBRVS 考核方式，能够准确地衡量医生的工作量，相对其他绩效考核模式更为简便易行，并具有较强的操作性。

【本章小结】

医院绩效管理是通过对医院战略目标进行分解，运用科学合理的管理方法，对医院和员工绩效进行计划制订、辅导沟通、考核评价、结果利用，激励医院整体和员工绩效的持续改进并最终实现医院发展目标的管理过程。本章主要介绍了医院绩效管理相关概念、内容发展，以及医院绩效管理的基本要素和作用；医院绩效管理的指标和方法。通过学习使学生能够具备编制医院绩效管理计划、设计绩效评价体系框架进行绩效评估、实施绩效改进、建立绩效激励约束机制的能力。树立以提高医院绩效管理水平为目标的思想，提高医院工作人员积极性和满意度，提升医院绩效管理水平。

`实训案例 I`

创新绩效管理，医院高质量发展的助推器

[引言]

医院绩效管理体系的建立和应用，对保证并促进公立医院的高质量发展起到关键作用，公立医院应坚守自身定位与使命，调整院内绩效管理工作，通过科学的绩效评价和绩效分配模式，合理体现医务人员的实际劳动价值，提高医疗服务能力、质量和效率，实现医院内涵式发展。

[主要内容]

我国公立医院绩效管理在政策支持、信息化建设、质量控制要求提高等多重因素的推动下取得了实质性进展，但同时存在一些问题，主要表现为：绩效考核指标的信息化及数据质量有待加强；考核指标缺乏导向性和特异性；缺乏有效的绩效考核反馈机制；绩效管理主责部门单一，未形成绩效管理统筹联动机制。

某市一所具有百余年历史的综合性三级甲等医院，基于2019年国家三级公立医院考核工作的开展，针对绩效管理存在的共性问题做出新的尝试和探索，主要的措施包括：

一、发挥顶层设计作用，明确绩效管理目标

公立医院创新绩效管理的背景与医疗卫生体制改革、绩效管理理念更新和信息技术发展等因素密切相关。为更好地适应医药卫生体制改革，医院将国家公立医院考核要求作为指挥棒，将绩效管理与医院的长期发展战略相结合，从组织机构设置、人事晋升、考核评价、分配管理等方面进行医院绩效管理制度和流程创新，制定出全面、系统、科学的绩效管理方案，促进医院的良性发展。

二、协同医院组织管理，完善绩效管理机制

建立绩效管理办公室和跨部门的绩效管理团队，定期召开绩效评估会议，在全院内推动绩效管理模式的实施。加强对绩效管理目标和内容的培训宣传，以实现协同医院组织管理和完善绩效管理机制的目标。

建立科学的绩效指标体系、制定合理的绩效评估标准、设立明确的绩效激励机制，以确保绩效管理的公正性、客观性和准确性，提高员工工作积极性和创造力。

三、开展科学综合评价，构建绩效管理体系

在确定绩效评价的目标和关键指标的基础上收集相关的数据和信息，将定量和定性分析结合，以

科学客观地评估绩效。在横向上建立以月、季、年度绩效考核为时间轴，纵向上建立院级到医师的多层级绩效考核指标体系。绩效管理工具的使用参照了平衡计分卡和关键绩效指标模式，并根据科室属性将临床科室分为四类，分别设立考核指标体系。

四、突出精细化管理，优化绩效管理指标

遵循突出差异性、特异性、连贯性等原则，对指标体系进行优化改进，除了关注经济效益和医疗业务发展、学科建设外，还将社会责任、患者满意度、员工发展等因素纳入绩效管理的范畴，定期评估和调整绩效管理体系以适应科室设置、岗位安排、技术发展等变化。

五、加强绩效辅导沟通，持续改进绩效水平

依据国考标准和学科发展实际，建立开放的绩效沟通渠道，使科主任及核心组达成科室绩效管理目标及管理手段的共识，同时确保员工能够方便地与上级进行沟通，分享工作进展和问题。进一步在科内进行宣讲培训，确保医务人员明确工作重点和期望效果，为绩效目标落地提供保障。

[案例小结]

本案例中该医院基于我国绝大多数医院绩效管理存在的共性问题，通过明确绩效管理目标、完善绩效管理机制、构建绩效管理体系、优化绩效管理指标、加强绩效辅导沟通等措施，不断探索和改进绩效考核与绩效管理工作并取得了显著成效，使医院绩效管理焕发新机，为实现高质量持续发展提供动力。

[问题思考]

1.请思考我国大多数公立医院的绩效考核存在5个方面问题的主要原因。

2.请思考如何通过绩效管理的手段，将医院愿景规划、学科发展目标与人员的职业发展高度统一。

3.请结合医院绩效管理的内容（绩效计划、绩效实施、绩效评价和绩效反馈）分析该医院作出的绩效管理尝试和探索将取得怎样的成效。

实训案例 II

蓄力启航新征程，打造医院绩效管理新模式

[引言]

医院绩效考核是对医院医疗服务能力和运营管理水平的全面检验，是医院发展的风向标和指挥棒。医院绩效管理创新的意义在于将绩效考核转化为医院发展的动力，通过绩效计划、绩效实施、绩效评价和绩效反馈同时发力，最终实现医院高质量发展的战略目标。

[主要内容]

某大学附属医院聚焦现代医院管理制度建设目标，坚持党建引领，坚持"以人民为中心"发展理念，积极推动医院绩效管理创新改革，初步形成了具有医院特色的绩效管理新模式，全面提升了医院的发展活力以及医务人员的积极性和幸福感。

1. 指标解读，信息共享 医院依照医院实际情况，详细分析了指标体系的四个维度，包括医疗质量、运营效率、持续发展和满意度评价，绩效考核的创新强化了医院在技术创新、绩效管理、病种管理、中医药发展、人才队伍建设、智慧医院建设等方面的工作。绩效考核信息和结果共享机制为各部门协同工作提供了通畅的渠道，有助于进一步提升医疗质量、医疗技术、医保基金使用效率等。

2. 科学考核，合理分配　医院灵活运用绩效管理工具，基于岗位工作量，将按疾病诊断相关分组（DRG）付费方式应用到内科所有病种，外科则采取以资源为基础的相对价值比率（RBRVS），将病案首页内容、手术难度差异情况作为外科医生评价的基准，这种区分岗位类别的考核标准体现出了岗位特点、工作强度、工作风险和技术含量。在绩效分配上注重精细化管控的综合考量。医院将关键指标纳入协同管理，对科主任提出明确奖惩要求，包括年度考核、质量评分、个人年终优秀评价等，让科主任推动"国考"指标落地。

3. 组织保障，齐抓共管　基于从宏观统筹到微观协作的思路建立了决策层、管理层、执行层三级质控体系。由质量管理评价部专门负责牵头，研究相应政策，结合医院实际确认管理问题并进行根源分析，提出解决建议和落实方案，在方案实施过程中追踪检测，及时沟通反馈绩效改进成效与存在问题，促进临床质量持续改进。

4. 注重科研，打破壁垒　瞄准核心技术提升能力，通过科研技术的转化和应用落实绩效考核相关要求。设立医学研究中心，搭建公共大型科研仪器平台、公共 PI 研究平台、公共学生实验平台；建立专职科研人员绩效考核体系，促进医院科研由单纯基础科研向临床医学应用和医学转化研究方面转变；改进科研激励机制，首位次承担国家级科研项目人员按照实际承担项目数额发放相应绩效，期间再次获得项目的叠加发放。

5. 信息化支撑，优化流程　重视信息化与医疗大数据，推动医院数据的管理与应用。建立数据质量管理机制，明确数据来源以及指标统计口径，确保数据的准确性、一致性和完整性。利用大数据分析技术，发挥医疗信息价值，分析关键指标，针对问题制定相应的策略和措施；建立运营管理信息化平台，为质量持续改进提供坚强的支撑。

2020 年度全国三级公立医院绩效考核国家监测指标得分排名显示，该院绩效考核的 4 个维度得分均显著高于全国平均水平，其中运营效率和满意度评价得分率均超过 95%，医疗质量得分率超过 92%。

［案例小结］

本案例以医院绩效管理创新为主题，剖析该医院绩效管理新模式的主要内容，通过解读绩效考核指标、建立科学的绩效考核和分配体系、完善组织管理机制、注重专职科研人员绩效评价、发挥信息化与医疗大数据作用等措施，有效提升了医务人员积极性和幸福感。

［问题思考］

1. 请思考该医院为什么要创新改革医院绩效管理，并分析医院绩效管理新模式与现代医院管理制度之间的关系。

2. 请结合案例分析该医院创新绩效管理的思路，以及对于医院战略目标的实现的意义。

（王惠群）

第十三章　医疗安全管理

【学习目标】

知识目标：掌握医疗安全的有关概念、特征、重要性，医疗纠纷的含义、特征，医疗事故的含义，医院感染的含义、分类、原因；熟悉医疗安全的主要影响因素和重要性，医疗纠纷的分类，医疗事故的构成要素和分级、医院感染的流行特征；了解医疗纠纷、医疗事故和医院感染的防范措施。

能力目标：具备在未来医院管理实践中能够将医疗安全管理的具体措施等理论知识运用至实践的能力，从而降低医疗风险，保障医疗安全。

素质目标：能够树立安全发展理念，弘扬患者生命至上、安全第一的思想。

医疗安全是医疗管理的核心，也是医疗行为最基本的保障，没有医疗安全就没有医疗的价值；医疗安全涵盖医生的所有医疗环节，也包括护士和技师的医疗环节，医疗安全无死角、闭环式管理才能实现医疗安全目标。

第一节　医疗安全管理概述

一、医疗安全的相关概念

（一）医疗风险的概念

医疗风险（medical risk）是指医患双方在医疗过程中发生的风险，即医患双方在医疗过程中遭受损失的可能性。这种损失可以是患者遭受的伤害，也可以是医务人员遭受的伤害，以及医院为索赔付出的代价和医院市场份额的丢失。

（二）医疗安全的概念

医疗安全（medical safety）是指患者在接受医务人员的医疗服务过程中，未发生因医疗失误或过失而致患者死亡、残疾及躯体组织、生理功能和心理健康受损的事件。医疗安全至关重要，其核心是医疗质量。

（三）医疗安全管理的概念

医疗安全管理（the management of medical safety）是指围绕医务人员在实施医疗行为、患者在接受医疗服务过程中不受任何意外伤害所进行的全部管理活动。

（四）医疗安全不良事件的概念

医疗安全不良事件是指临床诊疗活动中及医院运行过程中，任何可能影响患者的诊疗结果、增加患者痛苦和负担并可能引发医疗纠纷或医疗事故，以及影响医疗工作的正常运行和医务人员人身安全的因素和事件。医疗安全不良事件主要包括并发症、医疗意外、医疗感染、医疗差错、医疗事故、医疗纠纷等。

1. 并发症（complication） 是指在诊疗护理过程中，患者发生了现代医学科学技术能够预见但却不能避免和防范的不良后果。

2. 医疗意外（medical accident） 是指医疗机构在对患者诊疗护理过程中，不是出于故意或过失，而是由于受目前医学科学水平所限，患者在诊疗护理过程中由于患者病情特殊或体质特殊等不能抗拒或不能预见的原因导致患者出现难以预料和防范的不良后果。

3. 医疗差错（medical errors） 是指在诊疗护理过程中，医务人员确有过失，但经及时纠正未给患者造成严重后果或未造成任何后果的医疗纠纷。医疗事故的后果必须达到一定的严重程度，如残废、伤残、组织器官损伤导致功能障碍，对于没有达到事故程度的医疗过失，均应认定为医疗差错。

4. 医疗事故（medical negligence） 是由医务人员过失而导致患者人身伤害的事故。医疗事故是对医患双方危害最大的医疗风险，是最严重的医疗安全不良事件。医疗事故不仅对患者人身造成伤害，而且会严重损害医院及医务人员的声誉，使医院及医务人员也遭受损失。

二、医疗安全的主要影响因素

（一）医学与医学技术

1. 人体的复杂性和医疗技术本身的局限性 人体是相当复杂的巨系统，同时由于人是生命体，对活体的研究受到诸多的限制。到目前为止，医学科学尚有许多领域未取得真正的理论突破，仍然处于经验科学阶段，医疗活动中具有高风险性和诸多不确定因素。

2. 疾病的严重性和病情的复杂性 由于疾病的复杂与严重程度，现有的医疗技术不能达到满意的治疗效果或不能挽救患者的生命，或由于病情或患者体质特殊而导致患者死亡或残疾等意外情况发生。

3. 诊断和治疗措施可能产生并发症 由于医学科学技术的发展，检查和治疗的手段越来越多，同时并发症的内在风险也在增加。

（二）医疗管理

1. 不严格执行医疗法规和诊疗常规 不依法行医、不贯彻落实规章制度、不按照技术操作规程工作是导致医疗安全不良事件的重要原因。

2. 医院系统性失误（hospital system errors） 是指医院行政管理人员的各种决策、决定与行动的失误。有时行政管理人员的用意良好，但事后证明是种错误的决定。

3. 仪器和设备功能失常 医疗设备应有专人负责，定期检查和维护并做好记录，使其始终处于正常运行状态。

（三）医务人员

（1）医务人员因疏忽大意或过于自信等而违背了医疗卫生法律法规、诊疗护理规范和常规，从而导致工作失误。

（2）沟通无效也是医疗安全不良事件的常见原因。在外科手术部位错误、给药错误、治疗延迟等不良事件中，沟通无效被认为是最频繁的原因。

（3）医务人员对患者安全意识和责任心不强，没有履行相应的权利和义务，如患者的知情权、参与权和选择权等。

（4）医生不合理用药，尤其是滥用抗菌药物致医院感染等。

（四）患者及家属因素

患者及家属对诊疗的配合性和依从性也是影响医疗安全的重要因素，良好的医疗效果需要医务人员和患者及其家属的共同配合来完成。

三、医疗安全的特征

（一）医疗安全保障对象的广泛性

医疗安全中一个重要的群体即就医者，他们是一个动态的群体，来自社会的各个层面，其主体不仅涉及国家机关和众多的企事业单位，尤其涉及全社会的各个阶层，包括众多的患者及其家属，与生命健康权益保障相关的人群。同时还包括医务人员，因此具有保障对象的广泛性。

（二）医疗安全保障内容的根本性

医疗活动是医方提供医疗服务，而患者选择并接受医疗服务的过程，其中涉及每一个公民最根本的权利——生命健康权的维护和保障。医疗安全是相对于医疗不安全而言，因此医疗安全的内容就是要防止医疗不安全，要在医疗活动中保障就医者的生命健康权不受非法侵害。

（三）医疗安全法律关系的复杂性

医疗法律关系中既涉及民事法律关系，也涉及行政法律关系和刑事法律关系，具有多样性、综合性和纵横交错的特点。即便是同一主体，在不同情况下，所涉及医疗法律关系的性质也表现出多样性和纵横交错的特点。

四、医疗安全的重要性

（一）医疗安全能产生高质量的医疗效果

医疗保健活动可能产生正反两个方面截然不同的结果，它既能使疾病向好的方向转化，亦能使疾病可能朝着不好的方向转化。而医疗不安全因素可使治疗效果向反方向发展，也可终止治疗效果向正方向发展。医疗安全和医疗效果是并存于医疗活动中的因果关系，没有完善的医疗安全措施，要取得良好的医疗效果是不可能的。

（二）医疗安全直接影响社会效益与经济效益

由于医疗不安全会带来延长病程和治疗方法复杂化等后果，不仅增加医疗成本和经济负担，有时还发生医疗事故等医疗纠纷，承担经济和法律责任，影响医院的社会信誉和形象。

（三）完善的医疗安全管理直接影响医院工作人员的健康

医疗安全除保障患者的人身安全外，还包括医院从事医疗护理及医学工程技术等人员的健康与安全。医疗场所的各种污染、放射性危害、物理化学有毒制剂等也会对院内工作人员和社会群体构成危害。只有健全完善的医疗安全管理，才能保证工作人员健康，更有效地发挥医院的功能。

五、医疗安全保障措施

（一）加强职业道德教育，不断改进服务态度

医务人员应重视医学模式的转变，重视心理、社会因素在疾病发生、发展及治疗中的作用，懂得患者心理、经济条件、家庭关系、风俗习惯、受教育程度、人格个性等因素对患者和疾病的影响。要体贴关心患者，养成良好的服务态度，建立良好的医患关系。

（二）加强业务培训，不断提高医务人员的素质

通过医学再教育、理论知识更新、技术"传帮带"、业务考核、抓人才队伍建设，形成浓厚的学术氛围。只有加强医务人员的业务培训，才能有效地防范技术性事故的发生。

（三）加强规章制度的建设，不断提高医疗安全防范能力

医院的惯性运行依靠一套完整的规章制度，特别是各级医务人员职责、各项医疗工作制度、各种技术操作常规、各类技术标准的执行，应作为院、科两级管理的重点，保证医院各项工作制度化、常规化、标准化、规范化运行。做好医疗安全防范，以下两点至关重要：①危急值（critical values）报告。对患者身体各项指标进行实时监测，当患者某项指标异常或达到危急值时，医务人员需对患者进行有效的干预或治疗，挽救患者生命。②医院患者身份识别制度，指医务人员在对患者进行医疗服务过程中，采取多种措施对患者进行身份及相关信息的核查，避免医疗事故的发生。

> **知识拓展**
>
> 危急值报告制度指对提示患者处于生命危急状态的检查、检验结果建立复核、报告、记录等管理机制，以保障患者安全的制度。基本要求：①医疗机构应当分别建立住院和门急诊患者危急值报告具体管理流程和记录规范，确保危急值信息准确，传递及时，信息传递各环节无缝衔接且可追溯。②医疗机构应当制定可能危及患者生命的各项检查、检验结果危急值清单并定期调整。③出现危急值时，出具检查、检验结果报告的部门报出前，应当双人核对并签字确认，夜间或紧急情况下可单人双次核对。对于需要立即重复检查、检验的项目，应当及时复检并核对。④外送的检验标本或检查项目存在危急值项目的，医院应当和相关机构协商危急值的通知方式，并建立可追溯的危急值报告流程，确保临床科室或患方能够及时接收危急值。⑤临床科室任何接收到危急值信息的人员应当准确记录、复读、确认危急值结果，并立即通知相关医师。⑥医疗机构应当统一制定临床危急值信息登记专册和模板，确保危急值信息报告全流程的人员、时间、内容等关键要素可追溯。

（四）加强法制教育，不断提高维权意识

在医疗活动中，有的医务人员法治观念淡薄，如推诿或拒收患者、不履行知情同意手续、随意更改病历等。一旦出现问题，将有可能承担相应的法律责任。因此，要增强法律意识和法律观念，在医疗活动中一切以法律为准则，不搞违规违法的医疗活动。在处理医疗纠纷中应以《医疗事故处理条例》（2002年4月4日）为重要依据，依法按程序处理、不违背原则，不感情用事，真正维护医患双方合法权益。

第二节　医疗纠纷

一、医疗纠纷的概念

(一) 医疗纠纷的含义

医疗纠纷 (medical dispute) 是指患者或家属与医疗机构之间,因对诊疗护理过程中发生的某一问题、不良反应及其产生的原因认识不一致而导致的分歧或争议。争议的焦点集中于医疗机构在诊疗护理过程中是否有过失、过失是否导致患者的不良后果、是否承担法律责任。

(二) 医疗纠纷的特征

1. 医疗纠纷只能发生在患者到医疗机构寻求医疗服务的时间内　通常我们将到医院看病的人都称为"患者",但随着人们生活水平的提高,到医院做健康体检的人越来越多,对此我们也习惯将其称为患者,在这里,医疗纠纷中患者的指代范围就有所扩大。"患者"不是一个社会称谓,只有在特殊的人群以"患者"的身份来到医院时,才可能发生医疗纠纷。

2. 医疗纠纷只能发生在特定的医疗机构之内　医疗纠纷多是由于医患双方对医疗活动中的某一事件持有不同的见解而发生的,因此医疗纠纷发生的地点只能是医疗机构,而这个场所必须是经过有关部门批准的合法的医疗场所。

3. 医务人员必须是有行医资格的、经过注册的医务人员　非法行医、无证行医、江湖游医,这些都不属于医务人员的范围,与患者所发生的纠纷也不属于医疗纠纷。

4. 医疗纠纷是一种特殊的民事纠纷　一是医疗机构与患者在法律上是一种平等的关系,但在医疗技术领域则是医方占有优势。二是民事法律关系是一种可以双向选择的法律关系,但是医患关系中,患者可以选择医院、选择医生,而医疗机构则不能选择和拒绝患者。三是在医患关系中,医疗服务是一种有偿的服务,服务的对象是患者的生命和身体,因此不能简单地将有偿的金钱与患者的生命权和身体权相等价。

(三) 医疗纠纷的分类

1. 医源性医疗纠纷　引起医源性纠纷的主要原因是医疗活动中的医务人员工作不当或过失造成的。在医疗实践中,医源性的医疗纠纷主要包括:诊断方面发生的误诊、漏诊引起的纠纷;用药方面的过失纠纷;护理方面的过失纠纷;手术方面的过失纠纷;输血引起的医疗纠纷;麻醉引起的医疗纠纷;化验失误引起的纠纷;病理报告失误引起的纠纷;医疗产品质量引起的纠纷;产科分娩引起的纠纷等。

2. 非医源性医疗纠纷　引发非医源性医疗纠纷常见的原因有医务人员的服务态度生硬或解答询问态度粗暴而引起的纠纷、乱开病假证明及诊断证明书引起的纠纷、工伤事故或伤害案件转嫁成医疗事故而引起的医疗纠纷、加害医院的纠纷、不尊重医务人员的人格或寻衅要挟引起的纠纷等。

3. 病历记录所引起的医疗纠纷　病历不仅是疾病诊治过程的全面记录,也是患者办理医疗费用报销等的重要资料,更是司法机关判断医疗纠纷的重要依据。在临床工作中,由于医务人员忽略病历记录的法律意义,或者患者为了其他的目的,要求医务人员更改重要的病历记录，使一些本来可以避免的医疗纠纷发生了。常见表现形式有：住院病历与门诊病历书写不一致、病历记载缺项、病历记录的涂改等。

4. 患方因素引起的纠纷 现代医学模式中，患者是医疗活动的重要参与部分，在医学实践中，由于患者方面的因素，引发的医疗纠纷正在急剧增长。医疗纠纷在患者方面有多种表现形式，患者已不单纯是反映问题，而同时要求获得经济赔偿，已不单纯依靠院方解决纠纷，而希望通过宣传媒介的帮助达到解决问题的目的。

二、医疗纠纷的原因

（一）医院方面的原因

医院方面的原因主要包括意料之外的工作失误、医患沟通问题和医务人员的不良行为。

1. 意料之外的工作失误 ①不可接受的医疗服务，未达到规范标准的服务应为不可接受的医疗服务。患者最不能接受的医疗服务就是发生了医疗事故，医务人员工作不及时到位，致使患者等待时间长。如住院患者特别是新入院患者，医生没有做到及时查房或急诊患者没有得到及时的处置等都是患者所不能接受的服务。②不可获得的医疗服务，即正常情况下能够提供的医疗服务。当前不能提供，如诊治设备出现了故障致使患者不能如期检查或治疗。在医疗工作中，医疗服务失败和工作失误并不一定引发纠纷，能否引发纠纷关键在于院方对问题如何处理。特别是当患者的医疗转归不理想时，很容易产生纠纷。

2. 医患沟通问题 医护人员与患者或患者家属之间的沟通不足或医护人员的沟通技巧欠缺，使患者或其家属对疾病的发展过程和检查的风险认识不足，当出现并发症、医疗意外等情况，患者或其亲属误认为诊治有问题。

3. 医务人员的不良行为 ①医务人员违背了医患双方的权利和义务。患者在不知情的情况下接受了风险大的诊治措施或科研试验，当并发症等伤害发生后，纠纷极有可能发生。②服务态度不好。现代医学模式要求医务人员不仅要为患者提供高水平的技术服务，还要给予患者更多的人文关怀。虽然医方具有诊治指导权，但医患之间在人格上是平等的，医务人员不礼貌、不尊重，甚至粗暴侮辱的态度和言行可能引发纠纷。③医德及修养欠佳。少数医务人员受利益驱动，为患者开大处方、多收费、收红包，甚至索要财物且工作不尽职尽责。还有个别医务人员言语不当，发表一些对其他医院或医生的不负责任言论等，都有可能引发纠纷。

（二）患者方面的原因

（1）患者缺乏对医学知识的客观了解和认识，当患者对医生的期望值过高，诊治后没有达到预期效果时，患者不能接受事实。还有的患者及家属对于并发症、医疗意外等不能理解，从而引发纠纷。

（2）患者知识水平的增加和法律意识的增强，使患者的投诉增多。

（3）患者的心理因素致使对医护人员产生误会，如突然丧失亲人的打击，可使亲属意识混乱或麻木，情绪抑郁、愤怒或极度不理智，家属的这种情绪很难理解或接纳医护人员的解释，对医护人员的误会进一步加深。

（4）患方的不良动机也可能造成纠纷，极少数患者及家属为了达到某种个人利益（如为了逃避或减免医疗费用），试图通过制造纠纷来达到其目的。

（三）社会方面的原因

1. 我国现行的医疗保障体系及相关的法律、法规没有及时跟上市场经济的步伐　政府对医院的投入严重不足，医院自负盈亏的体制，都促使患者承担了过多的诊疗费用。同时，社会贫富分化，矛盾加剧的问题在费用高昂的诊疗过程中被激化。

2. 基层医疗资源不足　基层医疗卫生机构诊疗水平欠缺，经常发生误诊的现象，使得患者为寻求可靠的诊疗向大城市的三甲医院集中。医生超负荷的工作使其无力完善与患者的沟通。同时，医疗教育的制度并未在医患沟通技能中给予强化训练，使得医生缺乏良好的沟通技能。

3. 患者申诉和维护权益渠道不畅通是影响医患关系的直接原因　我国虽已施行《医疗事故处理条例》（2002 年 4 月 4 日），但发生医疗事故之后，光是事故鉴定费用就高达几千元，患者维护权益成本过高。

4. 医患之间缺乏信任，是造成医患矛盾的一个重要原因　新闻媒体不够翔实的报道，促使医患之间缺乏信任、理解，不能换位思考。部分医务人员没有设身处地替患者着想，而是较多地考虑医疗机构和自身的利益。有些患者对医务人员也缺乏信任，认为医务人员提供的治疗方案只是为了争取自身利益而较少考虑他们的病情需要。

三、医疗纠纷的防范

（一）呼吁社会支持，加强医学宣教

医学行为的风险是人类的风险，而不是医师这个单一职业的风险。在全社会必须加强正确的舆论导向，和谐医患关系，加强医学知识的科普宣传，帮助民众端正就医观，矫正过高的医疗期望值。

（二）加强医院管理，协调科室关系

强化医院管理是有效防止医疗过失发生的关键所在。管理机构应着力提高自身的管理水平，建立和完善与法治化相适应的医疗管理体系。科室必须为各类可能的意外制订预案，严格落实各项规章制度，做到令行禁止。医院必须协调科室间的关系，加强科室间配合。

（三）严密观察病情，规范医疗行为

严密观察患者病情，对异常情况做到早发现、早告知，使患者和家属有心理准备，必要时向患者和家属解释当代医学技术的局限，获得患方理解。做到早处理，努力降低各类并发症，避免不良后果出现或将不良损害程度降至最低。

（四）履行告知义务，落实知情同意

如果片面以最终的疗效来判断医疗过程的成效，显然对医方是不公平的，医方必须在患方同意的基础上免除责任。在医疗实践中，履行告知义务，尊重患者的选择权、同意权，是一种减少医疗纠纷，改善医患关系的有效途径。

（五）做到自省自律，提高操作技能

要换位思考，自省自律，总结经验教训。医务人员应改变医疗观念，强化谨慎、敬业、好学精神，练好扎实的基本功和严格遵循各项医疗制度，规范自己的医疗行为，做到忙而不乱，提高医疗质量。

（六）改变服务模式，做到人文关怀

传统的医学模式已经不适合当前医患关系，医方因专业知识而具有主动性，应主动为处于被动方的患者考虑，听取患者主诉，理解患者及其家属的要求，舒缓患者心理压力，使其产生归属感和安全感从而和谐医患关系。

（七）完善医疗文书，注意保全证据

在工作中，医务人员既要认真地履行诊疗义务、落实知情同意，规范病案资料的记录，又要重视收集证明其医疗行为必要性、合理性、安全性的资料，做到有备无患。

第三节 医 疗 事 故

一、医疗事故的概念

（一）医疗事故的含义

医疗事故是指医疗机构及其医务人员在医疗活动中，违反医疗卫生管理法律、行政法规、部门规章和诊疗护理规范、常规，过失造成患者人身损害的事故。医疗事故是最严重的医疗安全不良事件，不仅对患者产生严重的危害，还会严重损害医疗机构及医务人员的声誉并遭受损失。

（二）医疗事故的构成要素

1. 主体是医疗机构及其医务人员 医疗机构及其医务人员是医疗事故的行为主体，同时也是责任主体。明确主体对于合理处理医疗纠纷当事人，明确应当承担的法律责任具有重要意义。

2. 行为的违法性 是对医疗事故进行赔偿的重要构成条件。医疗事故是医疗机构及其医务人员因违反医疗卫生管理法律、行政法规、部门规章和诊疗护理规范、常规而发生的事故。这里讲的是导致发生医疗事故的直接原因，也是区别过失与无过失的客观标准之一。

3. 造成患者的人身损害 "造成患者人身损害的事故"说的是违法行为的后果。侵权行为承担法律责任的一定要有损害的后果，医疗事故侵犯的是患者的人身权，因此，判断是否构成医疗事故的一个直接的、显而易见的标准就是是否有人身损害的后果。这是判断是否为医疗事故至关重要的一点。

4. 医疗机构及其医务人员主观上有过失 医疗事故的行为人在其实施诊疗行为时，其主观心理状态只能是过失。

5. 有损害后果且过失行为与损害后果之间存在因果关系 这是判定是否属于医疗事故的一个重要方面。虽然存在过失行为，但是并没有给患者造成损害后果，这种情况不应该被视为医疗事故；虽然存在损害后果，但是医疗机构和医务人员并没有过失行为，也不能判定为医疗事故。

知识拓展

《医疗事故处理条例》（2002 年 4 月 4 日）有下列情形之一的，不属于医疗事故：
（1）在紧急情况下为抢救垂危患者生命而采取紧急医学措施造成不良后果的。
（2）在医疗活动中由于患者病情异常或者患者体质特殊而发生医疗意外的。
（3）在现有医学科学技术条件下，发生无法预料或者不能防范的不良后果的。
（4）无过错输血感染造成不良后果的。
（5）因患方原因延误诊疗导致不良后果的。
（6）因不可抗力造成不良后果的。

二、医疗事故的分级

医疗事故的分级主要是依据事故所造成的后果，即事故给患者直接造成损害的严重程度。《医疗事故处理条例》（2002 年 4 月 4 日）中规定，根据给患者直接造成损害的程度将医疗事故分为四级：

一级医疗事故：造成患者死亡、重度残疾的。
二级医疗事故：造成患者中度残疾、器官组织损伤导致严重功能障碍的。
三级医疗事故：造成患者轻度残疾、器官组织损伤导致一般功能障碍的。
四级医疗事故：造成患者明显人身损害的其他后果的。

三、医疗事故的解决途径

（1）医患双方协商解决，医患双方本着自愿、合法、公正的原则，在医院医疗纠纷调解负责人的主持下进行调解。
（2）医患双方当事人向当地卫生健康行政部门申请行政调解，进行医疗事故技术鉴定。
（3）医患双方当事人向人民法院提起民事诉讼，由法院组织安排司法鉴定或医疗事故鉴定，并依据鉴定结论，依法做出民事判决。

四、医疗事故的防范措施

医疗事故的防范应坚持以预防为主的原则，重点从以下几个方面来实现：
（1）重视教育的作用，加强对医务人员的法制教育和职业道德教育
1）定期开展医疗卫生领域相关法律法规的教育活动。
2）加强职业道德教育。
3）加强诊疗护理规范和常规操作的培训。
（2）建立健全医疗服务质量监控机制
1）制订和完善医疗质量监控工作计划和制度，建立质量监控指标体系和评价方法。
2）定期和不定期组织检查及考核指标完成情况，并提出改进措施。
3）监督诊疗护理规范和常规操作的执行情况。
4）提供有关处理医疗纠纷和医疗事故的咨询服务及投诉服务。
5）必要时，进行医疗纠纷和医疗事故的处理及法律诉讼工作。
（3）建立预防和处理医疗事故的预案制度
1）明确各领导机构和具体部门的工作职权，做到分工明确，权责分明，建立合理的预

防医疗事故的预案。

2）在处理医疗事故的预案中也要明确各领导机构和具体部门的责任及应采取的应对措施。

第四节 医院感染

一、医院感染的概念

（一）医院感染的含义

医院感染（nosocomical infection，NI）又称医院获得性感染，是指住院患者在医院内获得的感染，包括在住院期间发生的感染和在医院获得出院后发生的感染，但不包括入院前已经开始或入院时已存在的感染。医院工作人员在医院获得的感染也属于医院感染。

（二）医院感染的内涵

1. 医院感染的对象 医院感染的对象主要是指住院患者和医院工作人员。实际上在医院范围内活动的所有人员，包括住院患者、医院各类工作人员、探视人员、陪护人员等，这些人员在医院内所遭受的感染均应视为"医院感染"。

2. 医院感染的时间界定 医院感染是指患者在住院期间和出院后不久发生的感染，不包括患者在入院前已经开始或入院时已处于潜伏期的感染。有明确潜伏期的感染，自入院时算起，超过其常见潜伏期而发生的感染；潜伏期不明确在住院48小时后发生感染；与上一次住院期间有关的感染。

3. 医院感染的诊断学 从疾病学的角度来看，医院感染有些是有明确的诊断，如肺炎、胃肠炎、骨髓炎等。而有些称之为感染，如外科切口感染、泌尿系统感染、血液感染等。因此，医院感染的诊断应根据诊断标准来准确判断。

二、医院感染的分类

通常情况下，医院感染可根据病原体的来源、感染部位、感染的微生物种类等进行分类。如果按病原体来源进行分类，则可分为内源性医院感染和外源性医院感染两大类。

（一）内源性医院感染

内源性医院感染（endogenous nosocomial infection）又称自身感染，通常是指在医院内由于各种原因，患者受到其自身固有细菌侵袭而发生的感染。内源性感染的特点是定植或寄生在人体的正常菌群，在一特定的条件下，由于人体间的平衡被打破而成为条件致病菌导致各种内源性感染。

（二）外源性医院感染

外源性医院感染（exogenous nosocomial infection）又称交叉感染，是指患者遭受医院内非本人自身存在的各种病原体侵袭而发生的感染。这种感染绝大多数情况下是通过人与人之间的传播所引起的，如从患者到患者、从患者到医务人员或从医务人员到患者的直接感染。此外尚可通过物品、环境（空气传播）对人体间接感染。

三、医院感染的流行特征

（一）医院感染的来源

医院感染的传染源是指体内有病原体生存、繁殖并能排除病原体的人，包括传染病的患者、病原携带者。医院感染通常指与医护过程相关的，在医院内获得的感染，因此其他传染性疾病的感染源，如感染的动物不作为医院感染来源考虑。

（二）医院感染的传播途径

通常情况下医院感染可通过一种传播途径或多种传播途径相结合，主要包括以下几种。

1. 经空气传播 包括经飞沫传播、经气溶胶传播和经尘埃传播 3 种。经空气传播是呼吸系统传染病的主要传播方式。病区内空气流通不畅，通风不足，预检、分诊工作落实不到位，是导致呼吸系统传染病在院内传播的主要原因。

2. 接触传播与医源性传播 研究显示大部分接触传播都源于医疗环境和物体表面清洁与消毒不彻底，医院内的设施设备、医务人员个人物品（如手机等）遭到污染、手卫生执行不到位等，尤其是经医务人员手造成的感染最多，综合医源性传播主要由于医疗器械消毒灭菌不规范造成污染。

3. 消化道传播 传播途径有经水传播、经食物传播，常常伴随着经接触传播。如诺如病毒是常见的消化道传播疾病，以院内被污染的水或食物为媒介，其传播能力极强，免疫力较弱的老年人和儿童为主要易感人群。

4. 血液传播 医务人员处于医院感染和社会性感染疾病双重威胁下，一旦感染血液传播疾病，给自身健康带来危害的同时，也极易将疾病传播给患者、其他医务人员及社会接触人员。

（三）医院感染高危人群

常规状态下医院感染患者年龄呈"V"形分布，主要为老年人（≥70 岁）和婴儿（≤9 个月），其感染病种广，感染率高。婴儿由于免疫系统尚未发育成熟，老年人由于年纪较大，免疫系统功能相对较弱，且自身带有相关基础疾病，伴随过多的侵入性操作，是医院感染的高危人群。

（四）易感部位

医院感染易感部位以呼吸道为主，其次为侵入性操作，手术切口、泌尿道、胃肠道。呼吸道感染一直是医院感染预防与控制的重点和难点。

（五）医院感染易发科室

重症监护室（ICU）是医院感染暴发的重灾区。一方面重症监护室内的患者由于其本身病情严重，长期卧床，导致免疫力低下，自身无法有效抵御外界病菌侵入；另一方面与普通病房相比，重症监护室患者大量使用抗菌药物，使得耐药菌数量远超其他病区，加之呼吸机、动静脉置管等侵入性操作，增加了呼吸道感染和器械相关感染的危险性。

四、医院感染监测的相关概念

（一）医院感染监测

医院感染监测（montitoring of nosocomial infection）是指系统、连续不断收集医院感染在一定人群中的发生和分布，以及其各种影响因素的资料，对收集的监测结果定期进行整理和分析，并将得到的信息及时反馈给相关部门，为医院感染的预防控制及管理提供防治措施。

（二）医院感染散发

医院感染散发（sporadic of nosocomial infection）是指医院感染在某医院或某地区住院患者中历年的一般发病率水平。

（三）医院感染流行

医院感染流行（nosocomial infection epidemic）是指某医院、某科室，感染发病率明显超过历年散发发病率水平。

（四）医院感染暴发

医院感染暴发（outbreak of nosocomial infection）是指某医院、某科室的住院患者中，短时间内发生 3 例以上同种同源感染病例的现象。

知识拓展

医疗机构的医院感染暴发严重影响患者健康及医疗安全，危害性较大。有效预防和控制医院感染暴发事件的发生，最大限度减少其造成的危害，保障医患安全，是医疗机构开展各项工作的核心内容。为此，国家卫计委于 2017 年 1 月 15 日实施了《医院感染暴发控制指南》。《医院感染暴发控制指南》可以提高医务人员的医院感染暴发防控能力，为医疗机构及时有效地识别和处置医院感染暴发提供技术指导，将医院感染暴发的危害降到最低，减少因医院感染暴发带来的损失，保证医疗质量，保障患者的生命财产安全。

五、医院感染的原因

（一）医疗技术的改变，使得某些诊治手段提高了医院感染的发生率

随着医学的发展，医疗活动中侵入性操作越来越多，如动静脉插管、泌尿系统导管、气管插管等，在诊治疾病的同时，还把外界的微生物导入体内，同时损伤了机体的防御屏障，使病原体容易侵入机体。为治疗需要，激素或免疫抑制剂的大量使用，接受化疗、放疗后，致使患者自身免疫功能下降而成为易感者。

（二）抗菌药物的不合理使用，致使病原体耐药性增强

抗菌药物的不合理使用，使患者体内正常菌群失调，耐药菌株增加，致使病程延长，感染机会增多。

（三）医院管理制度尤其是对医院感染的管理存在问题

医务人员对医院感染及其危害性认识不足，不能严格执行无菌技术和消毒隔离制度。医院规章制度不全，无健全的门急诊预检、分诊制度，住院部没有入院卫生处置制度，致使感染源传播。此外，缺乏对消毒灭菌效果的监测，不能有效地控制医院感染的发生。

（四）医院建筑及布局不符合医院感染控制与管理的要求

医院建筑布局不合理，可能导致空气流通不畅、空气污染或不利于消毒隔离工作，进而产生医院感染。

（五）患者或医务人员携带病原体

如有患者或医务人员携带病原体，就有导致医院感染的风险。

六、医院感染防控的措施与方法

（一）建立健全医院感染管理组织和规章制度

制订适合本院的医院感染管理组织和规章制度，严格遵守有关的技术规范，有效预防和控制医院感染。

（二）加强医院感染管理知识的培训

医院感染的防控，需要全体医务人员共同努力与配合，提高医务人员医院感染的基本理论和基本技能、自身职业道德等，对防控医疗感染起到促进作用，确保医疗安全及医疗质量。

（三）加强消毒、灭菌及隔离作用

根据《消毒管理办法》（2002 年 7 月 1 日）等相关法规，对感染源采取早期发现、及时隔离的措施，在传播途径上，要及时进行消毒与灭菌。

（四）强化手卫生管理

手卫生不当，可以直接引起医院感染，保持手卫生清洁，可以有效降低各种微生物的感染率。

（五）合理使用抗菌药物

医院必须合理使用抗菌药物，对医务人员进行相关知识的培训教育，使其严格掌握抗菌药物应用指征、配伍禁忌等。

（六）加强重点部门、重点环节和重点人群的感染管理

医院必须高度重视感染防控重点部门、重点环节、重点人群，特别是新生儿重症监护病房、血液净化（透析）室、手术部（室）等科室（部门）的感染管理。

（七）合理布局各个科室

科室的合理布局可以加强空气的流通，降低医院感染的发生率。

【本章小结】

加强医疗安全管理，防范医疗安全风险，切实维护好人民群众身体健康和生命安全是医院管理的重中之重。本章通过介绍医疗安全的相关概念、特征和重要性，医疗纠纷的含义和特征，医疗事故的含义和构成要素，医院感染的含义、分类和原因等基本内容。要求学生能够基本具备在未来医院管理实践中将医疗安全管理的具体措施等理论知识运用至实践的能力，从而降低医疗风险，保障医疗安全。同时，能够树立安全发展理念，弘扬患者生命至上、安全第一的思想。

实训案例 I

一起医疗安全（不良）事件

［引言］

医疗安全（不良）事件的发生不仅影响患者的身体健康和心理健康，也损害了医疗机构的声誉和医务人员的职业形象，甚至可能导致法律责任和经济赔偿。某县中医医院于 2017 年发生了一起医疗安全（不良）事件。

［主要内容］

一、事件回顾

患者占某，女，58 岁，2017 年 11 月 29 日收治于某县中医医院。该患者因持续性右上腹痛 2 小时而入院，入院经腹部彩超、磁共振、血液生化、血常规等检查。血常规示：白细胞 $23.53×10^9$/L，中性粒细胞 91.24%；肝功能示：谷丙转氨酶 288U/L，谷草转氨酶 296U/L。

经主治医师叶某初步诊断为：胆总管结石、胆囊炎、胆总管下段狭窄、肝功能不全。入院后即予以头孢硫脒、奥硝唑抗感染，泮托拉唑抑制胃酸分泌，山莨菪碱解痉等对症补液治疗，密切观察病情。

经上述治疗 3 天后（2017 年 12 月 3 日），血常规示：白细胞 $7.32×10^9$/L。2017 年 12 月 5 日血常规示：白细胞 $20.83×10^9$/L。于 2017 年 12 月 5 日上午 8:00 在全麻、插管下行胆囊切除和胆总管切开取石术。手术于 2017 年 12 月 5 日 14:30 结束，术中出血 1500ml，术中生命体征平稳，手术医师为叶某、吕某，麻醉医师陈某。术后行抗感染、止血等治疗。2017 年 12 月 6 日 19:45 护士江某报告患者白天 12 小时尿量总计 200ml，急查肾功能示：肌酐 206μmol/L，血常规示：红细胞 $2.68×10^9$/L，白细胞 $36.95×10^9$/L，血红蛋白 74.7g/L。

医师叶某建议患者家属转上级医院治疗。经解释家属同意，于 2017 年 12 月 7 日凌晨 1:50 用医院救护车送至所辖市人民医院治疗。经市人民医院积极治疗无效，于 2017 年 12 月 9 日在家中死亡。

二、鉴定分析

该医疗安全（不良）事件发生以后，卫生健康管理部门迅速组织专家进行全面调查鉴定，专家组分析原因如下：

（1）医方对患者病情的严重性认识不足，术前检查不完善，如凝血功能、肝肾功能、电解质等生化检查没有复查，对保守治疗效果没有有效跟踪和比较。

（2）医方围手术期及手术后抗生素使用不规范，术前患者在重度感染的情况下仍使用头孢硫脒。

头孢硫脒是一代抗生素，对革兰氏阴性菌效果差，手术后未调整抗生素。

（3）医方在手术中操作欠妥，导致急性大出血。

（4）医方术后观察病情不到位，术后未监测凝血功能，未注意水、电解质、酸碱平衡，胶体和晶体补充不合理。

（5）医方抗感染性休克治疗不规范，患者贫血、凝血机制及低蛋白血症病情未得到及时纠正，加重原有胆道重症感染，导致患者全身多脏器功能衰竭。

［案例小结］

根据《医疗事故处理条例》第二、四条，《医疗事故分级标准（试行）》和《医疗事故鉴定暂行办法》第三十六条，本案例属于一级甲等医疗事故，医方承担主要责任。

［问题思考］

1. 针对材料中提到的该院这起医疗安全（不良）事件的发生原因，谈一谈该院未来应如何实现医院医疗安全质量的持续改进。

2. 请结合教材和相关文献，谈一谈当发生医疗安全（不良）事件后，医院应如何及时处理，以及从哪些方面防范和规避医疗安全（不良）事件的发生。

实训案例Ⅱ

某三甲综合医院医疗安全（不良）事件分析

［引言］

医疗安全（不良）事件作为影响各级医疗机构医疗质量安全的重要因素，其本身具有不确定性和不可避免性，严重威胁患者和医务人员安全，并影响医院的正常运转。

［主要内容］

通过对某三甲医院 2022 年 1～6 月期间由医务人员主动上报的 358 起医疗安全（不良）事件的级别、上报类别、发生科室、发生时间段、发生原因进行系统分析，相关情况如下。

1. 医疗安全（不良）事件分级　2022 年 1～6 月，该院医疗安全（不良）事件上报总数为 358 起，其中：无Ⅰ级事件，Ⅱ级不良事件构成比为 2.51%，Ⅲ级不良事件构成比为 65.64%，Ⅳ级不良事件构成比为 31.84%。见表 13-1。

表 13-1　医疗安全（不良）事件分级

事件分级	发生例数	构成比（%）
Ⅱ级不良事件	9	2.51
Ⅲ级不良事件	235	65.64
Ⅳ级不良事件	114	31.84

2. 医疗安全（不良）事件上报类别　医疗安全（不良）事件以器械管理、护理管理和医疗管理为主，3 项合计占比达到 86.59%。见表 13-2。

表 13-2 医疗安全（不良）事件上报类别

上报类别	发生例数	构成比（%）
器械管理类	134	37.43
护理管理类	120	33.52
医疗管理类	56	15.64
医疗投诉、纠纷类	20	5.59
药品管理类	15	4.19
职业防护管理类	4	1.12
院内感染管理类	2	0.56
输血管理类	2	0.56
信息管理类	2	0.56
后勤管理类	2	0.56
其他	1	0.28

3. 医疗安全（不良）事件发生科室 医疗安全（不良）事件发生科室涉及 56 个科室，发生超过 5 例的有 38 个科室。其中构成比排在前 6 位的分别为：急诊医学科、重症医学科、手术室、骨外科、神经内科、小儿科。见表 13-3。

表 13-3 医疗安全（不良）事件发生科室

发生科室	发生例数	构成比（%）
急诊医学科	25	6.98
重症医学科	23	6.42
手术室	15	4.19
骨外科	13	3.63
神经内科	10	2.79
小儿科	10	2.79

4. 医疗安全（不良）事件发生时间段 医疗安全（不良）事件发生时间段最多的是 22:01～08:00，其次为 08:01～11:30。见表 13-4。

表 13-4 医疗安全（不良）事件发生时间段

发生时间段	发生例数	构成比（%）
08:01～11:30	88	24.58
11:31～13:30	32	8.94
13:31～16:00	45	12.57
16:01～22:00	58	16.20
22:01～08:00	135	37.71

5. 医疗安全（不良）事件发生原因 安全不良事件发生原因中，因医务人员疏忽的最多，占 24.16%；其次是器械设备质量不合格，占 16.62%。见表 13-5。

表 13-5　医疗安全（不良）事件发生原因

发生原因	发生例数	构成比（%）
医务人员疏忽	93	24.16
器械设备质量不合格	64	16.62
违反操作规程	55	14.29
药物不良反应	35	9.09
与患者或家属缺乏沟通	31	8.05
文书缺陷	20	5.19
医护团队沟通不足	19	4.94
医疗设备故障	18	4.68
输血不良反应	15	3.90
手术缺陷	8	2.08

[案例小结]

医疗机构应重视医疗安全（不良）事件的调查分析，尤其对于发生频次高或异常增加的医疗安全（不良）事件要高度重视，深入分析发生原因、规律及问题所在，及时采取应对策略，减少医疗安全（不良）事件的发生。

[问题思考]

1.请结合材料，分析为何该院医疗安全（不良）事件多发生于急诊医学科、重症医学科等科室以及发生时间段集中于22:01~08:00和08:01~11:30。

2.请结合教材和相关文献，分析如何加强三级医院重点科室的监管，并做好重点环节的防范，从而减少医疗安全（不良）事件的发生。

（徐　宁　于双杰）

第十四章 医疗质量管理

【学习目标】

知识目标： 掌握医疗质量管理的基本概念、基本原理、基本原则，医疗质量控制的含义、医疗质量评价的含义与基本原则；熟悉医疗质量安全核心制度、医疗质量管理方法与工具；了解医疗质量控制的内容方法，医疗质量评价的基本内容。

能力目标： 初步形成医院医疗质量全面质量管理的思维，基本掌握 PDCA 循环管理方法，在未来具备能够将其应用至医院医疗质量管理之中的能力，从而提高医院医疗质量、提升医院经营管理水平、保障人民群众安全和健康。

素质目标： 牢固树立"质量第一、安全第一"的强烈意识和职业素养，始终坚持以质量和安全为首的理念，在未来从事医院管理工作中，切实维护人民群众人身健康安全。

医院质量事关人的生命与生命质量，亦是医院的生命，追求质量是人类社会进步的标志。医院质量管理是医院管理的核心工作。医院作为医院质量管理的第一责任主体，应当全面加强质量管理，持续改进医疗质量，保障医院医疗安全，维护人民群众生命安全。

第一节 医疗质量管理概述

一、医疗质量管理的基本概念

（一）质量的含义

质量（quality）是一种判断价值，一般指顾客对产品和服务的满意程度。对于质量的含义的理解，可以分为以下层次（图 14-1）：

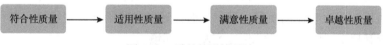

图 14-1 质量的递进层次

1. 符合性质量 也即以符合标准的程度作为衡量依据，符合标准指产品达标、合格。

2. 适用性质量 也即以满足顾客预订使用要求的程度作为衡量依据，适合顾客需求指能够成功满足顾客需求。

3. 满意性质量 也即以顾客需求满足的程度作为衡量依据，这种需求不仅包括符合标准的程度，还包括顾客及其他相关方满意的程度。

4. 卓越性质量 也即杰出的、富有魅力的、令人惊喜的产品和服务，这种质量意味着没有缺陷。

（二）医疗质量的含义

医院工作应以提高医疗质量（medical quality）为中心。狭义的医疗质量主要指医疗服务的及时性、有效性和安全性；广义的医疗质量不仅涵盖诊疗质量，还强调患者满意度、医疗服务效率、医疗经济效益及医疗的连续性和系统性。

我国《医疗质量管理办法》（2016 版）对于医疗质量的定义为：在现有医疗技术水平及能力、条件下，医疗机构及其医务人员在临床诊断及治疗过程中，按照职业道德及诊疗规范要求，给予患者医疗照顾的程度。本书沿用此定义。

（三）质量管理的含义

质量管理（quality management）是指确定质量方针、目标和职责，并在质量体系中通过诸如质量策划、质量控制、质量保证和质量改进，促进其实施的全部管理职能的所有活动。

（四）医疗质量管理的含义

传统意义上的医疗质量管理（medical quality management）是指医院确定质量方针、质量目标及质量职责，并通过质量策划、质量控制等手段使之适应并实现质量保证、质量改进和质量促进，确保医疗卫生服务达到规范要求并使患者满意的所有活动。

现代意义上的医疗质量管理是指按照医疗质量形成的规律和有关法律、法规要求，运用现代科学管理方法，对医疗服务要素、过程和结果进行管理与控制，以实现医疗质量系统改进、持续改进的过程。

二、医疗质量管理的基本原理

医疗质量管理基本原理是指在医疗机构医疗质量管理的实践过程中被检验的科学理论，是医疗质量管理的本质和规律的反映。

（一）政府主导原理

政府主导原理（government led principle）是指政府对卫生健康事业、医院工作、质量管理的发展方向及正常运转起主导性的作用。政府主导作用是由国家政权的性质和职能所决定的。

政府主导原理有利于促进医疗机构标准化管理，从而为人民群众提供安全、优质的医疗服务，推进医疗卫生事业高质量发展。同时，通过借鉴国际先进经验，有利于促使我国医院及其质量管理走向国际市场，进入全球竞争环境。

（二）封闭原理

封闭原理（closed principle），又称为闭环原理，它是由系统中各组织要素相互联系、相互制约的性质和特点而导出的一条管理上的基本原理。

封闭原理要求管理者在进行组织系统管理时，必须把组织系统当成一个与外部环境有着密切的物质、能力和信息交换关系，内部又有着相对稳定的结构和特定的投入产出功能的系统来管理。简而言之，就是在进行组织管理时，必须在保证组织系统对外开放的前提下，对系统内部的活动采取相对封闭的管理，使系统内的管理手段形成一个连续封闭的回路，促成有效的管理运动。

（三）弹性原理

弹性原理（elastic principle）是指管理必须保持恰当的适应能力，及时适应客观事物各种可能的变化，以便有效地实现动态管理。由于管理面对的问题是复杂的、动态的，所以管理是一种动态的弹性。

管理科学上的弹性分类，一般分为整体弹性和局部弹性。整体弹性必须科学，局部弹性才有章可循，在医疗质量管理中，要把握整体弹性。一是人力资源数量要有弹性，综合考虑医疗卫生服务需求、人员编制、员工进修等情况，保障有充足的人力资源提供医疗服务；二是人力资源结构要有弹性，综合考虑学历结构、学科特点、疾病特点等情况，保障学科带头人和技术骨干的稳定性；三是医疗质量指标制订要有弹性，医疗质量指标具有相对稳定性和科学性。局部弹性是相对于整体弹性而言。局部弹性就是任何一种管理必须在一系列管理环节中保持可以调节的弹性，特别是在关键环节上要保持足够的余地。要充分注意整体与局部的辩证关系，局部应服从于整体，整体则要充分考虑到局部的具体情况，防止整体与局部弹性发生"撞车"现象。

（四）系统原理

系统原理（system principle）是由相互作用和相互依存的若干要素所组合而成的，具有特定功能，并处于一定环境之中的有机集合体。医院质量管理是医院管理的一个子系统，医疗质量管理又是医院质量管理的子系统。

所谓系统原理就是要求每一个医务人员（尤其是科室领导）应将自己负责控制的对象视为一个整体的动态系统，而不是一个孤立分割的部分，应从整体（医院、科室）着眼，使部分服从整体。在医院医疗质量管理中，要求科主任、护士长着眼于医院的整体质量而不只是一个科室的质量，应明确一个科室的医疗质量能影响全院质量。此外，科室质量管理项目要系统（系列）化，这就给科主任、护士长提出了更高的要求。一是要求有全局质量观念；二是要求科室有医疗质量动态观念；三是要求科室要对质量做系统记录，每周、每月、每季、每年，都要有系统的、完善的质量控制记录资料。

三、医疗质量管理的基本原则

医疗质量是医疗机构生存和发展的基础，涵盖了医疗技术和医疗服务的各个层面，是医疗机构可持续发展的决定性因素。新形势下国家医疗卫生制度的改革，要求医疗机构必须坚持医疗质量管理的基本原则。

（一）患者满意原则

医疗机构服务的对象是患者，患者是医疗机构医疗质量的最终鉴定者和评价者。医疗机构应始终坚持以患者为中心，以患者满意为原则，不断满足人民群众多样化卫生健康服务需求，提供更高质量、更加安全的医疗服务。

（二）标准化原则

标准化是为适应科学发展和合理组织生产的需要，在产品质量、品种规格、零件部件通用等方面规定统一的技术标准。在医院医疗质量管理过程中，以标准化的形式来计划、组织、协同、控制和协调与患者有关的一切医疗活动，标准化是保证医院医疗工作正常运行的重要手段。医疗活动的各个环节若没有各自的标准，没有标准化的管理，医疗工作不可能连续地有秩序地进行。

（三）全员参与原则

全员参与质量管理是现代质量管理的重要组成部分，也是全面质量管理的最基本要求。医疗质量管理不仅要求医院高层管理者的参与，更需要全体医务人员的全过程的主动参与和支持，否则会影响医疗质量。从患者进入医院大门到康复出院，都是医院医疗质量管理的全过程。现代质量管理理论要求，患者在院需要医院医疗质量管理，出院后仍然需要进行全程质量监控。

（四）预防性管理原则

根据医疗质量形成的规律、特点，以及影响医疗质量的因素和薄弱环节，医疗机构应坚持采取预防性管理，针对医疗过程中的风险环节，规范诊疗和护理行为，有效预防医疗风险，保障医疗安全。并辅以检查作为质量管理和控制的必要手段，对医疗过程进行监督，对存在的问题及时反馈，保证医疗活动的有效开展。

（五）系统管理原则

医院管理本身是一个相互关联、相互影响的系统，应全面分析和综合控制医院管理系统中的每一因素，以确保管理职能的有效性。整体医疗、整体护理都是系统管理理论在医院工作中的延伸与实践。医疗质量管理就是医院管理的一部分，而影响医疗质量的各种因素，如人的管理、药械的管理、医疗流程的管理、相关医疗保障系统的管理都纳入质量管理系统中。

（六）持续改进原则

医疗质量持续改进是现代医院质量管理的精髓，是推进医院高质量发展的重要措施，是医院管理的一个永恒目标。患者会不断地提出新的更高的要求，医院应当严格按照卫生健康行政部门、质量控制组织关于医疗质量管理控制工作的有关要求，促进医疗质量持续改进。

四、医疗质量安全核心制度

医疗质量安全核心制度（core system of medical quality and safety）是指在诊疗活动中对保障医疗质量和患者安全发挥重要的基础性作用，医疗机构及其医务人员应当严格遵守的一系列制度。根据《医疗质量管理办法》（2016 版），医疗质量安全核心制度共 18 项。

（一）首诊负责制度

首诊负责制度（first diagnosis responsibility system）是指患者的首位接诊医师（首诊医师）在一次就诊过程结束前或由其他医师接诊前，负责该患者全程诊疗管理的制度。医疗机构和科室的首诊责任参照医师首诊责任执行。

（二）三级查房制度

三级查房制度（three-level ward rounds）是指患者住院期间，由不同级别的医师以查房的形式实施患者评估、制订与调整诊疗方案、观察诊疗效果等医疗活动的制度。

（三）会诊制度

会诊（consultation）是指出于诊疗需要，由本科室以外或本机构以外的医务人员协助提出诊疗意见或提供诊疗服务的活动。会诊制度是指规范会诊行为的制度。

（四）分级护理制度

分级护理制度（progressive patient care，PPC）是指医护人员根据住院患者病情和（或）自理能力对患者进行分级别护理的制度。

（五）值班和交接班制度

值班和交接班制度（duty and shift system）是指医疗机构及其医务人员通过值班和交接班机制保障患者诊疗过程连续性的制度。

（六）疑难病例讨论制度

疑难病例讨论制度（difficult case discussion system）是指为尽早明确诊断或完善诊疗方案，对诊断或治疗存在疑难问题的病例进行讨论的制度。

（七）急危重患者抢救制度

急危重患者抢救制度（emergency rescue system for critically ill patients）是指为控制病情、挽救生命，对急危重患者进行抢救并对抢救流程进行规范的制度。

（八）术前讨论制度

术前讨论制度（preoperative discussion system）是指以降低手术风险、保障手术安全为目的，在患者手术实施前，医师必须对拟实施手术的手术指征、手术方式、预期效果、手术风险和处置预案等进行讨论的制度。

（九）死亡病例讨论制度

死亡病例讨论制度（death case discussion system）是指为全面梳理诊疗过程、总结和积累诊疗经验、不断提升诊疗服务水平，对医疗机构内死亡病例的死亡原因、死亡诊断、诊疗过程等进行讨论的制度。

（十）查对制度

查对制度（check system）是指为防止医疗差错，保障医疗安全，医务人员对医疗行为和医疗器械、设施、药品等进行复核查对的制度。

（十一）手术安全核查制度

手术安全核查制度（surgical safety verification system）是指在麻醉实施前、手术开始前和患者离开手术室前对患者身份、手术部位、手术方式等进行多方参与的核查，以保障患者安全的制度。

（十二）手术分级管理制度

手术分级管理制度（surgical grading management system）是指为保障患者安全，按照手术风险程度、复杂程度、难易程度和资源消耗不同，对手术实行分级管理的制度。

（十三）新技术和新项目准入制度

新技术和新项目准入制度（new technology and new project access system）是指为保障患者安全，对于本医疗机构首次开展临床应用的医疗技术或诊疗方法实施论证、审核、质控、评估全流程规范管理的制度。

（十四）危急值报告制度

危急值报告制度（critical value reporting system）是指对提示患者处于生命危急状态的检查、检验结果建立复核、报告、记录等管理机制，以保障患者安全的制度。

（十五）病历管理制度

病历管理制度（medical record management system）是指为准确反映医疗活动全过程，实现医疗服务行为可追溯，维护医患双方合法权益，保障医疗质量和医疗安全，对医疗文书的书写、质控、保存、使用等环节进行管理的制度。

（十六）抗菌药物分级管理制度

抗菌药物分级管理制度（antibiotics grading management system）是指根据抗菌药物的安全性、疗效、细菌耐药性和价格等因素，对抗菌药物临床应用实行分级管理的制度。

（十七）临床用血审核制度

临床用血审核制度（clinical blood use audit system）是指在临床用血全过程中，对与临床用血相关的各项程序和环节进行审核和评估，以保障患者临床用血安全的制度。

（十八）信息安全管理制度

信息安全管理制度（information security management system）是指医疗机构按照信息安全管理相关法律法规和技术标准要求，对医疗机构患者诊疗信息的收集、存储、使用、传输、处理、发布等实行全流程系统性保障的制度。

第二节　医疗质量管理方法与工具

一、医疗质量管理方法

医疗质量管理方法实质上是人类各种管理方法在医疗质量管理中的应用。医疗质量管理在不断地发展过程中，形成了病例层次、病种层次和临床群体层次的多层次医疗质量管理，并且一些质量管理工具也得到应用和推广。不同的管理方法并不是简单的相互替代，而是多层次管理的结合和多种方法学的相互补充。

（一）医疗指标统计管理

医疗指标统计管理（简称指标统计管理）（satistical management of medical indicators）是指对医院医疗终结的数字资料进行科学收集、整理、计算和分析的管理过程。以数字为事实，为医疗质量管理提供更可靠的质量改进依据。这是最原始、最传统、最有效的质量管理方法。在困难时，唯有使用统计工具才能为其开辟一条前进的道路。

（二）全面质量管理

全面质量管理（total quality management，TQM）是指为了能够在最经济的水平上并考虑到充分满足用户要求的条件下进行市场研究、设计、生产和服务，把企业内部各部门的研制质量、维持质量和提高质量的活动构成为一体的一种有效的体系。

全面质量管理强调"三全"，即"全员参与、全部门控制、全过程控制"。全面质量管理的出发点是一个"全"字。真正的内涵是"质量竞争"。美国强调质量管理全体职工参与，日本强调质量小组活动，我国强调质量群众运动，发动群众（职工），全社会参加。全员、全部门、全过程改变了只强调事后控制的传统质量管理方法。全面质量管理不但要事后控制，而且是全程质量控制，已到了质量控制的制高点。

（三）PDCA 循环

PDCA 循环，是美国著名的质量管理专家戴明博士于 21 世纪 50 年代初提出来的，所以又称"戴明循环"，简称"戴明环"。

PDCA 循环，是英文计划（plan）、执行（do）、检查（check）、处理（action）的缩写。PDCA 循环总结出来的科学工作程序，是在一切管理活动中，提高管理质量和效益所进行的计划、执行、检查、处理（总结）等工作的循环过程。PDCA 循环反映了人们"认识—实践—再认识—再实践"这一认识事物的客观规律。

1. P（plan）表示计划 在计划阶段，主要经过 4 个步骤：①分析现状，找出存在的质量问题；②分析产生质量问题的各种原因或影响因素；③从各种原因中找出影响质量的主要原因；④针对影响质量的主要原因，制订措施，提出行动计划。

2. D（do）表示执行 在执行阶段，主要是对前一阶段制订的计划予以实施，强调具体的执行能力。

3. C（check）表示检查 在检查阶段，需要对计划执行中的情况或计划执行后的结果进行检查，看其是否与计划或预期目标相符。

4. A（action）表示处理 在处理阶段，计划执行完毕，检查工作结束，就可以根据执行和检查的结果进行处理、总结经验和教训，并采取相应的措施，为下一循环工作的开始奠定基础。主要通过两个步骤完成：①总结经验，把优异的成绩、成功的经验都纳入相应的标准或规章制度中，惯性运行。②找出差距和尚未解决的问题，在此基础上转入下一循环。

（四）目标管理

目标管理（management by objectives，MBO）是管理科学的一种管理方法，也是一种现代的管理思想。它是根据外部环境和内部条件的综合平衡，确立在一定时间预定达到的成果，制订出总目标，并为实现该目标而进行的组织、激励、控制和检查的管理方法。也就是说，根据上级的要求和本院情况，制订一个时期（年度、季、月等）的目标，并将目标分解到各个部门和个人，严格按目标执行，执行后实行自我（小单位或个人）控制，并进行考核和结果评价。

"目标管理"一词，是美国著名管理学家德鲁克在 1954 年出版的《管理的实践》一书中首次提出的。他认为把目标作为管理和指导组织活动的手段，所有的机构都应该按照目标管理和控制。目标管理是对泰罗制管理学说和梅奥的人际关系学说的一种发展。

知识拓展

彼得·德鲁克于 1909 年生于奥匈帝国的维也纳，祖籍为荷兰人，彼得·德鲁克其家族在 17 世纪时从事书籍出版工作（Drucker 原意为"印刷者"）。1937 年移居美国，终身以圪人、著书和咨询为业，是当代国际上最著名的管理学家，被称为"大师中的大师""现代管理之父"，对世人贡献卓越，影响深远。

他著述颇丰，平生涉猎广泛，在许多领域的建树都令人叹服。到目前为止，在哈佛商业评论发表文章已超过 30 篇，著作多达 50 余本，涵盖社会分析、政治经济、管理的各个方面，还有小说和自传。

1954 年出版的《管理的实践》奠定了他作为管理学科开创者的地位。《管理的实践》一书从管理的本质切入——管理者的角色、职务、功能的认知及其未来面临的挑战，掀开了管理的奥秘与实务。这本书问世后，不仅在美国一炮而红，而且在全球各地也都非常成功，包括在欧洲、拉丁美洲等地，尤其在日本更是备受重视。

（五）三级质量管理

三级质量管理目前有四种模式，其基本内容是一样的。第一种是从美国外科医师学会标准化计划创始人 Martin 提出改进医院条件，到 Donabetian 等的"结构—过程—结果"的质量结构，也即基础结构、实施过程和医疗结果；第二种模式的代表人物是日本学者仓田正一，他将医院活动分为 3 部分，即对患者的服务投入、服务过程和结果，这种方法与美国学者的方法是基本类似的，只是基础质量稍有不同；第三种是我国学者对质量管理的划分，例如，马骏所主编的《现代医院管理》，把医院质量分为基础质量、环节质量和终末质量，明确地划分为三级质量结构；第四种是我国政府对医院质量的划分，中国质量管理协会、国家标准化协会企业标准化专业委员会引入医院活动和质量结构分析中，把医院质量分为医院工作质量、医疗环节质量、医疗服务终末质量。

二、常用医疗质量管理工具

在现代医院质量管理工作中，医院质量管理工作者所要面对的数据量、数据类别和问题纷繁复杂，需要运用比较系统、科学的方法进行处理。

由日本质量专家发明的新老各七种质量管理工具对解决问题大有裨益。老七种质量管理工具包括调查表、分层图、直方图、散布图、排列图、因果图和控制图；新七种质量管理工具包括关联图、亲和图、系统图、矩阵图、矩阵数据分析法、过程决策程序图和网络图，这十四种工具既能单独使用，又可以根据不同类别、不同级别医院的不同要求混合使用，特别是新七种工具的使用更能够为医院的决策者提供有价值的信息，从而提高医院的工作效率和服务质量。

（一）关联图

关联图（interrelationship diagram），又称为关系图（图14-2），是用来分析事物之间"原因与结果""目的与手段"等复杂关系的一种表示各个相关要素因果关系的连线图。利用关联图可综合分析多个因素间的复杂关系，从而找出解决问题的途径或对策，是从因果关系的角度整理语言文字资料的一种方法。

操作程序：①提出认为与问题有关的全部因素或项目；②用确切而简明的词汇表达各主要因素（使用卡片）；③尽量把关系比较密切的卡片放在一起分析，并用箭头把各因素的因果关系联系起来，画出关联图；④根据图形，统观全局，进行分析讨论，并检查有无遗漏或不够确切之处，复核认可各因素及其相互间的因果关系；⑤归纳并提出关键项目和工作重点，确定从何入手解决问题，并拟订措施或计划；⑥关联图中出现多或只出不进的事项为主要原因，进线多或只进不出者为主要结果，进出皆多者为主要关节。

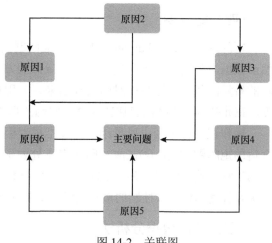

图 14-2 关联图

（二）亲和图

亲和图（affinity diagram），也称为 KJ 法、A 型图解法，其创始人是日本东京工业大学人类学家川喜田二郎（Jiro Kawakita）教授，KJ 是其姓名英文缩写。亲和图是一种将处于混乱状态中的语言文字资料，利用其内在相互关系（亲和性）加以归纳整理，然后找出解决问题新途径的方法。

操作程序：①定义问题，亲和图法适用于那种非解决不可，且又允许用一定时间去解决的问题。对于需要迅速解决的问题，不宜采用亲和图法。②头脑风暴，要有经验的人进行引导，收集事实、设想、意见等语言、文字资料，然后把所有收集到的资料，包括意见和建议等，都写成卡片。③整理资料，对于这些杂乱无章的卡片资料，把感到相似的归纳在一起，逐步整理出新的思路来。注意不要按照已有的理论和分类方法来整理，不要被头脑中的思维定式左右。④分类关联，把同类的卡片集中起来，以其隶属关系并写出分类卡片，然后按适当的空间位置贴到事先准备好的大纸或白板上，并用线条把彼此有联系的联结起来，如编排后发现不了有任何联系，可以重新分组和排列，直到找到联系。⑤讨论评估，将卡片分类后，就能分别地暗示出解决问题的方案或显示出最佳设想。会上讨论或会后专家评判，确定方案或最佳设想。

（三）系统图

系统图（systematic diagram）是指能将事物或现象分解成树枝状，故又称树形图或树图。系统图就是把要实现的目的与需要采取的措施或手段，系统地展开，并绘制成图，以明确问题的重点，寻找最佳的手段或措施。

操作程序：①确定目的和目标，具体地提出研究对象所要达到的最终目的和目标，尽可能有数据和简练的语言；②提出手段和措施，集思广益，提出实现目的的各种手段；③评价手段和措施，对找出的手段、措施是否得当进行评价，并进行取舍选择，决定下一步应保留和淘汰的东西；④绘制系统图，是最重要的一环；⑤制订实施计划，根据对象制订实施计划。

（四）矩阵图

矩阵图（matrix diagram）是从多维问题的事件中，找出成对的因素，排列成矩阵图，然后根据矩阵图来分析问题，确定关键点的方法。在复杂的质量问题中，往往存在许多成对的质量因素，将这些成对因素找出来，分别排列成行和列，其交点就是其相互关联的程度，在此基础上再找出存在的问题及问题的形态，从而找到解决问题的思路。

操作程序：①列出质量因素；②把成对因素排列成行和列，表示其对应关系；③选择合适的矩阵图类型；④在成对因素交点处表示其关系程度，一般凭经验进行定性判断，可分为三种：关系密切、关系较密切、关系一般（或可能有关系），并用不同符号表示；⑤根据关系程度确定必须控制的重点因素；⑥针对重点因素做对策表。

（五）矩阵数据分析法

矩阵数据分析法（matrix data analysis mathod）是指通过运用主成分分析等计算方法，准确地整理和分析在矩阵图上用数据定量化表示的各元素间关系的一种方法，是一种定量分析问题的方法。矩阵数据分析法是新七种质量管理工具中唯一一种利用数据分析问题的方法。矩阵数据分析法是在矩阵图的基础上，把各个因素分别放在行和列，然后在行和列的交叉点中用数量来描述这些因素之间的对比，再进行数量计算，定量分析，确定哪些因素相对比较重要。

操作程序：①确定对研究对象进行质量评价所需指标；②获得研究对象数据；③进行各项指标的相关性分析与初步评价；④对指标变量进行主成分分析；⑤通过主成分累计贡献率和崖底碎石图选取合适的主成分个数，实现分析数据的降维；⑥将检测数据代入各主成分表达式中求得主成分得分，再以各主成分贡献率为权重值求得其综合得分，从而进行所研究问题最终定量化的评价。

（六）过程决策程序图

过程决策程序图（process decision program chart，PDPC）是针对为了达成目标的计划，尽量导向预期理想状态的一种手法。PDPC 是在制订计划阶段或进行系统设计时，事先预测可能发生的障碍（不理想事态或结果），从而设计出一系列对策措施以最大的可能引向最终目标（达到理想结果）。

操作程序：①召集有关人员讨论所要解决的问题；②从自由讨论中提出达到理想状态的手段、措施；③对提出的措施，列举出预测的结果及遇到困难时应采取的措施和方案；④将各研究措施按紧迫程度、所需工时、实施的可能性及难易程度予以分类；⑤决定各项措施实施的先后顺序，并用箭线将理想状态方向连接起来；⑥落实实施负责人及实施期限，并不断修订 PDPC。

（七）网络图

网络图（network diagram）是一种图解模型，形状如同网络，故称为网络图。网络图由作业（箭线）、事件（又称节点）和路线三个因素组成。作业，是指一项工作或一道工序，需要消耗人力、物力和时间的具体活动过程；事件，是指某项作业的开始或结束，它不消耗任何资源和时间，在网络图中用"○"表示，"○"是两条或两条以上箭线的交接点，又称为结点；路线，是指自网络始点开始，顺着箭线的方向，经过一系列连续不断的作业和事件直至网络终点的通道。

第三节　医疗质量控制

一、医疗质量控制的基本概念

（一）质量控制的含义

质量控制（quality control）是指按照设定的质量目标，建立起完善的质量管理体系，通过若干方法和步骤，采取若干措施，或通过调整，达到预期目的的管理办法。质量控制就是通过各种质量手段达到预期的目的。

（二）医疗质量控制的含义

医疗质量控制（medical quality control）是指为了患者的安全、舒适和满意，对医疗环境中提供的产品和服务按照预先设定的质量目标和标准进行监控。医疗质量控制是医疗服务的一个重要方面，最终目标就是要达到人民身体健康以及最好的综合效益，促进医疗质量改进。

二、医疗质量控制的范围

医院医疗质量控制范围包括患者从门诊、入院到出院所接受的医疗护理、生活服务等，必须全院医务人员共同参与，才能达到质量控制的目的。

（一）医疗工作

1. 医师的工作质量　主要指医师从事的患者的诊疗工作、患者的医技检查申请、临床教学、临床科研和服务态度等。

2. 护理工作质量　主要包括护士服务质量、技术操作质量、基础理论水平、护理教学与科研和护士整体素质等。

3. 各医技科室工作质量　主要包括设备检查正确诊断率、服务质量、检查结果时间、设备使用保养情况和教学与科研等。

4. 药剂科工作质量　主要包括处方药物发放准确率、处方调剂质量、药品及时供应率、药品库存正确保存情况、特殊药品管理、中药管理、药物情报信息和新药的研究与管理等。

5. 门诊、急诊工作质量　主要包括门诊、急诊科的组织水平、人员工作质量、服务态度，挂号、分诊、导诊及时率，门急诊诊断质量，医技检查的阳性率，急诊科对危急重症患者到院的处置时间，院前急救能力和临床科与医技科的协调能力等。

6. 医疗行政管理质量　主要是组织、指挥、协调全院医疗工作的运行能力，医疗质量总体检查、控制和应诊情况等。

（二）思想工作与医德医风

思想工作与医德医风主要包括医院职工的思想教育、人员培养、职工福利、职业道德教育、对外宣传和奉献精神等。

（三）后勤保障

后勤保障主要包括患者的饮食结构与质量、水电暖保障、医疗环境、病房设施的合理性、医学装备质量、医院安全与秩序和财会保障等。

三、医疗质量控制的内容

（一）门诊质量

门诊质量包括初步诊断、医技检查适应证。

（二）急诊科质量

急诊科质量包括患者到院后处置时间、抢救能力、抢救效果等。

（三）临床科病案质量

临床科病案质量包括入院病历书写时间、诊断准确率，治疗方案、三级检诊制度的落实、医技检查后处置情况及阳性结果的记录分析、患者心理活动情况、医嘱执行情况、患者出院后病案及时归档情况、病案首页的及时系统全面填写情况等。

（四）医务人员的服务态度

医务人员的服务态度包括仪表举止、对患者的态度、投诉情况、满意度情况等。

（五）手术患者质量

手术患者质量包括待手术时间、术前准备、伤口愈合情况、术前术后记录、伤口换药情况等。

（六）医疗收费合理程度

医疗收费合理程度包括医疗收费项目和标准、医院内部核算制度等。

（七）临床合理用药情况

临床合理用药情况包括药品临床价值、用药目录遴选、药学服务、控制不合理药品费用支出等。

（八）基础质量情况

基础质量情况包括检查手段、治疗方法等。

（九）环节质量

环节质量包括患者门诊就诊、住院过程中的质量等。

（十）终末质量

终末质量包括诊断是否正确、及时、全面，治疗是否及时、彻底、有效，疗程长短，患者康复，安全情况，医院感染等。

四、医疗质量控制的方法

正确的医疗质量控制方法是质量成功的必要条件。我国医院医疗质量控制方法还没有固定的、被大家公认的最佳方法。常用的是统计指标管理法、质量目标标准管理法、行政管理法、法规管理法、经济管理法和思想工作与医德医风教育法等。

（一）统计指标管理法

统计指标管理法既是传统的质量管理方法又是现代质量管理方法。现代医疗质量管理更强调统计指标的作用，只有科学的、实事求是的指标在医疗质量管理中的应用，才能使医疗质量控制成为科学。统计指标更重视资料的连续性、对比性、分析性。从分析中找问题，从问题中发现质量控制的不足，从而制订更确切的措施。

（二）质量目标标准管理法

质量目标标准管理法是现代医疗质量管理的重要方法。目标管理是下放权力的管理方法，是开发下层领导与群众的积极性、主动性、创造性的良好方法。事实上，质量总是有目标的，没有目标怎么控制。目标管理决定的因素是目标标准和检查监督。

（三）行政管理法

行政管理法是一种行之有效的医疗质量控制方法，任何医院都离不了此种方法。如医疗工作中的重大失误、对患者服务态度不好引起患者及家属极度不满、抗生素的不合理应用、为了经济利益对患者滥用检查、患者术前待床时间太长和外科手术切口感染等，这些都需要用行政手段来解决，以保证质量控制的顺利实施。

（四）法规管理法

法规管理法是指用法律规范以及医院技术操作常规等各种行为规则进行管理，如工作人员职责、疾病诊断标准、疾病治愈标准、医德医风规范等。作为医疗质量控制的法规管理方法，不仅包括国家权力机构制定的卫生法规，还包括由各级政府部门所制定的各种法规、规范和标准，也包括行业、本院制定的有关规定。

（五）经济管理法

经济管理法是指运用经济杠杆作用和经济手段进行管理。其实质是贯彻物质利益的原则，从物质利益方面处理好国家、医院、科室、个人四者的关系，从而有效地调动各方面的积极性，更好地推动医疗质量控制管理。

（六）思想工作与医德医风教育法

思想工作与医德医风教育法是我国医院的特色。思想工作是医院坚持社会主义办院方向的保证，是激励医务人员建设现代化医院的强大动力，是保证医务人员言行统一的基本措施，是提高医务人员素质的重要途径。医德医风教育是医务人员端正服务方向的基本方法，是医务人员奉献精神和献身卫生事业的基本动力。

知识拓展

医院是社会的重要组成元素，其质量理念必将随着科技和社会的发展进步而与时俱进。《中华人民共和国国民经济和社会发展第十三个五年规划纲要》明确提出，实施质量强国战略；中共中央、国务院《关于开展质量提升行动的指导意见》提出，以质量第一为价值导向；《中华人民共和国国民经济和社会发展第十四个五年规划和2035年远景目标纲要》指明，在未来较长时期我国将以"高质量发展"为主题。在我国社会经济已步入"质量时代"并朝着高质量发展的背景下，医院必须遵循其质量要义，转向质量发展。《"健康中国2030"规划纲要》为医疗卫生事业规划了蓝图，在提供了前所未有发展机遇同时，也对质量管理提出了新要求。

第四节　医疗质量评价

一、医疗质量评价的含义

医疗质量评价（medical quality evaluation）是指有组织、有计划地通过对医疗活动的调查，就医疗活动中的客观事物的核实或事物的性质的分析，判定被评价对象是否符合事先规定标准或要求的活动，而对医疗质量做出客观的定论。医疗质量评价是医疗质量管理的重要一环，也是一项复杂的工作。

二、医疗质量评价的基本原则

（一）科学性

科学性也即质量评价标准、方法必须是科学的。

（二）先进性

先进性也即质量评价的标准、方法及整个体系是先进的，并且吸收国内外质量评价的最新成果。

（三）可行性

可行性也即质量评价体系是符合中国医院情况的，是可进行的，被评价单位容易接受且具有激励作用。

（四）简便性

简便性也即质量评价指标简单，容易采集和分析。医疗质量管理重在持久性评价。

（五）可比性

可比性也即通用性强，尽可能适用于不同级别、不同区域、不同类型的医院。

（六）政策性

政策性也即质量评价体系符合党和国家的基本政策，符合有关卫生法规要求，符合我国卫生健康事业发展的总方针。

（七）经济性

经济性也即关注成本。

（八）时间性

时间性也即每一次对医院的评价时间和评价周期不能太长，尽量不在患者高峰季节评价。

（九）公正性

公正性也即所有被评价单位应公开竞争，数据的获取和分析严格按照程序执行。

三、医疗质量评价的基本内容

（一）医院规模

医院规模包括床位、人员结构、医院面积、病房建筑面积、门诊部、急诊科建筑面积和医疗设备等。

（二）功能与任务

医院应提供医疗、预防、保健、康复与社区宣传等全面的连续性的服务，能按照编制床位展开专科技术工作，对其服务范围内大多数专科疑难重症能做出及时、正确诊断，并能实施与其水平相适应的治疗与护理。能指导下级医院搞好医疗、预防、保健等技术性服务。

（三）专科建设

一是指按编制床位开设的专业科室；二是指重点专科；三是本省、本地区的专科研究中心。按照医院的级别和任务建设专科。专科建设是衡量一个医院实力的重要指标。

（四）技术水平

技术水平指具有与其功能相适应的综合服务的基础技术水平，有能力接受下级医院的转诊，有合理的重点专科，相应的重点专科技术能达到与重点专科相适应的领先水平。

（五）服务质量

优质服务在医疗质量管理中非常重要，特别是在医院，服务对象是有思维的人，稍有不慎就可能引起纠纷。现代医院服务主要是强调全程服务，做好关键时点服务，以方便患者为服务重点。

（六）医政管理

医政管理包括各种规章制度的贯彻执行，结合医院实际制订本院有关制度、技术操作规程，制订质量管理、护理管理、医技科室管理、信息管理、计量管理、医疗经济核算管理、人才管理等方面的办法。其中人才管理、质量管理、医院经济核算管理最为重要。

（七）科研教学

科学研究包括医院的科技成果数、公开刊物发表论文数、教学情况、参加社区卫生保健等。教学指能承担医学大专院校的医疗、护理、医技、药剂、管理人员的临床教学和实习任务的完成情况。

（八）统计指标

统计指标指固定的指令性统计指标、临时性上级调查所需统计资料、结合医院实际制订的有关统计指标以及按月、季、半年、年度的统计分析及各种统计资料的原始资料。

（九）思想政治工作与医德医风

思想政治工作与医德医风指具有强有力的思想政治工作学习和医德医风监督计划并组织实施。

（十）后勤保障

有健全的后勤保障管理体系、工作制度和岗位责任制，有水、电、暖、降温等保障措施，有严格的财会管理制度和约束机制，有建筑总体规划，有年度预结算、物资购买出入库登记与监督机制，有健全的成本核算制度，有满足患者与工作人员的各种合理的饮食管理制度，有为临床、为患者服务的观念意识和管理措施等。

（十一）医院安全

有健全的医院安全管理组织、工作制度。有健全的各种保卫管理制度、措施及实施记录，定期对安全工作进行评价。对易发生危险的设备及部门有特殊的防范措施，如高压电线电力系统、高压氧舱、中心供氧、危险品仓库、同位素室、配电室、手术室、细菌室、财务办公室、大型设备等。消防设备齐全，标志醒目，定期检查更换，使用方便。有严格的剧毒、麻醉、精神药品管理制度。有遇有紧急情况能与外界联系的可靠方式。

（十二）医院环境

医院环境指环境整洁、卫生，有与医院占地面积相适应的绿化地带。有健全的卫生检查、评比制度，并有专人负责管理。各诊室、病房秩序良好，做到整洁、肃静、舒适、安全。门诊、急诊、病室、治疗室、手术室、检查室、实验室、办公楼、会议室禁止吸烟。污水、污物、放射性物质、有毒气体排放及消烟除尘应符合环境部门规定。室内采光、色彩设计符合卫生学的要求。门诊、急诊、病室内噪声符合有关规定要求。病区、生活区及工休人员通道符合要求。

（十三）患者费用

患者费用指医院年度每个门诊患者、住院患者的平均费用不超过同级医院平均费用数。医院应有健全的收费管理制度和监督机制，有医院收费总量控制与结构调整的具体内容和措施，有根据本地区经济状况医院所采取的优惠政策。

（十四）患者满意度

患者满意度是医院的一个满意度工程，指出院患者满意度、住院患者满意度、门诊患者满意度、急诊患者满意度、医技科室患者检查满意度、专科患者调查满意度、单病种患者诊治满意度、职工满意度、合同协作单位满意度、社会各界调查满意度、下级医院满意度及上级领导对医院工作满意度等。

（十五）医院效益

医院效益包括社会效益、技术效益和经济效益。

（十六）质量管理

质量管理已成为医院管理的核心，尤其是全面质量管理给医院带来了生机。所以质量评价应把质量管理作为重中之重。质量管理评价内容主要包括：建立与本级医院规模、功能相适应的质量管理组织（医院质量管理委员会、医务处质量控制办公室、质量管理科、科室质量管理小组、质量活动小组），质量管理计划，质量管理研究，质量控制措施，全面质量管理在医院中的应用，持续的质量改进措施，质量管理方针、目标，质量管理思想及统计指标等。

知识拓展

国内外医疗质量评价方法分析如表 14-1 所示。

表 14-1　国内外医疗质量评价方法分析

方法名称	内涵	优点	缺点	适用范围
三级结构质量评价法	医疗质量分解为基础结构、实施过程和医疗效果 3 个过程。基础质量是指人、财、物、时间、技术五要素，过程质量指医疗活动的过程，效果指医疗终结后的指标控制	质量分层，明确管理责任；利于监督检查，效果较可靠	单靠医疗部门控制质量，不利于医院全面管理	适用于质量分层评价，有利于医疗活动的事前控制和环节质量控制
质量方针目标评价法	以目标管理原理为依据，通过制订阶段性目标提高医疗质量，注重责任、考核和效果	加强医院各层次联系；利于掌握目标进度	内容条目不一，重复性差、可比性差	适用于目标明确、各部门联系紧密的医疗机构
医院分级管理评价法	按照医院功能、级别、编制、标准等具体情况，对医院进行全面管理	评价标准统一，利于促进医院正规化发展	评价人员背景不同导致同一级医院评审结果差异明显	医院需结合自身特色和实际情况进行分级管理
患者满意度评价法	最重要的评价方法之一，包括住院患者满意度、职工满意度、社会满意度等，患者由医疗质量的被动评价转为主动评价	以患者为中心，强调患者的主观感受和医疗效果	受患者知识、经历影响，评价结果具有一定的主观性	适用于以患者为中心、注重患者感受的医疗机构
病种评价法	是重要的群体质量评价层次，病种是科室质量的重要单元，主要病种的医疗质量可代表医院的质量水平	非随机性抽样调查，有较好的代表性和可靠性	测量侧重技术质量	适用于病种种类齐全、体系成熟的医院
病例评价法	以病历和其他医疗记录作为资料，按诊疗过程和结果进行判断，将实际结果与预期结果比较以判定医疗质量的优劣	简单易行，易于统计分析，减轻医师负担	为事后检查，且仅限于病历资料评价，不够全面，重点不突出	需要病历完整的记录，须严格执行医疗过程中的规章制度和诊疗规范

续表

方法名称	内涵	优点	缺点	适用范围
病种病例综合评价法	根据患者病情、诊断和治疗情况的不同分成若干个不同的组别,科学地反映医院医疗质量、工作效率及卫生资源利用的实际情况	全面反映技术质量	过分注重技术质量的测量,且标准太多、费时,不易推广应用	适用于规章制度完善、病种齐全的医院
Servqual评价法	从消费者角度评价服务质量的方法,即通过消费者对所提供服务的期望和实际感觉之间的差距来反映服务质量的好坏	以患者为中心,强调患者的主观感受	受患者知识、经历影响,评价结果具有一定的主观性	用于了解患者满意度,衡量医疗服务质量水平,发现医疗服务的薄弱环节

【本章小结】

加强医疗质量管理,最大限度满足患者需求,最大努力保障患者安全,已成为医院发展的焦点问题。本章通过介绍医疗质量管理的概念、基本原理、基本原则,医疗质量控制的含义、医疗质量评价的含义与基本原则等基本内容。要求学生初步形成医院医疗质量全面质量管理的思维,基本掌握 PDCA 循环管理方法,在未来具备能够将其应用至医院医疗质量管理之中,从而提高医院医疗质量、提升医院经营管理水平、保障人民群众安全和健康。同时,牢固树立"质量第一、安全第一"的强烈意识和职业素养,始终坚持以质量和安全为首的理念,在未来从事医院管理工作中,切实维护人民群众人身健康安全。

实训案例 I

某医院电子病历质量控制存在的问题

[引言]

随着科学技术的发展和医院改革的逐步深入,信息化、管理科学化的概念已渗透到医院质量管理之中,电子病历的深入应用,为医疗安全和质量控制提供了平台。但是电子病历在使用过程中逐渐出现病历缺陷增多、内容复制严重、病历填写不及时和质量监管困难等一系列问题,从而导致医院的服务质量和运营效率受到负面影响。

[主要内容]

某医院是一所集医疗、教学、科研、预防、保健、康复、急救为一体的三级甲等医院。该医院先后完成了以电子病历为核心的医院信息系统建设,上线了门诊挂号收费、住院患者管理、门诊医生工作站、住院医生工作站、住院电子病历、病房护士工作站、电子病历质量控制体系,医院信息系统中包含临床信息系统(CIS)、实验室信息系统(LIS)、医学图像管理系统(PACS)、超声、心电、病理、内镜系统、手术麻醉系统、重症监护系统、药品管理系统、物资管理系统、固定资产管理系统、消毒供应追溯系统、病案管理系统、院感管理系统等 50 多个业务子系统。同时,随着信息化进程的推进,逐步建设了移动护理、远程会诊系统、临床药学管理系统、全成本核算系统、输血管理系统、自助预约服务、人力资源管理系统、办公自动化系统等。目前,该医院在电子病历质量控制方面还存在一些缺陷。

1. 电子病历质量控制层级少，无法做到全覆盖　一般的电子病历质量控制是以人工抽查为主，面对复杂且庞大的病历数量往往很难做到整体性的质量把控，三甲医院的病历数量庞大且繁杂，普遍是对部分病历进行抽查，根据抽查的病历数据对整体病历质量作出判断，难免有误差，容易造成质量控制失真，使缺陷病历的数量增多，该医院的病历质控是由科室质量控制和终末质量控制两个层级组成，这种质量控制无法实现病历质量控制的流程化和精细化。

2. 电子病历书写质量不高　根据《电子病历应用管理规范（试行）》（国卫办医发〔2017〕8号）要求，电子病历的书写应当遵循客观、真实、准确、及时、完整、规范的原则。病历书写过程中的入院记录、病程记录和出院记录，都有对病历完整性和时限性的要求。该医院的许多病历都存在时限性和完整性缺陷，且病案3日归档率较低，经常无法达到规定值（≥90%），使得病历书写质量总体不高。

3. 电子病历质量控制数据无法有效利用　该医院在发展过程中对于结构化的重视不足，文书记录仅仅体现"电子化的形式"，电子病历无法自动生成一些医疗质量关键环节的统计报表，与院内其他信息系统的衔接还有待进一步完善。对于复杂的数据也不能进行统计分析和可视化展示，不利于院内数据的有效利用，不符合现代医院的精细化管理、医疗健康大数据平台建设和智慧医疗设备的需要。

［案例小结］

电子病历系统为医护人员提供了完整的、实时的患者信息，能有效降低医疗差错、提高医疗质量。同时，电子病历质量控制是医疗质量的核心部分，是医院实现质量控制的重要途径之一，医院管理者应注重电子病历系统及其质量控制在医院高质量发展中的重要作用。

［问题思考］

1. 请结合材料和相关文献，针对该医院目前在电子病历质量控制方面存在的问题，谈一谈可以采取哪些措施改进。

2. 自2017年第三次人工智能浪潮兴起以来，人类日益加速从信息时代向数字时代迈进。请结合相关文献，谈一谈数字时代的电子病历管理及其质量控制可能存在的挑战以及未来发展趋势。

实训案例Ⅱ

法人治理模式下某公立医院医疗质量分析

［引言］

公立医院法人治理是关于政府、医院以及管理者三者之间责任、权力、利益如何分配，是平衡所有者、经营者以及利益相关者的若干制度安排。

［主要内容］

某研究调取实行法人治理政策的某公立医院信息科2012～2016年关于医疗质量方面的数据。根据指标的可选择性及综合评价的原则，构建基于工作强度（门诊就诊量、出院患者数量、手术例数）、工作效率（出院患者平均住院日、病床使用率、病床周转次数）、医疗技术质量（患者的治愈率、患者的病死率、患者出入院诊断符合率）、医疗费用（住院患者人均费用、门诊次均医药费用、药品费用占业务收入比例）等4个维度12项指标的医疗质量评价体系，采用主成分分析法，分析该医院实施法人治理前后医疗质量的变化情况。分析发现：

1. 工作强度维度各指标总体呈增长趋向　该医院2012～2016年除门急诊人次有略微减少外，住院手术例数、出院人数等均呈增长趋势，且2014年后增长速度加快，究其原因是该医院实施法人治理改革后，其医疗技术水平提高，增加先进医疗设备，收费价格趋于合理，服务内涵优化，吸引了本市及周边地区患者前来就诊。

2. 工作效率维度各指标出现波动性变化 其中，出院患者平均住院日（标准≤14日）整体呈下降趋势，说明该医院的医疗质量水平等综合能力在不断提升。病床使用率在 70.00% 左右波动，低于标准值 93.00%，说明医院资源没有充分整合利用，床位利用效率低。

3. 医疗技术质量指标趋于平稳状态 该院患者出入院诊断符合率没有较大的变动幅度，病死率与治愈率呈良好发展态势。这一成果的取得说明医院医疗技术水平逐步提高，同时也暴露出医院医务工作者对医疗技术的创新发展能力不足。在这种情况下，医院医疗质量管理工作的重点是强化基础技能、提高技术创新能力，促进医院医疗质量的持续改进。

4. 医疗费用指标呈现下降趋势 根据医疗费用三项具体指标，2016 年较 2012 年住院患者人均费用、平均门诊医药费用都在持续增加，较高的医疗费用依然会给患者带来难题，百姓看病贵依旧没有得到有效解决。

根据主成分分析结果，该院 2012～2016 年医疗质量总体呈现出上升趋势。其中，2016 年排名第一，2014 年排名第二，2015 年排名第三，2013 年排名第四，2012 年排名第五。研究发现，2015 年医疗质量较 2014 年有所下滑，主要与 2015 年的门诊就诊量、住院患者人均费用的下滑有关，提示该院今后应优化法人治理政策从而降低门诊费用和住院费用，减轻患者负担。

[案例小结]

公立医院建立法人治理，增强了医院管理者的经营管理能力，患者看病程序由复杂、管理杂乱转向简明、科学与合理化发展；医务人员工作服务态度积极向上，医患关系和谐，医疗质量与服务水平不断提高。法人治理是否能够达到上述优势，还需要医院管理者和医院管理研究者们进一步深入研究和实践检验。

[问题思考]

1. 请结合材料和相关文献，谈一谈法人治理模式下，医疗质量控制与管理可能出现的问题以及具体的解决措施有哪些。

2. 公立医院改革与高质量发展已成为医院管理领域研究的核心。请阅读相关文献，撰写一份有关"公立医院高质量发展与质量控制"的研究综述（不少于 2000 字）。

（徐 宁）

第十五章 医院护理管理

【学习目标】

知识目标：掌握医院护理管理的概念、护理质量管理的概念、护理质量评价体系的分类、常用护理质量管理标准、护理质量评价方法；熟悉医院护理管理的内容、护理质量管理基本原则、护理质量管理体系、护理人力资源管理的概念、医院护理人力资源的配置、护理业务技术管理的方法；了解护理业务技术管理的概念、护理业务技术管理的意义、护理业务技术管理内容。

能力目标：在对医院护理管理整体理论的学习过程中，增强理论联系实际的能力，通过查找文献、实地调查能够发现护理组织在护理质量管理上存在的问题，并提出相应的改善方案。

素质目标：树立"一切以患者为中心"的服务思想和人文关怀理念，在未来从事医院管理工作中，能够切实维护人民群众的人身健康安全。

护理工作是医疗工作的重要组成部分，体现在临床医疗工作的各个环节，尤其是一些治疗性工作都必须通过护理来实现和完成。人性化的临床护理有助于减轻患者病痛，节约医疗资源，改善日益紧张的医患关系，营造和谐的医疗环境，促进患者早日康复。只有科学的护理管理，才能使护理系统实现最优运转，提升护理工作效率；只有科学的护理管理，才能使护理工作更趋于科学化、专业化和效益化。

第一节 医院护理管理概述

一、医院护理管理的概念

护理管理（nursing management）是一种行为过程，是护理管理者为了实现管理目标，采用一定的组织形式和方法，指挥、协调和控制被管理者完成预定护理目标的一种活动过程。

医院护理管理（hospital nursing management）是指在护理工作中以提高管理质量和工作效率为主要目的的管理活动。WHO对医院护理管理的定义是：为了提高人们的健康水平，系统地利用护士的潜在能力和有关其他人员、设备、环境及社会活动的过程。该定义强调了以下四个要素：①医院护理管理的最高目标是提高人民的健康水平；②医院护理管理是一个系统管理过程，管理对象处于一个系统之中；③医院护理管理的要素包括以护士为主的有关人力资源、物资设备资源、环境和社会资源；④医院护理管理体现人本性，以发挥人的潜在能力为管理首位。

二、医院护理管理的内容

（一）医院护理管理的任务

1. 加强护理人员的素质管理 加强政治思想教育，树立正确的人生观和价值观，明确人的价值，正确对待得与失、奉献与索取，安心做好本职工作，爱岗敬业，加强职业道德教育。从事护理事业必须有良好的道德修养，必须增强服务意识和责任感，努力培养勤奋工作的态度，塑造认真细致、热情周到的职业形象。

2. 加强质量监控与管理 在实施现代护理模式中如何确保护理质量和服务质量，不断提高患者的满意度是医院护理管理的中心任务。要把好质量关，除各项工作建立完善的规章制度，使操作规范化、工作程序化外，还必须加强护理工作全过程各个环节质量，制订评定标准，规范护理行为，定期搞好检查和随机抽查，提高环节管理水平，避免发生差错事故。

3. 加强协调管理 协调是做好管理工作的核心，也是医院护理管理者执行领导职能的关键。协调的作用在于求同存异、通权达变、减少矛盾，以提高管理工作效率。医院护理管理者居于院领导和护理人员之间，其沟通协调职能主要是上传下达，协调左右内外关系，使护理工作在医院内运行起来上下融洽、左右顺通。管理协调还需要和患者及其家属进行有效沟通。

4. 做好人才培养的工作 培养人才是管理者最重要的任务，却也因为其无法在短期内取得效果而被大部分人所忽略。管理者同时也是领导者，是指引方向的带路人，也是下属依靠、信赖的对象。每一位下属都在观察管理者的一举一动，期待着他能够做出正确的决策，引导大家朝着正确的方向前进。

（二）医院护理管理的目标

总体目标：坚持"以患者为中心，以质量为中心"的服务宗旨，建立医院护理管理目标体系，优化护理服务流程，提升护理服务品质，提高患者满意度。围绕总体目标，护理管理重点在以下4个方面。

（1）深化"以患者为中心"的服务理念，加强内涵建设，全面推进责任制整体护理的服务模式，为患者提供优质护理服务。

（2）加强护理队伍建设，建设一支数量规模适宜、素质能力优良、结构合理的护士队伍，提高护士的服务能力和专业化水平。

（3）建立护理管理制度，完善护理服务标准，规范、健全护理质量控制和持续改进体系，规范临床护理行为，提高护理质量。

（4）加强护理管理信息化建设，提升护理人员运用信息化手段的能力，优化护理工作流程，提高护理服务效率。

（三）医院护理管理的组织结构

医院护理管理组织结构直接影响护理管理工作模式及工作效率。根据国家卫生健康委员会的规定，县及县以上医院都要设立护理部，实行院长领导下的护理部主任负责制。护理部是医院护理管理中的职能部门，在院长或主管护理的副院长领导下，负责组织和管理医院的护理工作。它与医院行政、教学、科研、后勤管理等职能部门并列，相互配合共同完成医院的各项工作。护理部在护理垂直管理中的管理职能，对加强护理管理，提高管理效能有重要意义。

（四）医院护理管理的职能

1. 计划职能　简单来说就是事先拟定未来行动的行事方法。计划的程序具体是：①了解医院的发展规划、目标和中心任务。②确立目标。③预测影响因素和评估具备的资源、条件。④拟订和选择实施方案。⑤编制具体计划。⑥评估并修订完善。

2. 组织职能　组织是依据任务和目标，将人与事做最有效的安排，使人尽其才、才尽其用。具体包括：①建立组织结构。②分工并明确职责范围。③配备人员、明确责任。④建立信息沟通渠道。⑤制订规章制度。

3. 人力资源管理职能　护理人力资源管理主要包括护理人力规划、护理人员招聘与甄选，以及护理人员的排班、考核与晋职、在职教育、职业发展等内容。护理管理者应根据医院建设发展的需要和护理任务，确定各类护理人员的需求，加强护理人力资源科学管理，从而保持高质量的护理质量和专业水平。

4. 领导职能　领导是带领团队达成目标的一种能力。卓越的领导者会有效地运用人力、物力、财力、时间、信息等，并运用其影响力、人际关系及领导才能与魅力，带领和指导、帮助下属达到组织目标。护理领导者要使其作用充分发挥，自身素质是基础。现代医院管理要求护理管理人员不但要有较高的决策、计划、组织和协调能力，还要具备与医院规模和功能相适应的领导素养、领导艺术和方法。

5. 控制职能　控制是保证和持续改进护理质量的重要管理职能。

（1）确立标准：确定护理控制标准要根据护理工作需要，体现目标特性及影响目标实现的因素，确定对工作和结果衡量的尺度。

（2）衡量成效：根据确定的标准，对护理工作过程和产生的结果进行比较，确定是否存在偏差。

（3）纠正偏差：采取纠正措施应建立在对有关信息认真分析的基础上，针对不同原因采取不同的措施。

（五）医院护理管理的意义

医院护理管理是医院管理的一个重要组成部分，直接关系到医院目标的实现和医疗质量的保证。护理管理在医院行政、医务、教科、医技、后勤等职能部门中处于并列地位，在病房管理方面处于主导地位。从医院人员构成来看，护理人员约占医院总人数的1/3，占卫生技术人员的1/2，护理管理涉及的科室约占全院的3/4，在医院的门急诊管理、病房管理、物资设备等管理工作中具有十分重要的地位。护理工作与医生之间、医技科室之间、总务后勤科室之间、预防保健工作之间，都有着广泛的联系。从一定意义上讲，护理管理的水平是衡量医院科学管理水平的标志之一，也是整个医院管理水平的缩影。

┌─ 知 识 拓 展 ─

2016年7月26日，国家卫计委讨论通过《医疗质量管理办法》，自2016年11月1日起施行。其中第十九条规定：医疗机构应当加强护理质量管理，完善并实施护理相关工作制度、技术规范和护理指南；加强护理队伍建设，创新管理方法，持续改善护理质量。第四十七条中，明确了医疗质量安全核心制度，其中护理核心制度有：分级护理制度、值班和交接班制度、急危重症患者抢救制度、查对制度、手术安全核查制度、病历管理制度等。

第二节 护理质量管理

一、护理质量管理的基本概念

护理质量管理（nursing quality management）是按照护理质量形成过程和规律，对构成护理质量的各个要素进行计划、组织、协调和控制，以保证护理服务达到规定的标准，满足和超越服务对象需要的活动过程。《全国护理事业发展规划（2021—2025 年）》提出，持续扩大优质护理服务覆盖面，实现二级及以上医疗机构优质护理服务全覆盖，其他医疗机构开展优质护理服务比例显著提高。落实护理核心制度，做实责任制整体护理，夯实基础护理质量，强化护理人文关怀，优化护理服务流程，实现优质护理服务扩面提质，有效提升患者获得感。

二、护理质量管理的基本原则

1. 以患者为中心原则 患者是医疗护理服务的中心，是医院赖以存在和发展的基础。以患者为中心的原则强调：无论是临床护理工作流程设计、优化，护理标准制订，还是日常服务活动的评价等管理活动中都必须打破以工作为中心的模式，建立以尊重患者人格，满足患者需求，提供专业化服务，保障患者安全为核心的文化与制度。

2. 预防为主原则 在护理质量管理中树立"第一次把事情做对"的观念，对形成护理质量的要素、过程和结果的风险进行识别，建立应急预案，采取预防措施，降低护理质量缺陷的发生。应尽量采用事前控制的方式，防微杜渐，要知道质量是做出来的而不是检查出来的。

3. 全员参与原则 护理服务的每个环节和每个过程都是护士辛勤劳动的结果，各级护理管理者和临床一线护士的态度和行为直接影响着护理质量。因此，护理管理者必须重视人的作用，对护士进行培训和引导，增强护士的质量意识，使每一位护士能自觉参与护理质量管理工作，充分发挥全体护士的主观能动性和创造性，不断提高护理质量。如品管圈管理，就是发挥全体护士，特别是临床一线护士的积极性，进行质量管理。

4. 基于事实的决策方法原则 有效的决策必须以充分的数据和真实的信息为基础。护理管理者要运用统计技术，对护理质量要素、过程及结果进行测量和监控，分析各种数据和信息之间的逻辑关系，寻找内在规律，比较不同质量控制方案优劣，结合过去的经验和直觉判断，做出质量管理决策并采取行动，这是避免决策失误的重要原则。

5. 持续改进原则 持续改进是指在现有服务水平上不断提高服务质量及管理体系有效性和效率的循环活动。护理质量没有最好，只有更好，要强化各层次护士，特别是管理层护士追求卓越的质量意识，以追求更高的过程效率和有效性为目标，主动寻求改进机会，确定改进项目，而不是等出现了问题再考虑改进。

三、护理质量管理体系

护理质量管理体系（nursing quality management system）是指实施护理质量管理所需的组织结构、程序、过程和资源。医院的护理质量体系包含在质量管理范畴，是为了实施护理质量管理而建立和运行的。

1. 护理质量管理体系的结构　包括护理服务质量环、护理质量体系文件和记录、内部质量审核等。护理服务质量环可以表达门诊和住院护理服务全过程的运转情况，从质量改进的原理上清晰地阐述质量体系各运转要素中间的关系，从患者入院开始到最终满足患者需要的服务结果为止，充分体现"患者至上"的服务宗旨。护理质量体系文件是评审护理质量体系及运行情况的依据，包括护理质量手册、护理质量计划、护理质量程序、护理质量记录和技术规程。

2. 护理质量管理体系的建立

（1）护理质量管理组织的建立：三级质量管理委员会即护理部成立护理质量管理委员会，由护理部主任担任主席；各专科成立护理质量委员会，由科护士长任主席；科室（各病区）成立护理质量委员会，由护士长担任主席。各委员会机构健全、责任明确，并根据职责制订质量管理计划，建立质量保证体系，组织领导、检查督促质量管理工作，研究、分析和解决质量问题。

（2）护理质量标准的制订：护理质量标准根据护理工作的内容、特点、流程、管理要求、护理人员及服务对象特点、需求而制订。护理质量标准项目应依据国家、省部级的有关法律、法规、规则和标准，依据国内外各机构和上级主管部门发布的本行业有关质量管理标准，结合医院的等级要求和具体工作而确定。标准的制订应体现科学性、实用性和可行性。

3. 护理质量管理的实施

（1）质量管理体系标准文件化：将质量管理体系的各项标准形成文件。

（2）开展系统培训：应对全员进行教育培训，使各级护理人员对护理质量管理体系有深入理解，知道体系运行机制及自己在体系运行中的职能。培训人员包括护理管理者、督导组成员、护理质量管理人员及各级护理人员。

（3）执行质量标准：在执行过程中，要加强组织间的协调作用，及时纠正执行中存在的各种偏差；建立监督与考核机制，形成"自我管理"和"逐级管理"相结合，使质量管理体系运行更有效。

（4）质量管理体系评价与审核：对质量管理体系的运行，应有充分的证据予以证实。应在一定的时间内对质量管理运行的过程和结果组织有关人员进行评价与审核，通过评价完善管理流程，修订不合理的质量文件内容，保证质量管理体系科学严谨并切实可行。

四、护理质量管理的标准

护理质量管理的重要依据为护理质量标准，常用的标准包括要素标准（结构标准）、环节质量标准和终末质量标准。

1. 要素标准　要素质量是构成护理工作质量的基本要素，主要着眼于评价执行护理工作的基本条件。评价内容主要包括机构和人员、环境、物资和设备、知识和技术、管理制度等。

2. 环节质量标准　环节质量管理注重在护理工作的过程中实施控制，属于前馈控制。目前国内医院制订环节质量标准最常用的指标主要包括患者护理质量指标及护理环境和人员管理指标。

3. 终末质量标准　是患者所得到的护理效果的综合反映，是对患者最终的护理效果的评价，属于传统的事后评价或后馈控制。这些指标的主要特点是从患者角度进行评价。常用指标包括出院患者对护理工作的满意度、年度护理差错发生率、年度褥疮发生次数、抢救成功率等。

五、护理质量评价

护理质量评价形式包括全程评价与重点评价。全程评价（evaluation period）就是对护理活动全过程进行分析评价，主要检查护理各个方面的整体情况，找出普遍存在的问题和个别需要改善的现象，为进一步修订质量标准指明方向。重点评价（key evaluation）指某项技术操作考核、护理文书书写或病区管理、服务管理等单项质量评价，这种评价方法容易发现存在的不足，以便及时采取补救或纠正措施。

（一）护理人员的质量评价

护理人员和患者接触最频繁，护理活动本身必定产生结果。因此，护理人员的素质、行为表现直接影响着护理质量的优劣，应经常或定期对其进行评价。护理人员的护理质量评价主要有以下方面。

1. 素质评价（quality evaluation）　从政治素质、业务素质、职业素质三个方面来综合评价护理人员基本素质，从平时医德表现及业务行为看其政治素质及职业素质；从技能表现、技术考核成绩、理论测试等项目来考核业务素质。可采用问卷测评方式或通过反馈来获得综合资料，对其道德修养、技能表现、工作态度、学识能力、工作效率等进行评价。

2. 过程评价（process evaluation）　主要是对护理活动全过程的质量进行评价。考核护士在护理全过程的各个环节是否体现以患者为中心的思想，是否贯穿患者至上的服务宗旨。可采用明察暗访的形式，也可采取问卷、开座谈会的形式获得患者或其他人员对护士行为的评价资料。过程评价有利于指导护理行为，提高护理质量。

3. 结果评价（product assessment）　是护理服务的终末质量评价。它反映护理行为的结果，如护理工作和服务态度满意率、护理人员年终考核合格率、护理人员培训率、护理人员"三基"（即基础理论、基础知识和基本技术）平均达标率等，以求获得较全面的护理人员服务质量评价结果，并可通过信息反馈，指导护理人员明确完成护理任务的具体要求、指导和改进工作。

4. 综合评价（integrated evaluation）　将各个方面的标准综合起来，进行全面评价。凡与护理人员工作结果有关的活动都可结合在内，如对期望达到的目标、行为举止、素质、所期望的工作结果和工作的具体指标等进行全面的考核与评价等。

（二）临床护理活动的质量评价

（1）临床护理活动的质量评价就是衡量护理工作目标完成的程度和患者得到的护理效果，常通过以下三个方面进行：

1）基础质量评价（basic quality evaluation）是对构成护理服务要素质量基本内容的各个方面进行的评价，包括组织结构、物质设施、仪器设备、环境及护理人员的素质等。

2）环节质量评价（link quality evaluation）是对护理人员实际工作全过程的评价。评价护士护理行为活动的过程是否达到质量要求，可按护理工作的功能和护理程序评价。评价主要内容包括开展整体护理情况，是否应用护理程序组织开展临床护理活动；执行心理护理、健康教育的次数及质量；执行医嘱准确率等情况。

3）终末质量评价（terminal quality evaluation）是对护理服务的最终结果的评价。评价护理服务结果对患者的影响，即每个患者或成批患者得到的护理效果的质量，也包括患者对护理结果的满意度。

（2）护理质量评价的方式和方法也很重要。对护理质量的评价有以下方法：

1）建立护理质量管理的组织机构，负责评价护理质量，责任落实到人。

2）护理质量管理要注意信息的获取和应用。医院护理管理者应对各种信息进行整理、分析，从中找出影响护理质量的主要因素，再从整体出发，结合客观条件做出判断、发出指令，然后进行信息反馈的管理。

3）常用的评价方式有上级评价、同级评价、下级评价、服务对象评价、随机抽样评价等。

4）统计方法是对护理评价的有关资料进行收集、整理、分析及推断，从中发现规律，为医院护理管理决策提供依据。将收集的各种护理质量评价结果，根据使用目的和具体要求，采用不同的统计方法进行整理、分析。常用统计方法主要包括统计表、统计图、因果分析图、控制图等。

> **知识拓展**
>
> 护理缺陷管理（nursing defect management）是指在护理活动过程中出现的技术、服务、管理等方面的失误，包括护理事故和护理差错。护理事故（nursing accidents）是指在护理工作中，由于护理人员的过失直接造成患者死亡、残废、组织器官损伤等，属于医疗事故。护理差错（nursing error）是指在护理工作中，因工作疏忽、不严格执行规章制度或违反技术操作规程等，给患者造成精神和肉体的痛苦，或影响了医疗护理工作的正常进行，但未造成严重后果和事故者。
>
> 护理风险管理（nursing risk management）是指在护理活动中护理人员或医疗机构对他人的身体发生医疗侵权行为所负的法律和经济赔偿责任的风险。

第三节　护理人力资源管理

一、护理人力资源管理的概念

护理人力资源管理（nursing human resource management）主要是指用现代化的科学方法，通过一定的程序和方法，合理安排和有效任用医院护理人员，发挥每个人的潜能，提高工作效率，实现组织目标，包括一切对医院中的护理人员构成直接影响的管理决策及实践活动。护理人力资源管理主要包括人与岗位的匹配、人与人的科学匹配、人的需求与工作报酬的匹配三个方面的工作。恰当的护理人力资源管理可以使组织中每个护理人员的长处都能得到发挥并取得最好的护理工作绩效，进而最大限度地提高组织效率。

二、医院护理人力资源配置

（一）医院护理人力资源配置概念

护理人力资源配置（nursing human resource allocation）是以护理服务目标为宗旨，根据护理岗位合理分配护士数量，保证护士、护理岗位、护理服务目标合理匹配的过程。护理人力资源合理配置主要包括以下方面：一是护士的数量与事的总量的匹配；二是护士的能力与事的难易程度的匹配；三是护士与护士之间知识、能力、性格等的匹配。

（二）配置原则

1. 依法配置的原则　医院和护理管理部门在进行护理人力资源配置时要以卫生健康行政主管部门护理人力配置要求为依据，以医院服务任务和目标为基础，配置足够数量的护士，以满足患者需求、护士需求和医院发展的需要。

2. 基于患者需求动态调配的原则　护理人力资源配置要以临床护理服务需求为导向，基于患者的实际需求进行动态调配。患者的临床服务需求随着患者数量、疾病严重程度及治疗措施的变化而变化。

3. 成本效益的原则　人力资源管理的出发点及最终目的都是实现效益最大化。在护理人力资源配置过程中，管理者要结合实际不断寻求和探索灵活的人力配置方式，重视护士的能级对应及分层次使用，在分析个人能力与岗位要求的基础上实现个体与岗位的最佳组合，充分调动护士工作积极性，高效利用护理人力资源；根据护理工作量的变化及时调整护士数量，使人员成本最大效益化，提高组织效率。

4. 结构合理的原则　护理单元整体效率不仅受个体因素影响，还直接受到群体结构的影响。护理单元群体结构是指科室不同类型护士的配置及其相互关系。结构合理化要求护士在专业结构、知识结构、智能结构、年龄结构、生理结构等方面形成一个优势互补的护理人力群体，有效发挥护理人力的个体和整体价值。

（三）配置方法

1. 按护理工作量（nursing workload）和工时单位（work unit）计算　该方法主要是根据护理人员所承担的工作量及完成这些工作量所需要消耗的时间来计算护理人员数。

2. 以患者分类系统（patients classification system）为基础计算　患者分类有两种方法，即原型分类方法和因素分类方法。原型分类方法是根据疾病的严重程度、患者的护理依赖程度等特征，将患者分为若干类别，护士在评估患者的基础上，确定患者的护理类别。因素分类方法是利用客观的测量工具，将患者需要的所有护理项目按照其占用护理时间的多少、技术难度等要素进行量化，评估并计算出患者的护理点数，护理点数越高者需要的直接护理时间越多。

（四）排班

排班是体现人员管理功能的一种方式，是护理管理者根据人员管理情况和工作计划，以每天及每班护理工作需要为基础分配护理人员的过程。

1. 排班的目标　提供持续性的照顾，使患者获得最佳护理服务；实现人力运作的最大效果，以最少的人力完成最多的工作，同时要避免护理人员工作负荷过重或闲置；力求让每位护理人员都得到公平的待遇，对同一级工作人员的节假日安排要遵循一定的原则；提升护理人员的工作满足感，激励护理人员专业技能的发挥；维护排班的弹性和机动性，提供应对紧急情况的排班模式，避免人力过多或不足的情形发生。

2. 排班的原则　以患者需要为中心合理安排人力，保证护理工作的安全性、连续性；

根据护理人员的不同层次结构来排班，实现能级对应；掌握工作规律，实行弹性排班，保证护理工作量与护理人力相一致；尽量避免长期连续工作（如连续工作超过 5 天，一班工作 12 小时以上）；鼓励护理人员参与排班，尽量满足护理人员学习、工作、生活需要；当患者所需照顾与护理人员需求发生冲突时，应优先考虑患者的需求；节假日备机调护理人员，做好应急准备；周末或节假日可适当减少护理人员，但要确保患者得到持续的照顾；同时考虑护理人员排班的公平性，最好是假日轮流连续休两天，其次是在一周中间连续休 2 天；勿将"排班"作为奖惩工具，避免增加护理人员紧张度，降低工作积极性；排班需要依据劳动法、医院及护理部的政策和规定实施。

3. 排班的类型

（1）集权式排班：排班由护理部主任或科护士长负责。他们需清楚每天可使用的护士人数，并根据每日护理人员或病情不同的需要而做改变，使人员运用能完全满足医院护理的需要。优点：能对人员管理有全方位的了解，可随时调整各病房的人数；节省护士长时间；运用一致的政策及目标，使所有的护理人员得到公平的待遇。缺点：没有顾及个人及病房的需要，影响下级人员的满意度；病房护士长责任感降低，不利于发挥基层护理管理者的积极性。

（2）分权式排班：排班由各病房护士长负责，可按照自己的排班计划，结合护理人员的需求及患者需要来排班，是目前最常用的排班方式。优点：排班者熟悉本病房临床及护理人员的需要，可以有效利用护理人力，具有自主性，也较有弹性；能够增加护士长对护理人员管理的责任感；在一定程度上满足护理人员的需要。缺点：护士长在排班工作上花费时间较多；可能造成护理人员间产生不良竞争；可能会成为护士长用来惩罚或奖励护理人员的工具；可利用的人力资源较少。

（3）自我排班：是指病房护士长和护士共同制订排班表。该种排班方法可改善护士长与护理人员的合作关系，使护理人员的自觉性增强，增强向心力；可节省护士长排班所费的时间。缺点：该方法不易协调护理人员的需求，排班规则不完善，易导致护理人力资源不能有效利用。

┌─ 知识拓展 ─

　　我国的分级护理始于 1956 年，当时解放军西北军区第一陆军医院护理部主任张开秀和西北军区第一陆军医院高级护士学校校长黎秀芳共同合作，创造性地提出根据患者病情将患者分为轻、重、危"三级护理"的分级护理制度。1982 年卫生部在《全国医院工作制度》中明确规定，按照患者病情的轻重缓急，护理级别分为特级和一级、二级、三级。2009 年卫生部发布实施《综合医院分级护理指导原则（试行）》，将分级护理分为特级护理、一级护理、二级护理和三级护理。2013 年，国家卫计委颁布了中华人民共和国卫生行业标准 WS/T431-2013《护理分级》，明确了分级护理的定义、基本要求以及患者自理能力的评估依据及标准。

└─

第四节　护理业务技术管理

一、护理业务技术管理概念

护理业务技术管理（technical management of nursing business）是对护理工作的技术活

动进行计划、组织、协调和控制，使护理技术能够准确、安全、及时、有效地为患者服务，以达到优质及高效的护理业务管理工作目标。

二、护理业务技术管理意义

（1）护理业务技术管理是医院护理管理的重要组成部分，是构成护理质量的重要内容。护理技术水平的高低在某种意义上对护理质量有决定性作用，提高护理技术水平必须依靠护理技术质量的管理。

（2）护理业务技术管理是护理工作专业化的重要标志。护理工作的服务对象是人，除了有良好的态度外，主要通过高水平、高规划的护理技术为患者维护健康。这给护理业务技术管理提出了较高的要求，安全、及时、可靠、协调性和连续性好是护理质量管理的重要标准。

（3）护理业务技术的质量和水平直接影响医疗效果。现代医院中，各专业技术发展水平越高，就越需要相互间的协调配合，特别是医疗活动中日趋复杂的技术应用、新技术开发引进等都要求护理专业技术的同步发展，只有这样才能获得良好的治疗效果。

（4）护理业务技术管理有利于提高护理教育水平。在现代医院管理中，对护理工作的科学性、技术性要求越来越高，这不仅有利于推动护理专业的发展，还可以提高护理教育的训练水平，培养具有良好科学素质的护理人员。

三、护理业务技术管理内容

（一）医院护理管理制度

1. 护理管理制度概念　护理管理制度（nursing management system）是护理人员长期护理实践经验的总结，是临床护理工作客观规律的反映，是护理人员服务行为规范及从事各项护理活动的准则和标准。健全的规章制度是护理质量管理的关键环节。

2. 护理管理制度的内容

（1）护理岗位责任制度。明确各级各类护理人员的岗位职责和工作任务，使人人有专责，事事有人管，把护理工作任务和职责落实到每个岗位和每个人，既有分工，又有合作。

（2）护理行政管理部门与各科室护理人员需要共同贯彻执行的有关制度。医院可根据本院不同的等级及工作需要制订医院护理管理制度，便于质量控制和管理，如护理质量管理制度、护士长管理工作制度、护理查房制度、急救药品、物品管理制度、分级护理管理制度等。

（3）护理业务科室的工作制度。医院业务科室各级护理人员共同遵守和执行的有关工作制度，如病房管理制度、门诊工作制度、透析室工作制度等。

（二）基础护理管理

1. 基础护理管理概念　基础护理管理（basic nursing management）是临床护理最基础的护理方法，是护理工作中常规性、通用性、普遍性的基本理念和技术操作，是护士观察患者病情的重要途径。

2. 基础护理管理的内容

（1）一般护理技术管理：患者出、入院护理，各种床单位的准备，患者的清洁与卫生护理、饮食与营养、生命体征测量、观察和护理，各种注射穿刺技术，无菌技术、消毒隔离技术、洗胃、灌肠、导尿，各种标本采集，口肠吸入给药法，护理文件书写，尸体料理，护理文书书写等。

（2）常用抢救技术管理：给氧、吸痰、输血、洗胃、止血包扎、骨折固定、心电监护、胸外心脏按压、人工呼吸机的使用等。

（三）专科护理管理

1. 专科护理管理概念　专科护理管理（specialized nursing management）是指临床各专科特有的基础护理知识和技术，包括各种专科疾病护理和专项护理技术。临床护理专科化是衡量护理专业化水平的重要标志，也是目前国际护理发展的主要趋势。

2. 专科护理管理的内容

（1）内科护理（medical nursing）：20世纪70年代以前，内科护理的模式是以疾病护理为主，没有突出不同疾病的护理特点。20世纪80年代，随着医学科学和专业划分的发展，内科护理进一步分为呼吸、肾内、血液、心血管、消化、内分泌、神经内科等专科护理。20世纪90年代，内科护理针对各专科开始形成专科的护理特色，如健康教育、心导管、射频消融术和起搏器的安置等手术的配合及护理、光量子血疗应用中的护理等。

（2）外科护理（surgical nursing）：外科护理的内涵与外延随着骨科、心胸外科、脑外科、泌尿外科、普外科、整形外科、烧伤外科、小儿外科等专科护理的发展而迅速发展。在器官移植方面，我国护理工作者已总结出一套较成熟的经验；人工关节置换患者的护理及功能训练给护士提出了新的课题；围术期护理的发展使外科医生敢于扩大手术适应证；ICU病房使许多危重患者起死回生。这都大大丰富了外科护理的内容。

（3）妇产科护理（obstetrics and gynecology nursing）：如爱婴医院的创建、鼓励母乳喂养等科学知识、"试管婴儿"的研究和诞生、孕产妇的保健工作，逐渐完善的母婴同室科（病区）等，都极大地加快了妇产科专科护理的发展。

（4）儿科护理（pediatric nursing）：包含了小儿各年龄阶段疾病的防治，成长的保健及心理卫生的健康教育。

（5）其他：除传统的内、外、妇产、儿科护理外，又出现了具有专科特色的肿瘤、老年护理、介入治疗等专科护理。如肿瘤患者的放疗和化疗的护理、癌症患者疼痛的护理、老年患者的护理、康复护理、社区护理、临终护理等。

（四）新业务、新技术的护理管理

1. 新业务、新技术的概念　新业务、新技术是指应用于临床的一系列新的检查、诊断、治疗和护理方法，以及新的医疗护理仪器设备的临床应用等。

2. 新业务、新技术的管理措施

（1）成立新业务、新技术管理小组。护理主管部门应成立新业务、新技术的管理小组，指导全院护理新业务与新技术的开展，管理小组成员应了解国内外医疗、护理技术的新进展，并收集有关信息作为开展工作的指南。

（2）建立新业务、新技术信息档案。对于护理新业务、新技术的开展，应根据具体要求和质量标准，制订科学的操作技术规范和规章制度，并严格遵照执行，保证新业务、新技术的顺利开展。

（3）组织护理人员参加新业务、新技术的学习培训。

（4）新业务、新技术经验推广。在开展护理新业务、新技术（如护理用具的改革、改良和护理技术创新）的过程中，要反复进行临床实践，逐步掌握规律，完善操作规程，通过上级正式批准后，积极地推广应用。

（5）做好新业务、新技术应用效果评价。对开展的护理新业务和新技术，经实践后应进行效果评价，注意新业务、新技术应用过程分析，要有理论作为依据和支持，还应有科学依据说明和成果的报告。

知识拓展

新业务、新技术是指应用于临床的一系列新检查、诊断、治疗和护理方法，以及新的医疗护理仪器设备的临床应用等。以患者为中心，从患者利益出发；成立新业务、新技术管理小组，由护理部主任负责；建立新业务、新技术资料情报档案；管理者组织护理人员参加新业务、新技术的学习；院内开展新业务、新技术在使用之前，必须经过专家鉴定通过，方可推广；做好新业务新技术应用效果评价。

四、护理业务技术管理方法

（一）分级护理管理法

形成护理副院长—护理部主任—科护士长—基层护士长的分级护理管理法。

（二）制度管理法

（1）岗位责任制，包括各级护理人员和各级职称护理人员职责。

（2）护理业务考核制度。

（3）护士长查房制。

（4）主任护师查房制。

（5）护理部业务技术信息交流会议制度。

（三）目标管理法

护理管理中的目标管理，是通过护理人员参与制订和实施总体的和具体的护理业务技术管理目标，在一定时间、空间内达到预期的效果的管理方法。

目标管理实施的基本程序：

（1）科护士长、护士长参与护理部护理业务技术管理总体目标制订。

（2）将总体目标逐层分解，各病区护理人员参与本科室、本病区的分目标制订。

（3）护理人员根据上级目标确定个人目标。

（4）执行目标过程中实行自我监督和控制，定期检查目标执行情况。

（5）根据最后实现目标的情况，制订新的目标。

（四）技术管理法

1. PDCA 循环

（1）计划：检查质量现状，找出存在问题。查出产生质量问题的原因。找出主要原因，针对主要原因，制订出具体实施计划。

（2）实施：按预定计划和措施具体组织实施和执行的步骤，贯彻和实施预定计划和措施。

（3）检查：执行结果与预定的目标对比，检查按预定计划目标执行的情况，总结成功的经验，找出失败的教训，分析其原因，以指导下一步工作。

（4）处理：总结经验教训，成功的经验要加以肯定，形成标准；失败的教训要总结整理，防止以后再发生类似事件。

2. PDCA 循环的特点

（1）大环套小环，互相促进。具体为医院（大环）、护理部（中环）、各个护理单元（小环）。

（2）阶梯式运行，转动一周就提高一步。PDCA 四个阶段周而复始地运转，而每转一周都有新的内容与目标，因而也意味着前进了一步，关键在于"处理"这个阶段，处理就是总结经验、肯定成绩、纠正错误、找出差距，避免在下一个循环中犯同样的错误。

【本章小结】

护理质量直接关系到患者临床治疗效果，关系到患者满意度，提高医院护理管理水平是促进护理质量有效提升的一个基本前提和重要保证。本章通过介绍医院护理管理的概念和内容、护理质量管理概念与基本原则、护理质量管理体系、护理质量管理的标准、护理质量评价体系等基本内容，要求学生增强理论联系实际的能力，能够发现医院护理管理存在的问题，并提出相应的改善方案。同时，树立"一切以患者为中心"的服务思想和人文关怀理念，在未来从事医院管理工作中，能够切实维护人民群众的人身健康安全。

实训案例 I

7S 管理在护理病区中的运用

[引言]

随着医学模式的转变以及个人保健意识的增强，人们对护理服务质量有了越来越高的期望。但同时，医院护理人员面对长期高负荷的工作，也存在着一定的安全隐患。因而 7S（即 seiri—清洁整理、seiton—整顿、seiso—清扫、seiketsu—清洁、shistuke—修养、safe—安全、save—节约）管理模式在医院病区护理的过程中尤为重要。

[主要内容]

某医院是一所集医疗、教学、科研、预防、保健、康复为一体的三级甲等综合医院。该医院具备较强的综合诊治能力，年门急诊量约 110 万人次，年收治住院患者约 2.7 万余人次，各类手术 9500余例次，承担着周边地区的医疗、保健以及社区卫生服务，医院的患者病情且科室、仪器、药品、人员较为复杂，存在着护理质量安全管理难度较大等问题。

为解决上述问题，该医院于 2019 年 6 月启动 7S 管理模式，并成立 7S 管理模式领导小组，主要负责推进全院护理质量管理工作，制定相应的评分标准、进行现场检查以及记录等。各科室设立科室7S 管理小组，科室负责人为第一责任人，确保责任分工到人、落实到位。

通过比较开展 7S 管理前（2018 年 6 月至 2019 年 5 月）和 7S 管理后（2019 年 6 月至 2020 年 5 月），在一次性耗材人均用量、办公用品人均领取量、不良事件的发生率及患者护理满意度等指标的变化情况，分析 7S 管理应用前后的效果。如表 15-1～表 15-3 所示。

表 15-1   实施 7S 管理前、后一次性耗材及办公用品人均领用量的比较

类别	患者的总数（例）		领取的金额（万元）		人均金额（元）		节约率（%）
	管理前	管理后	管理前	管理后	管理前	管理后	
一次性耗材人均用量	331 763	41 735	296.8	343.5	89.46	82.31	8.0
办公用品人均领用量	1 309	1 734	98.4	97.7	751.72	563.44	25.0

表 15-2   实施 7S 管理前、后不良事件发生的比较

类别	年住院人次数	用药错误（例，‰）	操作失误（例，‰）	院感（例，‰）	患者跌倒（例，‰）	患者坠床（例，‰）	其他（例，‰）
管理前	19 355	87 (4.5)	65 (3.6)	0 (0)	47 (2.4)	6 (0.3)	93 (4.8)
管理后	27 089	38 (1.4)	29 (1.1)	0 (0)	21 (0.8)	2 (0.1)	43 (1.6)

表 15-3   实施 7S 管理前、后患者护理满意度的比较

类别	例数	总体满意度（例，%）	非常满意（例，%）	比较满意（例，%）	一般（例，%）	比较不满意（例，%）	不满意（例，%）
管理前	356	305 (85.6)	35 (9.8)	150 (42.1)	120 (33.7)	23 (6.5)	28 (7.9)
管理后	487	470 (96.5)	76 (15.6)	236 (48.5)	158 (32.4)	12 (2.5)	5 (1)

[案例小结]

7S 管理模式是一个投资少、效果好、好学易用、便于推广且成熟的管理方法，是一种提升护理服务质量的有效途径。该医院不仅将 7S 管理模式常态化，更是把 7S 管理与推进护理发展有机结合，规范护理质量管理，改善患者就医感受，打造了规范化、标准化、高效化的医院环境，持续助力医院高质量发展。

[问题思考]

1. 请结合材料中该医院实施 7S 管理模式前后各指标的变化情况，分析产生了哪些效果以及具体原因是什么。

2. 请结合所学和相关文献，谈一谈"医共体"模式下，如何推进护理质量同质化管理。

实训案例Ⅱ

个性化优质护理模式在急诊科的应用

[引言]

急诊科是医院接待和处理患者的主要窗口，也是医院收治各种急危重症患者的主要场所。由于多数急诊患者病情危重且发展迅速，需在最短的时间内得到救治，以快速实现疾病的转归。因此，急诊科室的护理人员必须快速、及时地给予病患高质量的护理服务。

[主要内容]

某研究选取了某二级医院 2022 年 1～12 月急诊科收治的 100 例患者，按照盲选原则随机分为 2 组。

其中，对照组 50 例，男性 35 例，女性 15 例，平均年龄 42 岁，疾病类型主要为车祸、急腹症、脑出血等；实验组 50 例，男性 22 例，女性 28 例，平均年龄 38 岁，疾病类型主要为车祸、急腹症、脑出血等。通过对入选对象的性别、年龄、疾病类型进行比较得知，两组均无明显的差异性，符合统计学标准要求。

1. 对照组护理方法　实施常规护理模式，主要为患者入院以后，护理人员对其病情进行常规询问评估，按照轻重缓急确保每位患者及时治疗，开展临床护理工作，密切观察患者的各项生命体征，及时解答患者及其、家属的疑问。

2. 实验组护理方法　实施个性化优质护理模式，主要包括：①基础护理，将中医等护理技术应用到急诊科的临床护理工作中。②操作护理，在为患者进行护理操作时耐心、细致，加强与患者之间的沟通交流，在落实各项护理措施时，严格执行三查八对，确保操作无误。③细节护理，针对危急重患者，密切观察，对于患者的各种诉求，做到及时回复。同时保证病房的卫生清洁，每日早中晚各执行一次消毒工作，避免出现交叉感染等事件发生。④心理护理，及时关注患者的心理状态，加强与患者之间的沟通交流，帮助有需求的患者缓解其紧张、焦虑不安等情绪，耐心解答患者的疑问，并指导患者保持良好愉快的心情，以促进患者的康复。同时指导家属给予患者关爱、支持，并全程陪伴患者，安抚患者。

通过对比发现，实验组的患者护理质量评分明显高于对照组；实验组患者的投诉率也在不断下降，由之前的 8.93% 降为 2.1%；实验组的医疗安全（不良）事件的发生率也降低了 4.67%；实验组患者护理前后的焦虑、抑郁评分较对照组显著降低；实验组患者护理前后的生活质量评分较对照组显著提升；实验组患者总体满意度高于对照组，且由 87.4% 上升至 98.2%。

［案例小结］

个性化优质护理模式在急诊科繁忙的工作中优势较大，能够凸显"以人民健康为中心"的理念，同时实施该模式能够减少医患矛盾的发生，改善医患关系，这也是该模式与常规护理之间最大的区别。

［问题思考］

1. 请结合材料和相关文献，利用 SWOT 分析法分析个性化优质护理模式在公立医院推进的优劣势。

2. 在互联网技术快速发展的大背景下，"互联网+护理服务"应运而生。请阅读相关文献，撰写一份有关"互联网+护理服务"的研究综述（不少于 2000 字）。

（李银山　马　琳　徐　宁）

第十六章 医院公共卫生管理

【学习目标】

知识目标: 掌握公共卫生、公共卫生管理的基本概念,公共卫生管理的功能等知识点;熟悉医院公共卫生服务任务;了解我国医院公共卫生管理体系的发展基本知识。

能力目标: 具备理论结合实际分析问题的能力,在深入探究医院如何开展公共卫生管理工作的基础上,归纳运用相关知识,提升处理、解决医院公共卫生问题的基本能力。

素质目标: 树立以人为本的理念,在未来从事医院公共卫生管理工作中,时刻践行"大卫生,大健康"的理念,切实保障患者生命安全。

随着医学模式的转变、人类健康观的改变及健康需求的变化,医院由单纯传统的医疗模式逐步转变为医疗、预防、康复、健康教育一体化的医防融合服务新模式,形成由"以疾病为中心"向"以健康为中心"的转变,医院公共卫生管理的重要性日益凸显。

第一节 公共卫生管理概述

一、公共卫生管理的概念

公共卫生(public health)是以生物-心理-社会医学模式为指导,运用法律、行政、预防医学技术、宣传教育等手段,调动社会共同参与消除和控制威胁人类生存、环境质量和生命质量的危害因素,改善卫生状况,提高全民健康水平的社会卫生活动,主要体现为健康促进(health promotion)、疾病预防(disease prevention)、健康保护(health protection),具有正外部性、非排他性、非竞争性、回报周期长的特征。

公共卫生管理是通过有效组织的社会努力来预防疾病、延长寿命、促进健康的科学和艺术;有效组织的社会努力包括改善环境卫生,控制传染病,开展以个人卫生为原则的健康教育,组织医护人员提供疾病的早期诊断和预防性治疗服务,建立社会体制以保障社会中的每一位成员都享有维持健康的生活标准。

二、公共卫生管理的功能

1. 组织实施功能 主要表现为在面对突发性公共卫生事件时,采取有效的应急处理措施并组织人员进行有效处理。

2. 健康教育功能 通过对公众进行疾病相关知识宣教,增强公众对常见疾病的了解,提升其卫生保健意识和自我保健能力。

3. 技术指导功能 基层医疗机构能够接受来自疾控中心的专业指导和建议。

4. 协调管理功能 公共卫生管理以政府为主体开展,但是在相关职能部门指导下,医院或疾病中心也能够较好地完成管理工作。

5. 信息传递功能 通过收集大量的医疗数据和信息,并将其传递至有关单位,形成完整的网络系统,以便相关单位使用。

三、公共卫生服务主要内容

1. 疾病预防与控制（disease prevention and control） 一是传染病的预防与控制，如计划免疫、传染病防治等；二是慢性非传染病的预防与控制；三是公共环境卫生，如爱国卫生运动、农村改水改厕、环境卫生综合整治、环境保护等；四是心理卫生，也称精神卫生，主要包括：心理矫治服务、心理健康教育、预防心理问题、优化社会心理环境；五是烟草控制。

2. 妇幼保健（maternal and child health care） 孕产妇保健和儿童保健。

3. 健康教育与健康促进（health education and health promotion） 健康教育是指通过卫生知识宣传教育，逐渐改变危害健康的不良行为；健康促进主要指政府运用行政手段，动员和协调社会有关单位和个人履行各自对健康和环境的责任，培育促进健康的因素，消除不健康的因素，以促进人人健康。

4. 卫生监督（health supervision） 是指政府卫生行政部门依据公共卫生服务法规的授权对违反公共卫生法规的行为追究法律责任的一种公共卫生管理活动，包括对传染病管理、消毒杀虫除害、食品卫生、劳动卫生、环境卫生、学校卫生、放射卫生及与健康相关产品如食品、药品、化妆品等的监督。

四、我国公共卫生服务体系建设

中共中央 国务院《关于深化医药卫生体制改革的意见》中明确指出：全面加强公共卫生服务体系建设。建立健全疾病预防控制、健康教育、妇幼保健、精神卫生、应急救治、采供血、卫生监督等专业公共卫生服务网络，完善以基层医疗卫生服务网络为基础的医疗服务体系的公共卫生服务功能，建立分工明确、信息互通、资源共享、协调互动的公共卫生服务体系，提高公共卫生服务和突发公共卫生事件应急处置能力，促进城乡居民逐步享有均等化的基本公共卫生服务。

1. 加强重大疾病防控体系建设 开展重点疾病监测，加强传染病网络直报系统建设和管理，完善疾病监测系统和信息管理制度。建立覆盖城乡的慢性病防控体系。建立健全覆盖城乡、功能完善的重性精神疾病管理治疗网络。加强疾病防控实验室检测网络系统建设。建立传染病实验室质量管理体系。落实疾病预防控制机构人员编制，优化人员和设备配置，重点支持中西部地区提高工作能力。

2. 完善卫生监督体系 加强基层卫生监督网络建设。加强卫生监督监测能力建设，完善监测网络直报系统。建立健全食品安全风险监测评估预警、食品安全标准和事故应急处置与调查处理体系。充分利用现有资源，建立比较完整的职业病防治体系，提高防治能力。加强环境卫生、放射卫生、学校卫生、传染病防治、医疗执法等卫生监督能力建设。

3. 加强妇幼卫生和健康教育能力建设 加强市、县级妇幼保健机构能力建设。建立健全省、市、县三级健康教育工作网络，重点加强省、市级健康教育能力建设，提升乡镇卫生院、社区卫生服务中心健康教育能力，完善健康素养监测体系。

4. 加快突发公共事件卫生应急体系建设 完善突发公共卫生事件综合监测预警制度，建立风险评估机制。加强国家级、省级紧急医学救援和实验室应急检测能力建设，支持中西部地区加强卫生应急队伍建设，到 2015 年，形成指挥统一、布局合理、反应灵敏、运转高效、保障有力的突发公共事件卫生应急体系。加强院前急救体系建设，重点提高农村地区急救医疗服务能力。

5. 加强采供血服务能力建设 完善无偿献血服务体系，加强血站血液安全保障能力建设，积极推进血站核酸检测工作，提高血站实验室检测能力。到 2015 年，血液筛查核酸检测基本覆盖全国。建立专业公共卫生机构、城乡基层医疗卫生机构和医院之间分工协作的工作机制，确保信息互通和资源共享，实现防治结合。加强专业公共卫生机构对医院和基层医疗卫生机构开展公共卫生服务的指导、培训和监管。通过多种措施，增强医院公共卫生服务能力，提高公共卫生机构的医疗技术水平。

知识拓展

拉隆达和德威尔的综合健康医学模式为了更加广泛地说明疾病发生的原因，拉隆达（Lalonde）和德威尔（Dever）对环境健康医学模式加以修正和补充，在 20 世纪 70 年代末提出了卫生服务和政策分析相结合的综合健康医学模式（图 16-1），系统地论述了疾病流行和社会因素的相关性。

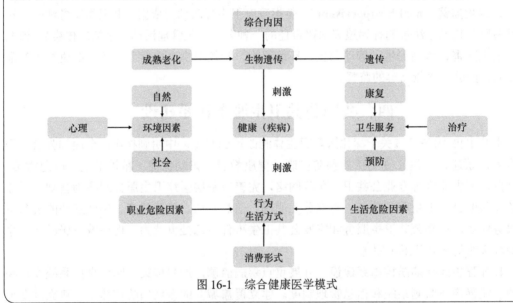

图 16-1 综合健康医学模式

第二节 医院公共卫生服务任务

医院承担健康教育、突发公共卫生事件报告、传染病疫情管理、传染病诊疗管理、结核病和艾滋病等重大传染病专病管理、重点传染病哨点监测、死因报告、重点慢病非传染性疾病监测等综合管理、组织协调和技术指导的职能。

一、健康教育与健康促进

医院是诊治疾病的医疗卫生服务机构，也是健康教育与健康促进的重要阵地。随着医学模式的转变和医院服务功能的扩大，医院已逐步由单纯医疗型向预防、保健、医疗、康复为一体的综合健康服务发展。充分发挥医院健康知识与技能资源的优势，把向患者、患者家属乃至社区广大群众提供健康教育纳入医院的服务，已经成为提高医疗质量和控制疾病的重要策略。

医院健康教育与健康促进是以患者为中心，通过有计划、有组织、有系统的社会教育活动，促使人们自觉地采纳有益于健康的行为和生活方式，消除或减轻影响健康的危险因素，预防疾病、促进健康、提高生活质量。医院健康教育与健康促进是一项涉及面、专业性强，需要多部门合作的工作，一般由预防保健科（或公共卫生科）会同有关职能科室负责计划和组织，以患者、患者家属乃至社区广大群众为教育对象，因人因病制宜，突出针对性，重视实效性。患者健康教育的内容包括疾病防治及一般卫生知识的宣传教育、心理健康教育和健康相关行为干预等方面。院外健康教育是要协同当地卫生健康主管部门和社区政府，有计划地在人群中进行生活方式的干预和控制（如戒烟、低盐、低脂肪、运动、精神平衡等的干预），最终使平均期望寿命、婴儿死亡率、主要疾病的发病率与死亡率达到预期指标。同时开展医护人员健康技能培训教育也是做好健康教育与健康促进的关键，通过开展健康教育技能培训，使医护人员树立"大卫生、大健康"的观念，自觉成为健康教育的守护者和行动者。

二、传染病管理

为了及时掌握疫情，有效地进行防疫工作，医院要切实做好传染病的发现、核实、报告和应急救治，定期检查医院内有关传染病疫情报告情况，并要定期进行统计和分析。医院应做好以下几项工作：

1.疫情报告 医院的疫情报告是我国疫情信息的主要来源，疫情报告工作是各级医疗卫生单位的法定责任，当各级医疗卫生机构的医务人员发现传染患者或疑似传染患者、病原携带者时，应填写传染病报告卡，按国家规定时限，向当地防疫机构报告疫情，同时做好疫情登记。医院则要定期检查院内有关传染病疫情报告情况，定期进行统计分析，防止漏报情况发生。

2.传染病管理 做到早发现、早治疗、早隔离。要对我国规定管理的甲、乙类传染病，按不同传染病访视常规进行家庭访视，并要根据不同传染病特点，做好传染源的隔离、消毒、护理等指导，以及做好接触者的检疫工作。

3.制订相应的措施 根据不同传染病的传播途径，指导基层做好饮食、水源、粪便等卫生管理和消毒、杀虫、灭鼠等工作。

4.易感人群的保护工作 开展各种预防接种和预防服药等工作，加强卫生防病知识的宣传教育，培养人们良好的卫生行为和生活习惯，提高群众防病知识水平。

《中华人民共和国传染病防治法》（简称《传染病防治法》）明确规定，县级以上人民政府应当加强和完善传染病医疗救治服务网络的建设，指定具备传染病救治条件和能力的医疗机构承担传染病救治任务，或者根据传染病救治需要设置传染病医院。医疗机构的基本标准、建筑设计和服务流程，应当符合预防传染病医院感染的要求。医疗机构应当按照规定对使用的医疗器械进行消毒；对按照规定一次使用的医疗器具，应当在使用后予以销毁。按照国务院卫生行政部门规定的传染病诊断标准和治疗要求，采取相应措施，提高传染病医疗救治能力。医疗机构应当对传染病病人或者疑似传染病病人提供医疗救护、现场救援和接诊治疗，书写病历记录以及其他有关资料，并妥善保管。医疗机构应当实行传染病预检、分诊制度；对传染病病人、疑似传染病病人，应当引导至相对隔离的分诊点进行初诊。医疗机构不具备相应救治能力的，应当将患者及其病历记录复印件一并转至具备相应救治能力的医疗机构。

三、预防接种

预防接种是指将人工制备的某些生物制品接种于易感人群，使机体产生某种传染病的特异性免疫，达到预防该传染病的目的。预防接种是重要的一级预防措施，常常由基层医疗单位具体实施。其工作的形式可以是医院中的预防保健人员深入社区设立接种点，或上门接种服务，也可以是在医院设立预防接种门诊，建立儿童计划免疫接种卡，按计划开展预防接种。医院开展预防接种工作的主要内容有：①做好儿童及重点人群的预防接种工作；②及时处理好预防接种反应和异常反应，做好生物制品的运输和保管，努力提高各种预防接种的接种率和合格率，并开展免疫效果观察和接种后资料统计及总结工作。

四、医疗救治

按照"中央指导、地方负责、统筹兼顾、平战结合、因地制宜、合理布局"的原则，在全国范围内建成包括急救机构、传染病救治机构、重大疫情防控救治和化学中毒与核辐射救治基地在内的，符合国情、覆盖城乡、功能完善、反应灵敏、运转协调、持续发展的医疗救治体系和公共卫生应急管理体系，分级分类组建公共卫生应急队伍。

（1）医疗救治服务网络由医疗救治机构、医疗救治信息网络和医疗救治专业技术人员组成。医疗救治机构包括急救机构和治疗机构。急救机构分为紧急救援中心和医疗机构急诊科室。

（2）医疗卫生救援组织机构包括各级卫生行政部门成立的医疗卫生救援领导小组、专家组和医疗卫生救援机构、现场医疗卫生救援指挥部。各级各类医疗机构承担突发公共事件的医疗卫生救援任务。

五、慢性非传染病防治

随着医学模式和疾病谱的改变，危害人类健康的头号杀手传染病已逐渐被慢性非传染病代替，特别是高血压、冠心病、脑血管病、恶性肿瘤、糖尿病已成为对居民身体健康危害最严重的疾病。因此，加强对这些慢性非传染病的防治，已成为医院预防保健工作的重要任务。应做好以下几个方面的工作：

（1）建立健全慢性非传染病防治组织。

（2）开展健康指导、行为干预。

（3）开展重点慢性非传染性疾病的高危人群监测。

（4）对重点慢性非传染性疾病的患者实施规范化管理。

（5）积极开展慢性非传染性疾病的群防群治。

六、妇女保健

1. 孕产期保健　指妇女从怀孕到产褥期这一段特殊生理过程中所采取的保健措施，是妇幼保健工作的中心内容。主要内容有：①早期发现孕妇，定期进行产前检查、孕产妇的家庭访视；及时处理和治疗孕妇的异常现象与合并症。②遗传咨询和产前诊断，及早发现与处理遗传性疾病和先天性异常。③预防感染和产伤，以及产时、产后出血的发生，处理产妇合并症。

2. 青春期保健 从月经初潮到生殖器官发育成熟，做好营养卫生指导，培养良好的饮食习惯，自我保健为主，普及个人卫生知识，开展心理和健康行为指导，采用适当形式进行性知识教育。

3. 婚前期保健 包括婚前卫生指导和婚前健康检查。

4. 哺乳期保健 宣传母乳喂养的重要意义；帮助婴儿母亲掌握正确喂哺方法和促进乳汁分泌的知识；做好乳头和乳房的护理，防治乳腺感染，指导哺乳期用药、避孕和劳动保护等。

5. 更年期保健 提供有关生理和心理卫生知识的宣传、教育与咨询；指导更年期妇女合理就医、饮食、锻炼和用药。

6. 其他 配合上级医疗保健机构开展妇科疾病的筛查。

七、儿 童 保 健

1. 新生儿期保健 新生儿访视及护理指导；母乳喂养咨询及指导。

2. 婴幼儿期保健 早期教育；辅食添加及营养指导；成长发育评价。

3. 学龄前期保健 心理发育指导及咨询；生长发育监测；托幼机构卫生保健的指导。

4. 学龄期保健 与家长配合开展性启蒙教育和性心理咨询等。

5. 其他 儿童各期常见病、多发病及意外伤害的预防指导。

八、老 年 保 健

老年保健是指 60 岁以上老人采取的各种医疗预防保健措施。主要内容包括：

（1）了解社区老年人的基本情况和健康状况。

（2）加强除老年人常见病、多发病（如高血压、冠心病、脑血管病等）之外，呼吸道感染、肺气肿、糖尿病、肿瘤等疾病的防治，并需重视慢性病的康复。

（3）指导老年人进行疾病预防和自我保健。

（4）建立健全老年医疗保健机构，积极开设家庭病床，为老年患者提供便捷、连续的医疗保健康复服务。

九、健 康 教 育

医院健康教育是以患者为中心，通过有计划、有组织、有系统的社会教育活动，促使人们自觉地采纳有益于健康的行为和生活方式，消除或减轻影响健康的危险因素，预防疾病、促进健康、提高生活质量。

医院健康教育一般由预防保健部门会同有关职能部门负责计划和组织。以门诊、住院患者及其家属为教育对象，因人因病制宜，突出针对性，重视实效性。院内健康教育旨在劝告患者及其家属改变不良的个人行为和生活方式，以降低疾病的危害因素，并介绍当前常见病、多发病的防治方法。院外健康教育是要协同当地卫生健康主管部门和社区政府，有计划地在人群中进行生活方式的干预和控制（如戒烟、低盐、低脂肪、运动、精神平衡等的干预），最终使平均期望寿命、婴儿死亡率、主要疾病的发病率与死亡率达到预期指标。

此外，医院公共卫生服务还承担家庭医生和卫生监督等多项任务，不一一赘述。

知识拓展

医务人员职业防护管理制度

根据《中华人民共和国职业病防治法》《传染病防治法》《医院感染管理办法》《医院隔离技术规范》《医务人员手卫生规范》《血源性病原体职业接触防护导则》《放射性同位素与射线装置防护和安全条例》《中华人民共和国放射性污染防治法》等法律、法规，结合实际，制订本制度。

1. 医务人员的职业防护要求

（1）建立工作人员的职业防护制度和相关措施，发现工作人员的医院感染应及时报告医院感染管理科和医务处。一旦发生因消毒操作不当可能造成的人身伤害、放射损伤或事故立即报告本科室主任和医务或医院感染管理部门。

（2）重点科室医务人员应定期体检，进行必要免疫接种。工作人员患传染性疾病或感染性疾病期间应暂时离开直接触病人和无菌物品的工作岗位。

进行消毒工作的相关人员应采取自我防护措施防止因消毒操作不当可能造成的人身伤害。

1）热力灭菌：干热灭菌时应防止燃烧；压力蒸汽灭菌应防止发生爆炸事故及可能对操作人员造成的灼伤事故。

2）紫外线、微波消毒时应避免对人体的直接照射。

3）气体化学消毒剂：应防止有毒有害消毒气体的泄漏，按照国家规定定期检测消毒环境中该类气体的浓度，确保在国家规定的安全范围之内使用。对环氧乙烷灭菌及低温等离子灭菌还应严防发生燃烧和爆炸事故及操作不当造成的伤害事故。

4）液体化学消毒剂：应防止过敏和可能对皮肤、黏膜的损伤。

5）使用和处理锐利器械和用具时应采取有效保护措施，避免人体的刺、割等伤害。

（3）医院应提供必要的防护设备。各类人员均应严格执行《医务人员手卫生规范》《医院隔离技术规范》，做好个人防护，严禁工作时间穿工作服进入食堂和外环境。

（4）放射性防护要求：相关科室工作人员应该具备放射性防护有关知识，按照国家《放射性同位素与射线装置防护和安全条例》《中华人民共和国放射性污染防治法》等法律、法规要求做好医务人员和病人的防护。一旦发生放射损伤或事故立即报告科室主任，按照医院关于"放射事故医学相关应急预案"要求进行处置。

（5）生物安全防护要求：按照医院关于生物安全管理制度、措施及相关规定执行。

2. 坚持按需防护的原则

（1）基本防护基本要求：适用对象：在医院从事诊疗工作的所有医护技人员。配备防护用品：如白大衣、工作裤、隔离衣、工作鞋、工作帽和医用口罩等。

防护要求：按照标准预防的原则，认真洗手和手消毒。

（2）加强防护基本要求：防护对象：进行接触血液、体液、排泄物、分泌物等可视污染物操作的医、护、技人员；进入传染病区的医、护、技及相关工作人员；可能接触传染性或感染性病的人医务人员；进行各种有创操作的医务人员等。

在基本防护的基础上根据诊疗的危险程度，使用以下防护用品：

隔离衣：一般在进行有创操作或进入传染病区时使用。

防护镜：一般在进行可能被病人体液喷溅操作时或进入有特殊传播途径的传染病区时使用。

外科口罩或 N95 口罩：一般在进行有创操作或进入呼吸道传染病区时使用。

手套：一般在进行有创操作、医务人员皮肤破损或接触体液、血液可能污染时使用。

面罩：一般在有可能被病人体液、血液、分泌物喷溅面部时使用。

防护要求：医务人员认真评估医疗活动的危险性，采取以上适当的防护措施，注意利器的安全使用与收集，有效防止伤害，坚持标准预防，认真洗手和手消毒。

（3）严密防护基本要求：防护对象：给呼吸道传染病病人进行有创操作如进行气管插管、气管切开或吸痰时；或给不明原因死亡病人进行尸解时。

防护配备：在加强防护的基础上，可使用全面型呼吸防护器。

防护要求：严格执行所有防护程序，坚持标准预防，认真洗手和手消毒。尽可能使用一次性用品，用后及时按要求收集，严密防范利器伤害，用后规范收集。

3. 对感染性疾病防护具体措施　按照医院下发的"预防感染性疾病造成院内感染的控制措施"的具体要求执行。

4. 医务人员遭受锐器伤害后的报告处理　根据卫生部《血源性病原体职业接触防护导则》的通知要求，对照医院制订的关于"经血传播性疾病职业暴露防护制度、处理原则和措施流程"，当医务人员在医疗操作、护理过程中遭受锐器伤害后，应及时报告医务、护理部门、医院感染管理科，并按照医院相关规定的处理流程进行处理。

5. 防护用品规范使用　口罩、护目镜、防护面罩、手套、隔离衣与防护服、鞋套、防水围裙及帽子的使用和穿脱顺序按照《医院隔离技术规范》要求执行。

第三节　我国医院公共卫生服务体系的发展

一、医院公共卫生服务定位

医院是公共卫生体系中很重要的组成部分，也是公共卫生战略的重要环节。医院公共卫生管理功能定位与优化可以为医院公共卫生管理的健康发展提供有力保障。公共卫生管理工作的落实，可促进医院更好发展，并可为患者及家属创造良好就医环境与住院环境，同时，医务人员在良好的工作环境中，可全面提升工作质量与工作效率。正确定位好医院的功能、职责及公共卫生服务范围，合理设置专门的部门（如预防保健科）和专职人员，具体负责医院内的公共卫生服务的组织、落实、督导，做到有机构、有人员、有责任，这样既保障医院正常的医疗运转，又能让医院正常地开展规定的公共卫生工作，同时让有条件的医院积极参与更深层次的公共卫生工作。

二、医院公共卫生服务现状与意义

1. 公共卫生与临床医学的裂痕与弥合　古代的医学不存在分科问题，中外历史上都出现过不少兼通哲学、数学、天文学、神学等的名医，涌现出许多著名的医学家，他们同时为公共卫生学的建立奠定了科学的基础。我国也有不少临床医学家转向公共卫生学的研究，如我国著名医学教育家、公共卫生学家、上海医科大学创始人，在耶鲁大学获得医学博士后去哈佛大学学习公共卫生学的颜福庆教授等。

19世纪和20世纪之交，美国医学会（AMA）进行了重建，医学专业人员开始退守到科研实验室和教学医院中，忽视了广义上根本的医学任务，预示了医学分离的来临。而1916年洛氏基金会决定支持创办与医学院分离的公共卫生学院一事，标志着公共卫生和临床医学间裂痕的体制化。特别是到了20世纪中期，这一个时期正是医学科学迅速发展的时期，由于科学在其他领域的发展，许多高科技成果逐渐被应用到临床医学，提高了对疾病病因及机制的认识和诊断、治疗的水平。与此同时，医学的内容也得到不断的丰富，使每个医生都不再可能掌握医学的全部知识技术。其结果不仅是临床医学与公共卫生之间出现了"分裂"，也促成了临床医学内部的进一步分科。

我国医疗体系与卫生防疫体系各自独立发展，两个体系之间存在严重的脱节，缺乏有效的联系与协作。医疗机构与卫生防疫机构分属于不同的部门，实行多头管理，加之信息不沟通、资源不能整合、条块专政，严重制约了对公共卫生信息及时、准确和有效的管理。

自进入 21 世纪以来，随着以患者为中心服务理念与服务模式的推广，人们越来越认识到，传统的公共卫生与临床医学的分离，即人群保健与个体保健的分离，已严重阻碍了卫生服务的质量、公平性、相关性及成本效果的提升，不能满足人们日益增长的卫生服务需求。因此，公共卫生与临床医学间如何弥合裂痕、协调发展，已成为全球普遍关注的有待解决的重要问题。

生物-心理-社会医学模式的逐渐建立与医学目的的转变要求临床医学与公共卫生协调发展：由救死扶伤、对抗疾病及死亡，转变为促进健康、对抗早死、提高生命质量。"健康中国"战略提出，实现"以健康为中心"，加强疾病预防和健康促进，使医疗和预防有效融合。习近平总书记指出"要完善疾病预防控制体系，建设以医疗机构为依托、基层医疗卫生机构为网底、防治结合的疾控体系"，也让我们认识到仅仅在基层医疗卫生服务中实现"医防融合"是不够的，必须在各级各类医疗卫生服务中推进"医防融合"，更要充分发挥医院的技术和能力优势，将临床治疗和预防服务进行有机结合，使医防融合成为医院一种新的医疗服务模式。公共卫生服务体系和医疗服务体系的有效融合才能更好地将防治任务落实。

2. 医院承担公共卫生服务工作的意义

（1）贯彻预防为主的方针：做好预防保健工作，认真执行医院隔离消毒制度，防止交叉感染，搞好医院内的污水处理，可以防止医院在诊断、治疗过程中的生物、物理、化学、放射等一切有害因素对环境的污染和对人群的危害，同时防止医院工作人员中各种职业性危害。

（2）控制卫生费用：要降低疾病发病率和死亡率，减少医疗费用，减轻疾病的经济负担。

（3）适应医学模式的转变：生物-心理-社会医学模式要求人们从多方面、多层次积极地防治疾病，以促进健康，提高生活质量。医院应正确认识和利用医学模式这一理论武器，扩展医院的社会功能，多层次、全方位地防治疾病，促进人类的健康。

（4）适应人口结构和疾病谱的变化的要求：随着平均期望寿命的延长和老龄化社会进程的加快，医疗机构必然要承担更多健康教育、慢性病监测、老年人生活照顾和卫生保健的责任。

（5）有利于医院提高社会效益：开展公共卫生服务有利于做到无病防病，有病早治、急性病的慢性化转变，有效地降低发病率，提高治愈率，减少死亡率，达到保障和增进人群健康的目的。

（6）有利于初级卫生保健的实施：充分利用医院卫生资源的巨大优势，不断提高基层医疗单位的防治水平，使大量常见病、多发病在基层得以解决，逐步实现人人享有初级卫生保健的目标。

三、我国医院公共卫生服务的发展目标

2021 年 6 月，国家发展改革委、国家卫生健康委、国家中医药管理局、国家疾病预防控制局关于印发《"十四五"优质高效医疗卫生服务体系建设实施方案》的通知提出"公共卫生防控救治能力提升工程"，具体内容是中央预算内投资重点支持疾病预防控制体系、国家重大传染病防治基地和国家紧急医学救援基地建设，推动地方加强本地疾病预防控制机构能力、医疗机构公共卫生能力、基层公共卫生体系和卫生监督体系建设，健全以疾控机构和各类专科疾病防治机构为骨干、综合性医疗机构为依托、基层医疗卫生机构为网底、防治结合的强大公共卫生体系。

2023 年 3 月，由中共中央办公厅、国务院办公厅印发《关于进一步完善医疗卫生服务体系的意见》指出：到 2025 年，医疗卫生服务体系进一步健全，资源配置和服务均衡性逐步提高，重大疾病防控、救治和应急处置能力明显增强，中西医发展更加协调，有序就医和诊疗体系建设取得积极成效。

1. 提高公共卫生服务能力　健全公共卫生体系，加强专业公共卫生机构和医院、基层医疗卫生机构的公共卫生科室标准化建设。完善各类专业公共卫生机构人员配备标准，加强疾病预防控制能力和队伍建设。构建资源联动、统一质控、信息共享的公共卫生实验室检测网络，提升检验检测能力。健全监测预警体系，提高重大疫情早发现能力。加强重大疫情防控救治体系和应急能力建设，建立健全分级、分层、分流的重大疫情救治机制。完善公共卫生应急管理体系，分级分类组建公共卫生应急队伍。制定医疗卫生机构公共卫生责任清单，明确各类医疗机构公共卫生人员岗位职责和配备要求，并纳入绩效考核内容。健全公共卫生医师制度，探索赋予公共卫生医师处方权。探索建立基层军医到地方急救机构执业培训机制。

2. 健全家庭医生制度　以基层医疗卫生机构为主要平台，建立以全科医生为主体、全科专科有效联动、医防有机融合的家庭医生签约服务模式，提供综合连续的公共卫生、基本医疗和健康管理服务。引导二级及以上医院全科医生作为家庭医生或加入基层家庭医生团队，在基层医疗卫生机构提供签约、诊疗等服务。完善签约服务筹资机制，有条件的地区可探索将签约居民的医保门诊统筹基金按人头支付给基层医疗卫生机构或家庭医生团队。健全签约服务收付费机制。落实签约居民在就医、转诊、用药、医保等方面的差异化政策，逐步形成家庭医生首诊、转诊和下转接诊的服务模式。

3. 加强防治结合　创新医防协同、医防融合机制。公立医疗机构设立公共卫生科等直接从事疾病预防控制工作的科室。全面推进医疗机构和专业公共卫生机构的深度协作，建立人才流动、交叉培训、服务融合、信息共享等机制。探索疾病预防控制专业人员参与医疗联合体工作，建立社区疾病预防控制片区责任制，完善网格化的基层疾病预防控制网络。以重点人群和重点疾病管理为主要内容，优化公共卫生服务，对孕产妇、婴幼儿、学生、职业人群和老年人等开展针对性的健康促进和预防保健服务。

【本章小结】

医院公共卫生管理是当前人们关注的热点问题之一。本章通过介绍公共卫生管理的概念、作用；医院公共卫生服务的任务、我国公共卫生服务体系的建设、我国医院公共卫生服务体系的发展目标等基本内容。旨在培养学生理论与实际相结合的能力，理解在医院公共卫生管理过程中，建立医防融合管理体系，提高医院公共卫生管理水平，实现全社会的健康促进，创建人人享有健康的重要意义。

实训案例 I

成效显著，建立较为完善的公共卫生服务体系

［引言］

《社会保障绿皮书：中国社会保障发展报告（2022）》（简称《报告》）由社会科学文献出版社正式出版。报告指出：1949 年以来，我国公共卫生事业经历了起步、改革和 SARS 疫情、新医改等多个阶段的发展，建立起了一套较为完善的公共卫生服务体系，取得了天花等传染病基本消灭、地方病得到显著控制、妇幼死亡率极大降低等诸多举世瞩目的公共卫生事业成就。

［主要内容］

在百年未遇的重大疫情冲击下，中国公共卫生和医疗保障体系表现出了极强的韧性。主要有五大成就：

1. 机构建设稳步增长　1949 年我国仅有 11 个专科防治所和 9 个妇幼保健院，公共卫生事业形势严峻。到 2020 年专业公共卫生服务机构数发展到 15 958 个，增长迅速。目前，我国已经建立起了覆盖城乡居民的公共卫生体系，近年来主要是不断发展和整合，在机构组成上有较大的调整。在 2005～2020 年，疾病预防控制中心由 3585 所减至 3384 所，卫生监督所由 1702 所增至 2934 所。

2. 人力资源队伍不断壮大　我国专业公共卫生服务机构人力资源队伍建设也取得了长足的发展。在 2005～2020 年，专业公共卫生服务机构卫生人员由 52.55 万人增至 92.50 万人。

3. 疾病预防控制成就显著　1949 年以来，我国在传染病防治领域不断取得重大突破。1979 年消灭了天花；2000 年实现无脊髓灰质炎目标；2006 年后连续 13 年实现了白喉无报告病例，麻疹、乙脑和流脑发病率降幅达 99%，风疹发病较最高年份下降 96%，百日咳下降 95%，5 岁以下儿童乙型肝炎病毒感染率下降至 1% 以下，摘掉了乙肝大国的帽子。2008 年，在全球率先消灭丝虫病。2012 年，世界卫生组织宣布中国消除孕产妇及新生儿破伤风。2021 年 6 月 29 日，世界卫生组织宣布中国彻底消灭疟疾，成为我国公共卫生事业发展史上又一座里程碑。

4. 公共卫生监测系统与信息化建设成果丰硕　20 世纪 80 年代，计算机开始应用于卫生防疫工作。伴随时代进步和信息技术的发展，中国公共卫生信息化建设从无到有、由弱到强，基本实现了跨越式发展。其中，第一个发展阶段是 2003 年 SARS 疫情暴发之后，疾病预防与控制机构启动了以传染病网络直报系统为核心的中国疾病预防控制信息系统，2004 年正式运行。目前已经建立国家级疾病预防控制数据中心，采用集中式信息管理方式，辐射全国 6 万余家医疗卫生单位。第二个发展阶段是新医改后，信息化建设思路从以疾病预防控制自我业务管理向以全民健康保障服务为核心转变。以中国疾病预防控制中心数据中心建设为依托，积极推动三级平台试点应用，在技术上实现了平台互联互通和数据共享交换。第三个发展阶段是促进电子病历与电子健康档案的公共卫生应用。

5. 基本公共卫生服务均等化建设不断推进　我国从 2009 年起实施基本公共卫生服务项目，建立了世界上覆盖人口最多的公共卫生干预项目。财政补偿渠道也进一步健全，人均基本公共卫生服务经费补助标准从 2009 年的 15 元提高到 2020 年的 74 元，服务内容不断扩大、项目逐渐丰富。

新发展阶段深化卫生与医疗保障改革的任务仍然艰巨，因此《报告》提出五点建议：一是提高公共卫生突发事件应急处理能力为重点，深化公共卫生服务体系改革；二是以完善制度机制为重点，深

化医疗保障制度改革；三是以建立现代医院管理制度为重点，深化公立医院综合改革；四是以强化基层医疗卫生服务体系为重点，促进卫生服务体系合理分工；五是探索适应中国国情的卫生服务与医疗保障管理体制。

［案例小结］

通过《报告》，了解我国已建立较完善的公共卫生服务体系，其建设成效显著；明确了新发展阶段深化卫生与医疗保障改革的任务。

［问题思考］

1. 结合本案例，请思考中如何有效发挥医院公共卫生管理在"大卫生、大健康"中的作用。

2. 根据《报告》中提出的建议，思考新发展阶段落实深化卫生与医疗保障改革的任务的具体措施。

实训案例 Ⅱ

B 市三级公立医院公共卫生履职现状分析

［引言］

医院作为公共卫生服务体系的重要组成部分，肩负着社会医疗保障和公共卫生服务的责任，是疾病防控和救治的重要力量。

［主要内容］

根据国家卫生健康委最新统计数据显示，截至 2022 年全国共有医疗卫生机构总数达 1 032 918 家，其中，公立医院 11 746 家，民营医院 25 230 家，基层医疗卫生机构 940 500 家，专业公共卫生机构 9361 家；全国医疗卫生机构床位 975.0 万张，基层医疗卫生机构 174.4 万张（占 17.9%）。全国卫生技术人员总数达 1165.8 万人。由以上统计数据来看，当前我国公共卫生资源占全国卫生资源的比例甚小，特别是与医疗资源相比差距甚大，公共卫生配套设施亟待投入。

有研究显示，通过对 2021 年度 B 市 54 家三级公立医院，对照《B 市二级及以上医疗机构公共卫生责任清单（2020 版）》（简称《清单》）要求进行公共卫生履职情况进行评估。

1. 公共卫生组织管理情况　54 家三级公立医院中，46.3% 的医院独立设置了疾病预防控制科或公共卫生科，14 家医院未设置发热门诊，18 家医院专职人员为 1 人或无专职人员。8 家医院继续医学教育全员必修项目未完成。54 家医院医疗废物处置措施执行情况均达到要求，其中 43 家医院医疗废物管理制度齐全。

2. 公共卫生服务任务完成情况　B 市三级公立医院重点传染病监测与报告、传染病实验室检测、职业病管理服务、妇幼健康服务等 8 项工作开展不充分，其中手足口病原学日常监测、猩红热监测、麻疹风疹网络实验室检测能力考核、通过质量控制中心年度检查考核 4 项工作承担率小于 25%，但除手足口病原学日常监测工作考核满分率为 81.82% 外，其余均为 100.00%。呼吸道多病原监测、孕产妇安全服务保障、新生儿疾病筛查及院前、院内信息衔接平台建设工作承担率与考核满分率均小于 70%。

3. 各项公共卫生工作承担和履职情况分析　54 家三级公立医院中手足口病原学日常监测、猩红热监测、麻疹风疹网络实验室检测能力考核和通过质量控制中心年度检查考核等 4 项工作承担率小于 25%。《清单》中的 50 项工作，包括儿童死亡防控、食源性疾病病原学检测、食源性疾病病例报告及处置、职业病危害防治措施落实情况、食源性疾病信息化程度、孕产妇安全服务保障等6项，工作考核满分率小于25%。

综上所述，医疗机构公共卫生职能是一个长期存在并被轻视或忽视的问题，因此，政府需要不断发挥行政职能，通过政策、法规、规范、标准等方式明确医疗机构的公共卫生责任，规范机构和个人行为，同时需要疾病预防控制中心对医疗机构加强业务指导，以提高医院公共卫生整体服务水平。

[案例小结]

本案例以问题为导向，从卫生资源、体系建设、履职情况等方面着手，分析改革和完善公共卫生体系，探讨公立医院在公共卫生服务中更好地发挥作用。

[问题思考]

1.结合本案例并查阅相关文献，请思考医院公共卫生管理的职能和定位对医院管理高质量发展的促进作用。

2.请查阅相关文献，思考提高医院公共卫生履职工作的落实，对医院在全面提升工作质量与工作效率管理的启示。

（汤 榕 李 月 马春芳 杨晓花）

第十七章　医院应急管理

【学习目标】

知识目标： 掌握突发公共卫生事件的概念、分类，医院应急管理的概念、基本原则，医院应急管理体系的基本内涵；熟悉医院应急管理的主要任务、医院应急管理体制、医院应急管理机制建设的内容；了解突发公共卫生事件分级，突发公共卫生事件的特点及医院应急预案建设的内容。

能力目标： 培养学生具备识别突发公共卫生事件的类别和等级、编制医院应急管理预案的能力，解决医院应急管理的体制和机制建设中存在的问题。

素质目标： 在医院管理工作中，以提高应对突发公共卫生事件的能力和水平为指引，培育学生积极应对并有序采取行动以减少突发公共卫生事件对公众健康造成的危害，保障公众身心健康与生命安全，并进一步认识到提高应对突发公共卫生事件能力是提升国家治理能力的内在要求。

20世纪以来，各种自然灾难与人为因素造成的事故及灾害越来越呈高发态势，而医院作为保障大众身体健康的集中地，如何有效预防、及时控制和消除突发公共卫生事件及其危害，如何加强和规范各类突发事件的应急处理工作、有序采取应急行动，最大程度地减少突发公共卫生事件对公众健康造成的危害，保障公众身心健康与生命安全，维护国家安全和社会稳定，特别是有效开展重大传染病疫情防控、灾难事故紧急救援，以及减轻灾害的不利影响，已经成为政府、社会、学者关注和研究的重要内容。

第一节　突发公共卫生事件

一、突发公共卫生事件相关概念

（一）突发事件的概念

突发事件（emergency）是指突然发生，造成或者可能造成严重社会危害，需要采取应急处置措施予以应对的自然灾害、事故灾难、公共卫生事件和社会安全事件。主要分为以下四类：

1. 自然灾害（natural disaster） 由自然因素直接导致的灾害，如地震、飓风等。

2. 事故灾难（accident disaster） 人们生产、生活中发生的直接由人的生产、生活活动引发的，违反人们意志的意外事件，如工厂、矿山的各类安全事故等。

3. 公共卫生事件（public health event） 由自然因素和人为因素共同所致的严重影响公众健康的事件，如传染病疫情、群体性不明原因疾病、食品安全和职业危害、动物疫情，以及其他严重影响公众健康和生命安全的事件。

4. 社会安全事件（social security incident） 由一定社会问题诱发，主要包括恐怖袭击事件、民族宗教事件、经济安全事故、涉外突发事件和群体性事件等。

突发事件具有突发性、紧迫性、危害性、不确定性等特点，如果应对不及时或处理不当，往往会给个人、组织和社会带来难以预计的危害和影响。

（二）突发公共卫生事件的概念

突发公共卫生事件（emergency public health event）：是突发事件的一种，是指突然发生，造成或者可能造成社会公众健康严重损害，需要采取应急处置措施的传染病疫情、群体性不明原因疾病、群体性急性中毒，以及其他由生物、化学、核辐射等自然或人为因素引发的严重影响公众健康的事件。

二、突发公共卫生事件的分类

1. 生物病原体所致疾病　主要指传染病（包括人畜共患传染病）、寄生虫，地方病区域性流行或出现死亡；群体性医院感染等。

2. 有毒有害因素污染造成的群体中毒　这类公共卫生事件由于污染所致，如土壤和水体污染等，波及范围广。

3. 食物中毒事件　是指人摄入含有生物性、化学性有毒有害物质后或把有毒有害物质当作食物摄入后所出现的非传染性的急性或亚急性疾病，属于食源性疾病范畴。

4. 自然灾害　由于地震、火山爆发、泥石流、台风、洪水等的突然袭击，造成人员伤亡。同时，还会带来严重的包括社会心理因素在内的诸多公共卫生问题，以及可引发多种疾病，特别是传染性疾病的发生和流行。

5. 职业中毒　由高温、低压、有毒气体、粉尘等职业暴露因素造成的人数众多或者伤亡较重的中毒事件。

6. 意外事故引起的伤亡　煤矿瓦斯爆炸、有毒化学品泄漏或爆炸、沉船或飞机坠毁、空袭等重大安全事故。该类事件由于没有事前准备和预兆，往往会造成巨大的人员伤亡和经济损失。

7. 不明原因引起的群体发病或死亡　该类事件原因不明，公众缺乏相应的防护和治疗知识。同时，日常也没有针对该事件的特定的监测预警系统，使得该类事件常常造成严重的后果。此外，由于原因不明，在控制上也有很大的难度。

8. 恐怖事件　指生物、化学、核辐射等恐怖事件。

三、突发公共卫生事件分级

我国按照事件的性质、严重程度、可控性和影响范围，将突发公共卫生事件分为以下四级：

1. Ⅰ级（特别重大）　由国务院负责组织处置。

2. Ⅱ级（重大）　由省级政府负责组织处置。

3. Ⅲ级（较大）　由市级政府负责组织处置。

4. Ⅳ级（一般）　由县级政府负责组织处置。

四、突发公共卫生事件的特点

（一）危害性

突发公共卫生事件关系到国民的生命和健康安全，以及人类的生存和发展，与民众和整个社会的健康安危息息相关。处理不当会直接危及人们的生命健康，并由此波及和影响社会稳定、破坏经济建设、扰乱正常的生活和工作秩序。

（二）不确定性

由于突发事件的突如其来，其产生、发展过程和结局往往充满了不确定性。其不确定性受制于多重因素影响，需要应急管理者在日常工作中积极进行各种应急能力准备和储备，并在突发事件的应对过程中能够随机应变，实施动态管理。

（三）群体性和公共属性

在公共卫生领域发生事件，所危及的对象不是特定的人，发生时常常同时涉及多人甚至整个工作或生活的群体和社区，在事件影响范围内的人都可能受到伤害，具有公共属性。

（四）复杂性与技术局限性

由于突发公共卫生事件可由自然、人为因素等多种原因造成，其演变过程和后果复杂，各种因素相互依赖、交织和互动效应的存在，导致事件的复杂性和多样性。很多未知疾病和新发传染病至今仍缺乏有效的诊断、治疗和免疫手段，人类尚不能依靠已有的医学技术手段来实现对其的有效防控，需要运用综合管理策略和手段来弥补其缺陷。

（五）快速传播性和全球性

在复杂、充满不确定性、高度依存的社会系统中，突发公共卫生事件具有的公共危机性使其在现代高度信息化的社会中具备了极快的传播能力。目前日益现代化的海、陆、空交通网络也加剧了传染病在世界范围内快速传播的可能性。

知识拓展

突发性公共安全风险的暴发及其衍生事件对国家的社会经济发展、国民身心健康乃至社会稳定产生重大影响。而病毒灾害作为重要的公共卫生事件，常伴随阶段性的疫情变化，随机性和突变性较强，严重威胁公众日常生活及生命安全，更易引起较大范围的网络舆情。2020年6月1日，刚果（金）西部赤道省宣布暴发第11轮埃博拉疫情，这是自1976年以来，该国暴发的第11轮埃博拉疫情，并最终于6月25日宣告结束。据统计，此次疫情先后确诊的病例126例，最终仅81人康复。目前已有疫苗可以预防扎伊尔埃博拉病毒，但仍无法完全预防其他埃博拉病毒毒株，足以说明该病毒传染力极强，具有突发性、异质性，不易控制。因此其在刚果乃至全球公众中均产生了较大的反响，影响较为深重。

第二节　医院应急管理概述

医院是关注和保障大众身体健康的集中地，具有综合性和独立性，国家法律法规明确规定医院在应对突发事件中应发挥的功能和承担的任务。但是，在社会发展过程中所遇突发事件等级总是飘忽不定，由此，医院也需不断加强对重大事故或其他应急事件的应对管理能力，建立有医院特色的突发事件应急预案，在应对突发事件中充分发挥医院的优势和特色。

一、医院应急管理相关概念

（一）应急管理的概念

应急管理（emergency management）：是综合运用跨学科的知识、技能和手段，研究在突发事件的防控过程中，如何通过风险管理、优化决策、整合资源、协调行动等一系列活动和措施的开展，为预防、减少、控制风险及事件危害而采取的一系列预防和应对策略及措施的过程。主要对象是各类突发事件，通过对危机事前、事中、事后各方面的有效管理，最大限度地降低风险影响。

（二）医院应急管理的概念

医院应急管理（hospital emergency management）：医院在突发公共卫生事件的事前预防、事发应对、事中处置和善后管理过程中，通过建立必要的应对机制，采取一系列必要的措施，保障公众生命财产安全，促进社会和谐健康发展的有关活动。

二、医院应急管理的基本原则

（一）预防为主，常备不懈

医院领导者和职工都应有强烈的忧患意识和危机意识，居安思危，防患于未然，全面落实各项防范措施，做好应对突发公共事件的思想和心理准备。

（二）提高认识，更新观念

医院管理的核心是医疗质量和医疗安全，医院不但要为患者提供医疗服务和技术性服务，而且还要体现"以人为本"和"医疗质量持续改进"的管理重点，确保医疗服务的及时性、安全性和有效性，实现质量管理和经济效益的和谐统一。确保医院内所有人员（包括医院职工）的安全，也属于广义的医疗安全的范畴。而关键环节、重要部门、要害岗位的管理，是满足上述要求的重要因素。

（三）统一领导，分级负责

根据突发事件的范围、性质和危害程度，对突发事件实行分级管理。医院内设置突发事件应急处理领导小组，负责突发事件应急处理的统一领导和指挥，全院各相关部门按照应急预案的规定，各司其职，做好突发事件应急处理的有关工作。

（四）依靠科学，加强合作

突发事件应急工作要充分尊重和依靠科学，要重视开展防范和处理突发事件的科研和培训，为突发事件应急处理提供科技保障。全院各有关部门要通力合作、资源共享，有效应对突发事件。成立相关部门参与的紧急事件处理工作小组，负责紧急应对，并作为紧急事件应急处置的指挥系统，明确职责，一旦发生，立即启动处理系统，实施统一组织指挥。事后形成调查报告。

三、医院应急管理的主要任务

医院应急管理是一个动态的过程，包括对各类突发公共卫生事件的防控及灾难事件的紧急医学救援工作，在突发事件发生、发展、演变及恢复的不同阶段，医院应急管理的具体任务可分为减灾与预防、应变准备、紧急响应和恢复重建4个阶段。

（一）减灾与预防

通过安全管理和安全技术等手段，尽可能防止事故的发生。在假定事故必然发生的前提下，通过预先采取的预防措施，降低或减缓事故的影响或后果严重程度。有些灾害通过适当的措施，可以使其几乎不会发生，如火灾、水灾，有些灾害的发生不是人力可以控制的，只能减少其损害，如地震。

（二）应变准备

针对可能发生的事故，为迅速有效地开展应急行动而预先所做的各种准备，包括应急机构的设立和责任的落实、预案的编制、应急队伍的建设、应急设备（设施）和物资的准备及维护、预案的演练、与外部应急力量的衔接等，目的是为重大事故应急救援提供所需的应急能力。

（三）紧急响应

事故发生后立即采取救援行动，包括事故的报警与通报、人员的紧急疏散、急救与医疗、消防和工程抢险措施、信息收集与应急决策和外部救援等，尽可能地抢救受害人员、保护可能受威胁的人群，尽可能地控制并消除事故。

（四）恢复重建

事故发生后立即进行恢复工作，使事故影响区域恢复到相对安全的基本状态，然后逐渐恢复到正常状态。立即进行的恢复工作包括事故损失评估、原因调查、清理废墟等。灾害结束之后，很多环境必须清理，运作功能必须恢复，才能够恢复平日的运作。医院的功能是拯救生命、加速病患的康复，如果功能迟迟不能恢复，可能会危及病患的健康甚至生命。

知识拓展

为进一步指导和规范全国突发事件医疗应急工作，提升紧急医学救援能力，维护人民群众生命安全和身体健康，2023年12月国家卫生健康委制定印发了《突发事件医疗应急工作管理办法（试行）》（国卫医急发〔2023〕37号）。该《办法》明确了信息报告单位和人员、责任报告单位、信息报告流程和报告具体要求，着重强调了突发事件信息分级报告的时限要求和报告内容；提出了各级卫生健康行政部门开展医疗应急的工作原则和责任，按照"快速响应、高效处置"的原则，明确了医疗应急现场处置规范、检伤分类、伤员后送和伤病员救治相关要求；对医疗应急队伍和基地建设管理、医疗应急专家库建设、医疗应急预案制定、医药物资储备、培训演练、科普宣教、科研创新、工作人员保障及奖惩制度等工作进行了规定。

第三节　医院应急管理体系

医院在应对突发事件时为提高医院对院内外突发事件的应急反应能力和医疗救援的质量和水平，有效预防、及时控制和消除突发事件的危害，避免和减少人员伤亡，努力提供快速、有序、有效、安全的医疗急救服务，切实保障人民群众身体健康和生命、财产安全，应围绕政府制定的"一案三制"，结合医院的特点，组织人力、财力、物力、智力等各种要素，形成"统一指挥、反应灵敏、协调有序、运转高效"的医院应急管理体系。

一、"一案三制"的基本内涵

"一案三制"是指为应对突发事件所制定的应急预案、应急体制、机制和法制的统称，这四要素的有机组合构成了应急反应体系的核心和基本框架。其中预案是前提，体制是基础，机制是关键，法制是保障。应急管理系统的有效运转在很大程度上依赖上述构成要素的有机整合。

（一）应急预案

应急预案是指面对潜在或可能发生的突发事件而事先制订的应急管理、指挥、救援、计划等处置方案。预案使应急处置工作有据可依、有章可循。医院应做好风险评估程序及相应预案，界定不同风险级别的项目并做出控制风险的指引。在发生突发公共卫生事件、灾难性事件和技术事故等紧急事件时，医院能高效、有序地采取应急行动并使损失降至最低水平。

（二）法治建设

法治建设是为应急体系建设工作建立规范和规则、提供制度保障，并对应急反应主体之间的权责关系和应急响应程序的合法性进行明确的法律界定。中国的突发卫生应急法治主要有四个层面。一是基本法，即《中华人民共和国突发事件应对法》；二是专业法，如《传染病防治法》等；三是行政法规，如《突发公共卫生事件应急条例》等；四是行政规章，如《突发公共卫生事件与传染病疫情监测信息报告管理办法》等。

（三）应急反应体制

应急反应体制是规定政府、部门、企业面对危机时在各自方面的管理范围、权限职责、利益及其相互关系的准则。它的核心是管理机构的设置。《中华人民共和国突发事件应对法》明确规定了我国采取"国家统一领导、综合协调、分类管理、分级负责、属地管理为主"的应急管理体制框架。

（四）突发公共卫生事件应对机制

突发公共卫生事件应对机制是指对应急组织系统运行过程中的各个环节进行有效协调，对各种要素进行有机组合和配置，并对组织系统运行过程施加影响，综合应用多种手段，解决卫生应急运行过程中的关键节点问题，确保危机应对的灵活性与机动性。

二、医院应急管理体制建设

医院应根据中华人民共和国国务院制定、颁发的《突发公共卫生事件应急条例》《中华人民共和国传染病防治法》《中华人民共和国传染病防治法实施办法》，制定医院应急管理体制。

1. 设立应急工作领导小组　医院领导担任总指挥，负责对医院突发公共卫生事件应急处理的统一领导，统一指挥，实行责任追究制。

2. 领导小组下设应急管理办公室　由医院相关部门负责人组成，成立院内感染管理组、新闻宣传组、后勤保障组、应急医疗救治组和应急专家组、专业救治组、应急救援队等（根据应急工作需求，设置相应工作小组）。医院各行政主管部门、各科室及各部门在各自职责范围内做好应急处理的有关工作。医院应急管理体制如图 17-1 所示。

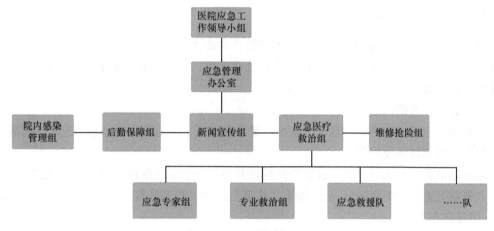

图 17-1　医院应急管理体制

三、医院应急管理机制建设

医院应根据国家法律法规等相关要求并结合医院实际情况制订应急管理工作制度和规章。

1. 建立应急预案管理制度　明确医院应急预案编写要求，建立预案评价和修订机制，并不断修订完善，实现预案的动态管理。

2. 建立应急队伍管理制度　明确医院应急队伍人员选拔标准、工作职责、激励措施、补充淘汰机制等。

3. 应急装备物资管理制度　明确医院应急装备物资管理责任部门，明确各类装备物资的采购、储备、使用、补充等各项管理机制，如制订应急物资库存管理制度、药品管理制度等。

4. 应急培训演练制度　明确医院开展的应急培训和演练计划、内容、方法、质量，并对培训演练效果进行评价和改进。

5. 应急信息报告制度　对各类突发事件紧急救援工作信息应在规定的时限内向指定部门进行报告；明确各类各种突发事件的报告范围、报告方式及程序、报告内容等。

6. 应急响应工作制度　建立应急响应启动与终止制度，明确医院启动应急响应及终止应急响应的基本条件和相关工作流程。

7. 新闻危机处置制度 明确新闻危机责任人、新闻危机管理工作交底、新闻危机应急处理程序等内容。

8. 奖惩制度 对参加突发事件应急处理的工作人员，应根据国家有关规定给予适当补助和保健津贴，对应急工作表现突出者，给予相应的嘉奖和表彰。在应急行动中，对应急行动中不服从调派、不认真履职、违反相关制度和纪律的个人和部门要予以惩处。如因失职等原因造成突发事件危害扩大，产生严重后果者，依法追究相关部门和当事人的责任。

四、医院应急预案建设

医院应针对各级各类可能发生的事故和危险因素制订总体应急预案、专项应急预案和部门应急预案，并明确事前、事发、事中、事后的各个过程中相关部门和有关人员的职责。

（一）总体应急预案

总体应急预案是指导预防和处置各类突发公共事件的大纲，着眼于解决各类突发事件处置的共性问题。在医院应急预案体系中起总纲作用，是医院应对各类突发事件的总体规范性文件和行动指南。

医院总体预案的内容包括：

1. 总则 包括编制预案的目的、依据、适用的范围、应急预案的体系、应对原则等。

2. 应急组织体系及职责

3. 应急响应 预测与预警（预警级别的划分与启动预案的条件）、基本应急处置（信息报告、先期处置、预案启动）、应急结束、恢复与重建（善后处置、调查与评估、恢复与重建）、信息发布等。

4. 应急保障 联系措施、人力资源、财力保障、物资保障、交通运输保障、治安维护、人员防护、稳定保障、预案演练等。

5. 监督管理 明确责任与奖惩。

6. 附则及附件

（二）专项应急预案

专项应急预案是医院为应对某一类型或某几种类型突发事件而制订的，涉及数个部门职责，需要统一行动、协同操作的应急预案。专项预案突出各类各种突发公共事件的特点，具体明确组织程序、工作流程、操作措施等，更为详尽和实用。应急办公室依据管理部门职责，会同相关职能部门制订专项应急预案，并对其实施管理。

专项应急预案包括的内容（以某医院火灾事故专项预案为例）：

1. 总则 包含编制目的、编制依据、适用范围、应急预案体系、应急工作原则。

2. 组织指挥体系及职责任务 应急救援组织体系、事故应急救援分工。

3. 预防、预测、信息报告和处理 灾害预防、火灾预测预报、事故报告与报警、先期处置。

4. 应急响应 Ⅳ级、Ⅲ级、Ⅱ级、Ⅰ级相关判断标准，分级响应、火灾扑救指挥、火灾扑救、信息发布、应急结束。

5. 后期处置　火灾评估、灾后重建、火灾事故的调查与总结。

6. 综合保障　应急救援资源保障、后备力量保障、火灾扑救物资储备保障、技术保障、日常消防管理、培训演练。

7. 附件

（三）部门应急预案

结合医院实际情况，各部门应制订切实可行的各类突发事件应急预案。医务部负责制订公共卫生类突发事件应急救治、医院诊疗过程中突发事件应急处理类预案；护理部负责制订护理工作中突发事件的应急处置预案；医院感染科负责制订医院感染暴发紧急处置预案；预防保健科负责制订预防感染、食物中毒类预案；信息科负责制订信息系统突发故障应急预案；设备科负责制订水、电、气、医疗设备故障及突发辐射事件应急处置预案；医院办公室负责各类预案的汇总、整理工作。以上范围外的突发事件应急预案根据职能由主要分管部门负责牵头制订。

各预案制订部门负责预案的演练工作，包括制订计划、人员与物资的准备、演练总结等。各部门及时总结预案演练与执行过程中存在的不足，对预案进行修订，并做好修订记录交医院办公室。

医院在应对突发公共卫生事件时，只有建立完善的应急管理体系，从主体结构框架、组织功能、运行程序、保障体系等方面有机整合，才能确保在应对突发事件中充分发挥医院的优势和特色，能高效、有序地采取应急行动并使损失降至最低水平。

【本章小结】

医院作为应对突发公共卫生事件的主战场，其应急处置能力和医疗救治能力直接关系到政府和社会面对突发公共卫生事件的应急处置力度。本章通过介绍突发公共卫生事件的相关概念、分类、分级、特点，医院应急管理的概念、基本原则、主要任务以及医院应急管理体系建设的相关内容。培养学生准确识别突发公共卫生事件的类别和等级、科学编制医院应急管理预案的能力，并将医院应急管理的相关理论、方法和工具运用到未来的医院应急管理实践当中，牢固树立"预防为主、常备不懈"的医院应急管理意识和职业素养，并在实践中探索出一套适合医院的应急管理方式，从而提升医院管理水平，切实保障人民群众身体健康和生命、财产安全。

实训案例 I

突发公共卫生事件某定点医院"平战结合"运行模式

[引言]

2020 年初，新冠疫情席卷全国，疫情之下我国传染病防控体系、公共卫生防控救治体系短板和漏洞严重暴露。传染病区少、医疗资源布局不合理，无法快速集中收治传染病患者，在疫情常态化的当下，我国提出了后疫情时代的医院建设新模式——"平战结合"医院。

[主要内容]

某医院是一家集医疗、教学、科研于一体的大型三级甲等综合医院，承担着某市重大公共卫生应急工作。突发公共卫生事件定点医院中医学救治水平是在突发公共卫生事件中的关键一环，但医学救治只是整个应急战备中的一部分工作，其中还包含医院的行政、职能、后勤科室的整体应急管理能力及应急战备状态下，医院信息化水平等。该医院以"平战结合"模式运行，即"平时"作为三级甲等综合医院需要建立健全相应的训练有素的指挥、管理、技术、保障队伍，构筑大量的专业医护人员、医疗物资、专业救护技术等，以及相应的建筑工程、配套设备，并预留临时发展用地。从医院自身经营发展的角度开展医疗服务，进行合理的医疗定位，增补综合医疗学科，平衡地区医疗资源，提升传染病诊疗水平，打造强专科强综合的医院品牌。当遇到突发公共卫生事件时改为"战时"定点医院，通过每年不定期开展的全院应急演练，演练完全按照正式预案进行，包括启动应急病房，医护人员演练穿脱防护服，行政职能部门全方位保障参与演练，同时启动应急设备如病房监控、远程会诊设备等，因此在应急战备时期医护人员、病区医生护士电脑工作站及病房其他设备可以直接实现无缝衔接，由"平"转"战"。2019 年底医院接收上级部门关于突发公共卫生事件战备通知后，立即启动医院突发公共卫生事件应急预案，按上级部署转移原有患者，同时在病区、医护人员、设备物资等方面开展三个方面应急战备工作。一是在病房方面，转走住院综合患者清空负压病房住院楼，对负压病房的洁净区、半洁净区和污染区进行全面消毒，准备收治确诊患者。信息科、设备物资科、总务科等职能后勤科室组织应急队员进入病区检修、补充相关设备。二是在人员方面，取消原有临床科室建制，医务护理部门启动医疗护理应急队战时编制，组织骨干力量为确诊患者的诊治保驾护航。三是在物资方面，物资科启动应急物资库，发放部署口罩、手套、隔离衣等病区相关必备物资。设备物资科、信息科等科室部署呼吸机、病房监控、远程会诊系统等专业设备。其他科室组成生活物资保障组，负责应急医疗护理队的生活物资保障。

[案例小结]

后疫情时代医院建设的一种新模式——"平战结合医院"，平时作为三级综合医院，开展医疗服务，打造强专科强综合的医院品牌。当遇到突发公共卫生事件时改为"战时"定点医院。

[问题思考]

1. 结合所学知识，根据案例中提供的信息分析该医院在应对突发公共卫生事件时如何构建应急管理体制。

2. 结合案例，查阅有关文献资料，归纳该医院在应急管理运行模式中有哪些特色做法。

实训案例 Ⅱ

英国基层医疗卫生机构应急管理

[引言]

在新冠疫情防控过程中，我国基层医疗卫生机构紧急应对，摸索出了一套符合中国特色的基层突发传染病应对策略。但当前我国基层医疗卫生机构在协同应急防控中仍然存在一系列薄弱环节，学习其他发达国家的经验做法，以期为我国基层医疗卫生机构突发公共卫生事件应对机制的构建和完善提供思路。

[主要内容]

一、英国基层医疗卫生机构应急管理体系及卫生应急职责

国民医疗服务体系（NHS）是英国主要的医疗服务提供者，它已经发展成为世界上最大的医疗系统之一。英国初级保健网络（PCN）主要由全科医学、齿科、药房、眼健康组成，提供积极主动、个性化、协调一致和综合的医疗保健及社会护理。

英国初级保健网络负责与应急服务机构合作，提供包括工作时间的应急支持与建议。接收中央警报系统发出的警报后，全科医生和其他初级保健处方医生不再在处方上开具抗流行性感冒病毒药物，由医疗委员会小组安排暴露者进行评估，完成患者的特定指示，以迅速提供抗病毒药物。社区医疗卫生服务在转诊后 2 小时内提供危急应对服务，并在转诊后 2 天内为有需要的患者提供恢复护理。

二、英国基层医疗卫生机构应急管理实践经验

注重空间布局设置，避免交叉感染。管理患者时，设置指定区域、配备工作人员来进行隔离。每个基层医疗卫生机构指定一个特定区域治疗情况紧急的患者，分隔有 COVID-19 症状患者、无 COVID-19 症状患者及常规患者。不同隔离区之间的接口需严格管理以减少交叉污染，若无法提供单独的空间或地点，可以考虑将患者分为有 COVID-19 症状患者和无 COVID-19 症状患者，在不同时间进行诊疗。若无法提供单独的上门服务，可考虑在上门服务结束时查看有 COVID-19 症状的患者以减少交叉感染的风险。及时补充财政及其他来源对公共卫生服务的不同形式的应急投入。为应对 COVID-19 疫情的暴发，英国向地方当局提供了 32 亿英镑的财政支持，支持关键公共服务的开展；设立 6 亿英镑的感染控制基金，以应对疫情在护理中心的传播；已向国家医疗服务体系一线工作者及社会照护工作者发放超过 12.5 亿只口罩，补充一线个人防护装备供应。除政府投入外，社会力量同样响应了政府的号召，不同企业、供应商通过生产口罩、隔离服等个人防护用品提供应急支援。

[案例小结]

通过分析英国应对突发公共卫生事件时基层医疗卫生机构的应急反应，总结其职责、应急管理体系建设经验，为提升我国基层医疗机构应急管理能力提供借鉴。

[问题思考]

1. 比较英国和中国基层医疗机构应急管理体系的异同。

2. 分析案例，总结英国基层医疗机构应急管理的特点。

3. 总结分析英国基层医疗机构应急管理对中国基层医疗机构提供的经验。

（许静怡）

第十八章　医院药事管理

【学习目标】

知识目标：掌握医院临床药学管理、医院制剂管理、医院药品管理及中药饮片管理的主要内容；熟悉医院药事管理基本概念与特点、医院药事组织管理与职责；了解基本药物制度含义及我国基本药物制度的内容与目标等知识点。

能力目标：根据公立医院高质量发展的总体要求，培养学生具备药品安全管理、供应管理等医院药事管理能力，能够运用所学专业知识解决医院药事管理的问题。

素质目标：使学生秉持药事管理由"物"转向"人"的管理理念，在今后工作中能够坚持以人民健康为中心，适应公立医院改革发展形势、健康产业发展趋势和人民群众日益增长的卫生健康需求，为更好地提供优质高效医疗卫生服务，推进公立医院高质量发展、助力健康中国。

医院药事管理是医院管理的重要组成部分。随着现代医药卫生事业的发展，医院药事管理的重心逐渐从药品供应向以患者为中心的系统药事管理转变。医院药事管理对患者的安全、有效、合理用药具有至关重要的作用，这对于优化医院药事管理体系也提出了更高的要求。

第一节　医院药事管理概述

一、医院药事管理相关概念

（一）医院药事的概念

医院药事是指医院中一切与药品和药事服务有关的活动，包括药品的采购、储存、保管、调剂、制剂及药品的临床应用、经济核算、质量管理、科研管理、监督管理等一切与药品和药事服务有关的事项。

（二）医院药事管理的概念

医院药事管理是指以患者为中心，以临床药学为基础，对临床用药全过程进行有效的组织、实施与管理，促进临床科学、合理用药的药学技术服务及相关的药品管理工作。医院药事管理研究的内容主要包括对医院药学部门的组织管理，医院药师的使命目标、功能任务及其职业规划设计；建立药品和药学服务质量管理体系；有效的管理和利用药品信息，为合理用药提供保障；强化药品和药学服务的经济管理等。

二、医院药事管理的特点

1. 政策法规性　医院药事管理要严格遵守国家卫生管理、药品管理相关的法律法规，科学严谨，同时要紧跟国家药品行业发展形势，接受各级药品监督管理部门按规定对医院药学事业实践活动进行监督管理。

2. 专业技术性　医院药事管理首先要具备药学和管理的双重专业技术性。其次要具备管理的专业技术性。药品是医院药事管理的物质基础，要进行药品管理和临床药学工作，必须具备药学学科的专业知识与技能，同时也应具备现代医院管理的理论和方法技能。

3. 学科广泛性　医院药事管理学是药学这一自然科学与社会科学诸学科相互交叉、渗透而形成的一个知识领域，它的基础涵盖药学、社会学、经济学、法学、管理学、教育学和心理学等学科的理论和知识。

除此之外医院药事管理还具有信息量大、经济活动频繁等特点。

三、医院药事管理组织

（一）医院药学部门

医院药学部门是提供医院药品供应和药学技术服务的药学部门，称为药剂科或药学部（pharmacy department）。其在院长的领导下，在药事管理与药物治疗委员会（组）的指导下，负责有关的药事管理和药学专业服务工作，并承担监督与推进相关药事法规落实的职责。

1. 组织结构　根据《医疗机构药事管理规定》的要求，综合医院药剂科根据规模一般设置有：调剂部门（门诊调剂、住院部调剂）、药库（普通药品、中药、特殊管理药品）、药品检验、临床药学（治疗药物监测、药物信息咨询、合理用药咨询、药品不良反应/事件监测），有的设有院内制剂。

2. 基本任务　根据药事管理的有关法规，制定相关规章制度，以对药事工作进行有效管理，保障合理的药物治疗，负责医院所有药品的采购与调配，为患者和医护人员提供信息和开展患者用药教育，积极开展医院药学相关研究工作及负责教育和人员发展为基本任务。

（二）药事管理与药物治疗学委员会

1. 建立医院药事管理与药物治疗学委员会　2011 年卫生部发布的《医疗机构药事管理规定》中明确指出：二级以上的医院需设立药事管理与药物治疗学委员会，其他医疗机构应当成立药事管理组。

三级医院药事管理与药物治疗学委员会委员由具有高级技术职务任职资格的药学、临床药学、医院感染管理和医疗行政管理等方面的专家组成。二级医院的药事管理与药物治疗学委员会，可以根据情况由具有中级以上职务任职资格的上述人员组成。其他医疗机构的药事管理组，可以根据情况由具有初级以上技术职务任职资格的上述人员组成。

2. 药事管理与药物治疗学委员会的职责　贯彻执行医疗卫生及药事管理等有关法律、法规及条例。审核制定本机构药事管理和药学工作规章制度并监督实施；制定本机构药品处方集和基本用药供应目录；推动药物治疗相关临床诊疗指南和药物临床应用指导原则的制定与实施，监测、评估本机构药物使用情况，提出干预和改进措施，指导临床合理用药；分析、评估用药风险和药品不良反应/事件，提供咨询与指导；建立药品遴选制度，审核本机构临床科室申请的新购入药品、调整药品品种或者供应企业和申报医院制剂等事宜；监督指导麻醉药品、精神药品、医疗用毒性药品及放射性药品的临床使用与规范化管理；对医务人员进行有关药事管理法律法规、规章制度和合理用药知识教育培训；向公众宣传安全用药知识。

第二节　医院药事管理主要内容

一、临床药学管理

（一）医院临床药学管理

《医疗机构药事管理规定》明确了临床药学（clinical pharmacy）的概念，是指药学与临床相结合，直接面向患者，以患者为中心，研究与实践临床药物治疗，提高药物治疗水平的综合性应用学科。其目的是促进临床安全、有效、合理地使用药品，提高药物治疗质量。

（二）医院临床药学的主要任务

医院临床药学的主要任务有促进合理用药；对药物在医疗使用过程中的变化进行监测；对药品不良反应/事件进行监测；药物信息的收集和咨询；开展药物相互作用及配伍研究；根据临床的实际需求，发挥医药结合的优势，开展新制剂、新剂型的研究。

（三）临床不合理用药现状和分析

1. 不合理用药的主要表现　在临床实践中，不合理用药屡见不鲜，轻者造成治疗失败和给患者带来不必要的痛苦，严重者可能酿成医疗事故，造成药害事件，给当事人乃至社会带来无法弥补的损失。目前临床用药存在的问题至少有以下几种：遴选药物不适宜；无适应证用药；用法、用量不适宜；联合用药不适宜；药物剂型或给药途径不适宜；由医生对患者病情把握不够而导致开错药，或药师原因而导致药品调配有误，或患者服药方式有误引起的差错。

2. 导致不合理用药的因素　在临床用药的过程中，影响不合理用药的因素很多，造成不合理用药的原因错综复杂，涉及医学、药学、管理、卫生经济政策、行为科学和社会伦理等诸多方面。

3. 不合理用药的后果　不合理用药必然导致不良的结果，这些不良后果有的是单方面的，有的是综合性的；有些程度较轻，有些后果十分严重。归纳起来，不合理用药导致的后果主要有以下方面：延误疾病治疗；浪费医药资源；导致药源性疾病。

（四）临床合理用药管理的实施

（1）建立和完善临床合理用药相关管理组织和制度。

（2）及时制订相关技术文件，规范临床用药行为。

（3）加强临床药学工作和用药控制。

（4）加强临床用药的监测及预警。

二、医院制剂管理

（一）医院制剂的定义

医院制剂（hospital preparation）是指医院根据本单位临床需要，经地方药品监督管理局批准，配制仅供本院使用的固定处方制剂。

（二）《中华人民共和国药品管理法》和《药品管理法实施条例》对医疗机构制剂的规定

1. 实行《医疗机构制剂许可证》制度　根据《中华人民共和国药品管理法》（简称《药品管理法》）和新修订的《药品管理法实施条例》规定"医疗机构设立制剂室，须经所在地，由省、自治区、直辖市人民政府药品监督管理部门批准，取得医疗机构制剂许可证。无《医疗机构制剂许可证》的，不得配制制剂。"《药品管理法实施条例》规定："《医疗机构制剂许可证》有效期为 5 年。有效期届满需要继续配制制剂的，医疗机构应当在许可证有效期满前 6 个月，按国务院药品监督管理部门的规定申请换发《医疗机构制剂许可证》。医疗机构终止配制制剂或者关闭的，《医疗机构制剂许可证》由原发证机关注销。医疗机构变更《医疗机构制剂许可证》许可事项的，应当在许可事项发生变更 30 日前，向原审核、批准机关申请《医疗机构制剂许可证》变更登记；未经批准，不得变更许可事项。原审核、批准机关应当在各自收到申请之日起 15 个工作日内作出决定。"

2. 医疗机构制剂品种审批制度　《药品管理法》及《药品管理法实施条例》规定：①医疗机构配制制剂，必须按照国务院药品监督管理部门的规定报送有关资料和样品，经所在地省、自治区、直辖市人民政府药品监督管理部门批准，并发给制剂批准文号后，方可配制。②医疗机构配制的制剂不得在市场上销售或者变相销售，不得发布医疗机构制剂广告。

3. 医疗机构制剂检验、使用规定　《药品管理法》及《药品管理法实施条例》规定：①医疗机构配制的制剂必须按照规定进行质量检验，合格的凭医师处方在本医疗机构使用；②医疗机构配制的制剂不得在市场上销售或者变相销售，不得发布医疗机构制剂广告；③发生灾情、疫情、突发事件或者临床急需而市场没有供应时，经国务院或者省、自治区、直辖市人民政府的药品监督管理部门批准，在规定期限内，医疗机构配制的制剂可以在指定的医疗机构之间调剂使用。

（三）医院制剂使用管理

1. 使用期限　医疗机构制剂应按药品监督管理部门制定有效期的原则并结合剂型特点、原料药的稳定性和制剂稳定性试验结果规定使用期限。

2. 完整的记录　制剂配发必须有完整的记录和凭证。制剂在使用过程中出现质量问题时，制剂质量管理组织应及时进行处理，出现质量问题的制剂应立即收回，并填写回收记录。

3. 不良反应报告　医院自制制剂使用过程中发现的不良反应，应按《药品不良反应监测管理办法》的规定予以记录，填表上报。保留病历和有关检验、检查报告单等原始记录至少一年备查。

三、医院药品管理

（一）医院药品管理含义及目标

医院药品管理（hospital drug management）：主要是指对医院医疗、科研所需药品的采购、储存分配和使用的管理。

医院药品管理的主要目标是保证医疗、科研所需的药品供应及时、准确无误；执行药事法规，保证所供应的药品质量好，安全有效；符合医院经济、财务管理规定和制度，减轻患者和国家负担。

（二）医院药品采购及药库管理

1. 新药遴选 医疗机构所有药品均应通过医院药事管理与药物治疗学委员会审批后方可准入。药事管理与药物治疗学委员会的重要职责之一是建立新药引进遴选制度，制订本机构新药引进的相关规章制度，确定新药评审专家委员会组成，负责新药引进的评审工作；审核本机构拟购入药品的品种、规格、剂型等，审核申报配制新制剂及新药上市后临床观察的申请。

（1）新药遴选原则：新药评估对于管理医疗机构的药品处方集非常重要，应基于质量、疗效、安全性和经济性对新药进行全面评估和比较。

（2）新药遴选流程：医院新药遴选应坚持公平公正公开和透明的原则，通过临床科室集体讨论、临床药师专业审核及药事管理与药物治疗学委员会集体讨论、投票等环节完成。切实从临床需求出发，把优质高效经济的新药遴选出来。同时，要监测新药的使用、疗效和不良反应情况，随时向委员会汇报；如果新药在使用过程中出现问题，药剂科有权停药，并及时向委员会汇报。

2. 药品采购管理 药品采购应坚持药品质量第一、价格合理等原则。应建立药品采购供应管理制度与流程，药品采购过程规范，药品储备适宜，无违规采购等情况。

（1）普通药品采购：常规用药的采购计划由程序按照临床一定时间段药品用量自动生成，药品采购过程中，药库需及时向各药房提供药品供货信息，适当调整库存，防止发生断药或积压。

（2）特殊药品采购：根据麻醉、第一类精神药品临床使用情况及库存量，特殊药品按照各药房基数管理进行补缺。由库房保管人员提出采购计划，药品采购员凭"麻醉药品、第一类精神药品购用印鉴卡"在指定的医药公司购买。

（3）新药及临时用药的采购：经药事管理与药物治疗学委员会审批通过的新药，药库应在接到新药目录后积极组织购入。购入前，应在省药品集中采购网上核对每个新药的中标情况。未中标的品种应履行相关手续，待批准后方可采购；中标品种严格按照相关要求购买。新药购入后尽快送至各药房，抢救药品需要即买即送。

3. 药库管理 药品是医院流动资产的重要组成部分，医院药库储备大量药品，不但影响医院资金的正常周转，也增加医院的运营成本，最小化的库存规避了市场变化引起的药品积压和调价风险，使医院无须再设置大面积的仓储库和雇佣大量库管人员，降低库存管理成本和药品养护成本。目前，越来越多的医院已将零库存管理的理念引入医院药品管理中。

（1）实施药品零库存管理的条件：首先需确保药品供应链体系的完整和可持续性；其次保证配送企业能够按照合同约定频繁、小量、及时配送药品。

（2）药品零库存管理模式：药品零库存管理是一个相对的管理概念，药品分类管理是实现药品零库存管理的第一步。根据医疗机构用药目录可将药品分类为零库存药品和特殊控制药品。零库存药品通常指销量稳定、配送稳定、供货商很少断货的药品。此类药品药库不备库存，实现完全零库存，由各二级库按照使用量直接提交采购计划，配送企业定期直接配送至二级库。特殊控制药品主要是由管理要求、使用、流通储存条件特殊等原因不能零库存管理的麻醉药品、精神药品、急救药品和经常缺货断货的紧俏药品等，须结合销量保持最佳库存数量。

> **知识拓展**
>
> 《深化医药卫生体制改革 2021 年重点工作任务》中指出，要推进药品耗材集中采购。常态化制度化开展国家组织药品集中采购，逐步扩大药品和高值医用耗材集中带量采购范围。落实国家组织药品耗材集中采购医保资金结余留用政策，指导医疗机构利用好增加的可支配收入，积极推进薪酬制度改革。加大力度推进国家医保谈判药品落地使用，2021 年 8 月底前进一步完善相关政策措施。建立实施医药价格和招采信用评价制度。推进统一的医保药品、医用耗材分类与编码标准。推进医疗器械唯一标识在监管、医疗、医保等领域的衔接应用。

（三）医院药品调剂管理

1. 调剂业务管理　医院药剂科的调剂工作大体分为门诊调剂（包括急诊调剂）和住院部调剂。

（1）调剂业务实施：调剂步骤，医疗机构的调剂活动一般分为六个步骤：收方→审查处方→调配处方→包装、贴标签→核对处方→发药与指导用药。调剂药师在调配处方中主要是保证处方的正确性、正确调配及指导正确用药。

（2）临床静脉用药集中调配管理：调剂步骤，临床医师开具静脉输液治疗处方或用药医嘱→用药医嘱信息传递→药师审核→打印标签→贴签摆药→核对→混合调配→输液成品核对→输液成品包装→分病区放置于密闭容器中、加锁或封条→由工人送至病区→病区药疗护士开锁（或开封）核对签收→给患者用药前护士应当再次与病历用药医嘱核对→给患者静脉输注用药。

2. 调剂工作组织

（1）门（急）诊调剂工作组织：门（急）诊调剂工作应当根据医院门诊量和调配处方量，选择适宜的配方方法。实行窗口发药的配方方法有 3 种形式，分别是独立配方法、流水作业配方法、结合配方法。

（2）住院部调剂工作组织：住院部与门诊调剂有所不同，除了确保发药准确性，还要考虑患者依从性。目前我国医院常用的方式主要有 3 种，分别是凭方发药制、病区小药柜制、集中摆药制。

（3）药品单位剂量调配系统是一种医疗机构药房协调调配和控制药品的方法，又称为单剂量系统，即基于单剂量包装的发药制度。实施单剂量调配系统的方式有两种，分别是集中式和分散式。

（四）医院药品使用管理

1. 药品闭环管理　传统的医院药房属于药品开环管理，即流程中未加入反馈环节，仅存在始端（医生开具用药医嘱）对末端（患者用药）的影响和作用，不存在末端对始端的影响和作用。药品闭环管理充分利用现代信息技术，对医嘱开具、处方审核及护士给药等环节实行全程监控，实现全流程数据跟踪与整个药品医嘱的闭环管理，进而有效控制医疗质量，也给患者带来更安全、便捷、舒适的就诊体验。

如何实现药品闭环管理，从而减少用药差错，传统医院较难实现。通过医院信息化建设，使得药品闭环管理成为可能。实施药品闭环管理，将医嘱开具、分解、执行、执行结果的监控或反馈形成一个闭环链路，帮助医生、护士和药师把各种可能的差错率降至最低。

2. 闭环用药流程

（1）医生开具医嘱：医生根据患者的诊断结果，开具医嘱。

（2）药师审核医嘱：药师对医生提交的医嘱进行确认，如确认为合理医嘱就进行药品调剂；如确认为不合理医嘱，医生就会给予修改或停止医嘱的提示。

（3）药师/护士核对并执行医嘱：门（急）诊药房药师调剂药品时，严格执行《处方管理办法》要求的"四查十对"、特殊药品需要进行用药交代。护士床旁核对并执行住院患者医嘱。

3. 药品不良反应/事件监测 世界卫生组织将药品不良反应/事件定义为不良感受，是指药物治疗过程中所发生的任何不幸的医疗卫生事件而这种事件不一定与药物治疗有因果关系。医疗机构应建立药品不良事件报告信息平台，建立药品不良反应/事件监测报告管理的制度与程序，制订鼓励药品不良反应/事件报告的政策。

（1）药品不良反应/事件上报：医疗机构药品不良反应/事件监测管理组全面负责药品不良反应监测与报告的总体部署和安排，常设办公机构在药学部门，负责药品不良反应的日常信息收集、整理、核实、分类及保存等。药品不良反应/事件上报可通过直接填写药品不良反应/事件上报表或登录医院 HIS 完成。

（2）药品不良反应/事件主动监测：药品不良反应/事件主动监测系统是借助计算机信息化技术、基于触发器原理和文本信息识别技术、大数据挖掘技术，围绕电子医疗数据库开展的药品不良反应监测。能够通过连续的预先设定程序收集药品不良反应（ADR）信息，达到全面获取 ADR 数量的目的，具有病例基数大，病历资料翔实、快速、灵活等特点，满足了医疗档案电子化的大趋势，不仅能得到真实世界准确的 ADR 发生率，进而获得相关风险评估数据，也能够转化临床提供用药风险的预警预测，为高水准安全风险评价奠定基础技术工作。

（五）医院药品供应管理

1. 药品供应方式 由于医院规模、任务不同，药品供应方式也有所不同，主要有两种方式：一种是由药剂科的各调剂部门向药库领取药品，按分工向临床科室供应；另一种方式是药剂科建立药品中心供应室，由中心供应室向临床科室供应。

2. 住院患者药品管理 病区药品管理十分重要，具体管理措施是控制病区药品领用量和品种，建立病区药品领取程序、凭证制度，严格病区药品保管制度和加强使用管理。

3. 麻醉药品、精神药品、毒性药品的供应管理 医院是使用特殊管理药品集中的部门，医院药剂科和药师必须严格执行《麻醉药品和精神药品管理条例》和《处方管理办法》。

四、中药饮片管理

（一）中药饮片储存管理

1. 按区域分类存放

（1）合格药品的存放在以绿色标线界定的区域内，并以绿色标牌明示"合格区"。

（2）以黄色标线界定的区域为"待检区"，并以黄色标牌明示"待检区"。

（3）以红色标线界定的区域为"不合格区"，并以红色标牌明示"不合格区"。

2. 日常储存管理 库存药品不得直接落地、靠墙堆放。单包装装量不宜过大，一般控制在1天使用量为宜。库房药品最好固定货位存放，药品的外包装及最小包装上必须有药品标签。

3. 低温存储设备及管理 含有大量蛋白的动物类药材应当低温储藏。昆虫类或易生虫、易走油的药材应冷藏储存。冷藏设备应每天记录冷藏温度，冷藏设备上应当有储存药品的目录。

4. 储存环境管理 中药库房应当具备通风、降温、除湿设施，温度、湿度必须监测并应每天记录。要具备防虫、防鼠、防鸟的硬件设备和管理制度，定期评估三防效果。

5. 贵细、毒、麻药品管理 有专用贵细、毒、麻药品存储设备、账目管理和出入库管理办法。麻醉药品按条例实行"五专"，即专人负责、专柜加锁、专用账册、专用处方、专册登记。

6. 小包装饮片、颗粒剂管理 小包装饮片应注重色标分类，关注重量差异和水分检查。

（二）中药饮片调剂管理

中药调剂一般按下列工序进行：审查处方→调配处方→核对处方中药饮片→复核处方中药饮片→发药与指导用药。

1. 审查处方 中药饮片处方调剂人员，除了审查处方各栏目填写清晰规范、不得漏项外，还应严格审查四项内容：一是中药饮片处方用名规范、炮制、调剂、煎煮等特殊要求；二是有无"相反""相畏"的药对，以及孕妇处方中有无"妊娠禁忌"药品；三是凡"有毒"及"毒性"的中药饮片，其用法与用量是否符合现行版《中国药典》等相关规定；四是有无药味重复、遗漏剂量、剂数或剂量单位。

2. 调配处方 包括称准分匀与分药到剂，需注意以下六点：一是确保每剂药的称量误差≤+5%；二是调剂时逐剂逐量称；三是"另包"饮片的分药制剂；四是毒麻药品分药到剂，毒性中药未注明"生用"的应付炮制品；五是临方炮制饮片分药制剂；六是含结晶水饮片与其风化物的剂量换算。

3. 核对与复核处方中药饮片 处方调剂必须执行双人核对制度，并设置专人专岗负责复核工作，确认无误后，再行签章发药。

4. 发药与指导用药 发药时应"唱名发药"，同时让取药人复述患者姓名。其次，务必向取药者交代注意事项。

（三）煎药质量管理

为解决患者煎煮中药汤剂不便的问题，许多医院开展代煎业务。为保证中药汤剂质量，需加强煎药质量管理。中药煎药一般工艺流程见图18-1。

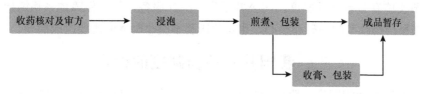

图18-1 中药煎药一般工艺流程

知识拓展

公立医院药品实行分类采购

2015年2月28日，国务院办公厅印发了《关于完善公立医院药品集中采购工作的指导意见》（国办发〔2015〕7号），该意见指出：完善公立医院药品集中采购工作是深化医药卫生体制改革的重要内容和关键环节，对于加快公立医院改革，规范药品流通秩序，建立健全以基本药物制度为基础的药品供应保障体系具有重要意义。该意见要求实行药品分类采购制度。

（1）对临床用药量大、采购金额高、多家企业生产的基本药物和非专利药品，发挥省级集中批量采购优势，由省级药品采购机制采取双信封公开招标采购，医院作为采购主体，按中标价格采购药品。落实带量采购。医院按照不低于上一年度药品实际使用量的80%制订采购计划和预算，并具体到品种、剂型和规格，每种药品采购的剂型原则上不超过3种，每种剂型对应的规格原则上不超过2种。兼顾成人和儿童用药需要。省级药品采购机构应根据医院用药需求汇总情况，编制公开招标采购的药品清单，合理确定每个竞价分组的药品采购数量，并向社会公布。

（2）对部分专利药品、独家生产药品、建立公开透明、多方参与的价格谈判机制。谈判结果在国家药品供应保障综合管理信息平台上公布，医院按谈判结果采购药品。

（3）对妇儿专科非专利药品、急（抢）救药品、基础输液、临床用量小的药品（上述药品的具体范围由各省区、市区确定）和常用低价药品实行集中挂网，由医院直接采购。

（4）对临床必需、用量小、市场供应短缺的药品，由国家招标定点生产、议价采购。

（5）对麻醉药品、精神药品、防治传染病和寄生虫病的免费用药、国家免疫规划疫苗、计划生育药品及中药饮片，按国家现行规定采购，确保公开透明。

医院使用所有药品（不含中药饮片）均应通过省级药品集中采购平台采购。省级药品采购机构汇总医院上报的采购计划和预算，依据国家基本药物目录、医疗保险药品报销目录、基本药物临床应用指南和处方集等，按照上述原则合理编制本行政区域医院药品采购目录，分类列明招标采购药品、谈判采购药品、医院直接采购药品等。

第三节 基本药物制度

一、基本药物制度的含义

基本药物制度（essential drug system）是政府为满足人民群众的重点卫生保健需要，合理利用有限的医药卫生资源，保障人民群众用药安全、有效、合理而推行的国家药物政策。国家基本药物制度是国家药物政策的核心内容，建立国家基本药物制度的目标是既满足广大人民群众防病治病的需要，又使国家有限的卫生资源得到有效的利用，达到最佳的社会效益和经济效益，以促进人人享有基本卫生保健的目标。

我国基本药物制度是指对基本药物的遴选、生产、流通、使用、定价、报销、监测、评价等环节实施有效管理的制度，与公共卫生、医疗服务、医疗保障体系相衔接。基本药物制度是国家药物政策的基础和核心，也是我国基本医疗制度的重要组成部分。

二、我国基本药物制度的内容

建立国家基本药物制度，应在药品生产、流通、使用、价格管理、报销等方面完善相关制度和机制，保证群众能够获得基本用药。国家基本药物制度主要包括以下内容：

（一）国家基本药物目录管理

国家基本药物目录的制定应当与基本公共卫生服务体系、基本医疗服务体系、基本医疗保障体系相衔接。《国务院办公厅关于完善国家基本药物制度的意见》（国办发〔2018〕88号）指出，基本药物的遴选，应以满足疾病防治基本用药需求为导向，根据我国疾病谱和用药特点，充分考虑现阶段基本国情和保障能力，坚持科学、公开、公平、公正的原则，以诊疗规范、临床诊疗指南和专家共识为依据，中西药并重，遴选适当数量的基本药物，满足常见病、慢性病、应急抢救等主要临床需求，兼顾儿童等特殊人群和公共卫生防治用药需求。强化循证医学证据，突出药品临床价值；同时支持中医药事业发展，鼓励医药行业研发创新。

（二）基本药物生产供应保障机制

加强政府宏观调控和指导，积极运用国家产业政策，引导科研机构及制药企业开发并生产疗效好、不良反应小、质量稳定、价格合理的基本药物，避免低水平重复生产和盲目生产。完善基本药物生产供应保障措施，采取各种措施，保证基本药物正常生产供应。

（三）基本药物集中生产配送机制

鼓励药品生产企业按照规定采用简易包装和大包装，降低基本药物的生产成本；引导基本药物生产供应的公平有序竞争，不断提高医药产业的集中度；建立基本药物集中配送系统，减少基本药物流通环节。

（四）医疗机构基本药物配备和使用制度

根据诊疗范围优先配备和使用基本药物，制订治疗指南和处方集，建立基本药物使用和合理用药监测评估制度，加强临床用药行为的监督管理，促进药品的合理使用。

（五）基本药物质量保障体系

加强基本药物质量监管，强化医药企业质量安全意识，明确企业是药品质量第一责任人，督促企业完善质量管理体系，建立基本药物质量考核评估制度，严格生产经营管理，保证公众用药安全。

（六）基本药物支付报销机制

政府卫生投入优先用于基本药物的支付，不断扩大医疗保障覆盖范围，逐步提高基本药物的支付报销比例，提高公众对基本药物的可及性。

（七）基本药物的价格管理机制

完善基本药物价格形成机制，健全基本药物价格监测管理体系，降低群众负担。

三、我国基本药物制度的目标

建立国家基本药物制度，保证基本药物足量和合理使用，有利于保障群众基本用药权益，转变"以药养医"机制，促进药品生产流通企业资源优化整合，对于实现人人享有基本医疗卫生服务，维护人民健康，体现社会公平，减轻群众用药负担，推动卫生事业发展，具有十分重要的意义。

我国基本药物制度是一项全新的制度，要加强合理用药舆论宣传与教育引导工作，提高全民对基本药物的认知度和信赖度，营造良好社会氛围。各地要根据医药卫生体制改革的总体要求，落实政府责任，切实履行职责，坚持改革与投入并重，结合当地实际，积极稳妥地建立和实施国家基本药物制度。

【本章小结】

"十四五"期间，高质量发展是公立医院发展的战略主题，作为医院工作重要组成部分的医院药事管理工作必然要适应医院高质量发展的新形势、新要求，追求药事管理的高质量。本章通过介绍医院药事管理基本概念与特点，医院药事组织管理与职责，临床药学管理、医院制剂管理、医院药品管理及中药饮片管理的主要内容，基本药物制度含义及我国基本药物制度的内容与目标等基本内容，培养学生形成医院药事管理的思维，能够具备运用于未来医院药事管理实务的能力，在今后工作中进行药事管理时能够切实保证患者安全、保证合理用药，具备忠于职守、克己奉公、服务人民、服务社会的社会主义职业精神。

实训案例 I

探索药学服务改革，让药师走出药房发挥作用

[引言]

随着公立医院综合改革不断深入，公立医院新的补偿机制和运行机制稳步建立，长期以来"以药品为中心"的医院药事管理体系、药学服务模式、药学人员队伍结构等亟须适应新时期的改革要求。

[主要内容]

某市多措并举积极推进药学服务从"以药品为中心"转变为"以患者为中心"，在保障药品供应的基础上，重点以加强药学专业技术服务，参与临床用药为中心，采取的主要药事管理策略有：

一、加强药师队伍建设，提升药师服务能力

1.高标准建设临床药师规范化培训基地 加强临床药师规范化培训基地遴选评审，制定了某市临床药师培训基地建设标准、某市临床药师规范化培训基地建设评审标准，遴选临床药师规范化培训基地，为常态化、规模化培养药学人才奠定基础。

2.高水平开展临床药师师资培养 制定某市临床药师师资管理办法，采取理论学习和临床岗位实践、国内和国外研修相结合的方式，选拔临床药师骨干进行重点培养。

3.高规格举办临床药师规范化培训 制定某市临床药师培训管理办法，通过为期一年的理论学习和临床实践，重点培养药历书写、用药教育、医嘱审核、药物重整、处方点评、治疗药物监测、精准药物治疗等临床技能。

4.高效率开展医师药师能力培训 创新"互联网+药学培训"模式，为全市医师、药师搭建某"药政云课堂"学习平台，汇集全国、全市知名专家讲授合理用药等相关课程，实现线上线下相结合的灵活教学。

二、推行临床药师制度，提升临床药学服务水平

1.建立临床药师工作制度 通过开设药学门诊、处方信息化前置审核、专职临床药师进驻临床科

室、参与住院查房，开展药学临床医嘱审核、药物调剂、处方点评、治疗药物监测等工作，提升患者用药的安全性、合理性和有效性。

2. 加强临床药学服务　截至 2020 年该市 15 家医院开设了药学门诊、9 家医院建立临床药学信息化服务平台、17 家医院开展门诊处方信息化前置审核。同时，15 家医院在肿瘤、内分泌、心血管内科等临床科室进驻临床药师，全面开展药学临床工作。

3. 加强药学学科建设　开展 2020 年市级临床药学重点专科建设项目申报工作，制定临床药学重点专科建设项目遴选标准，遴选专业覆盖药学二、三级学科。目前，全市遴选首批临床药学重点专科建设单位 10 个，覆盖综合、妇幼、中医、儿童等专科医院，肠外肠内营养、抗感染、抗肿瘤、心血管内科等专业，药学学科建设得到了加强。

三、启动医共体用药衔接改革，创新药学服务模式

1. 确定试点病种和地区　选择全市发病率靠前的高血压、糖尿病、冠心病、慢性阻塞性肺疾病、慢性支气管炎、脑卒中等 6 种慢性非传染性疾病用药，以紧密型医共体为载体，实现医共体内上下级医疗机构用药衔接。2019 年选择 4 个区县启动试点，2020 年在总结完善经验的基础上，增加哮喘、肺气肿、心肌梗塞、高血脂等 4 个病种，将试点范围扩大到 10 种慢病，25 个区县。

2. 实行用药"六个统一"　一是统一工作管理，各试点区县制定工作实施方案，明确工作目标，分解落实责任。二是统一用药清单，制定《慢性病用药衔接清单》，药品控制在 150 个品种左右。三是统一药品配备，实行统一配备和临时购买相结合的方式，对未统一配备而群众有需求的药品采取临时购买的方式，实现 3 天内满足患者用药需求。四是统一药品配送，试点区县均做到清单内药品统一配送，配送及时率达 100%。五是统一药学服务，举办合理用药培训，现场开展用药指导、处方点评、区域化处方前置审核，提高基层医疗机构药学服务能力。六是统一信息管理，建立医疗机构慢性病患者就诊信息台账，实现上下级医疗卫生机构信息互联互通，帮助基层医疗机构做好用药指导等跟踪服务和企业药品配送服务。

3. 优化药学服务　通过医共体内药学培训、用药指导、处方点评、区域化审方等工作，基层医疗机构临床用药行为更加规范，合理用药水平明显提高。

[案例小结]

本案例通过某市加强药师队伍建设，提升药师服务能力；推行临床药师制度，提升临床药学服务水平；启动医共体用药衔接改革，创新药学服务模式的多措并举在保障药品供应的基础上，重点加强药学专业技术服务，实现医疗机构药事管理的重心逐渐从药品供应向以患者为中心的系统转变。

[问题思考]

1. 如何理解医疗机构药事管理的重点逐渐从药品供应向以患者为中心的系统转变？
2. 请结合案例分析医院药事管理体系如何在实践中不断优化的管理策略。

实训案例 II

加强医疗机构药事管理，促进合理用药

[引言]

为进一步加强医疗机构药事管理和药学服务，加大药品使用改革力度，全链条推进药品领域改革，提升医疗机构管理水平，促进合理用药，更好地保障人民健康。

[主要内容]

2020 年初国家卫生健康委员会同国家医保局、国家药监局等六部委制定了《关于加强医疗机构药事管理促进合理用药的意见》，主要内容包括：

1. 加强医疗机构药品配备管理 包括规范医疗机构用药目录、完善医疗机构药品采购供应制度、完善药事管理与药物治疗学委员会制度 3 个方面措施。提出推动各级医疗机构形成以基本药物为主导的"1+X"用药模式，"1"为国家基本药物目录；"X"为非基本药物。强化医疗机构药事管理与药物治疗学委员会作用，成立国家级、省级、地市级药事管理与药物治疗学委员会，提供相应技术支持。

2. 强化药品合理使用 包括加强医疗机构药品安全管理、提高医师临床合理用药水平、强化药师对处方的审核、加强合理用药管理和绩效考核 4 个方面措施。提出优先选用国家基本药物、国家集中采购的药品及国家医保目录药品。合理用药相关指标纳入医疗机构及医务人员绩效考核体系。

3. 拓展药学服务范围 包括加强医疗机构药学服务、发展居家社区药学服务、规范"互联网+药学服务"3 个方面措施。要强化临床药师配备，鼓励医疗机构开设药学门诊。规范电子处方在互联网流转过程中的关键环节的管理，电子处方审核、调配、核对人员必须采取电子签名或信息系统留痕的方式，确保信息可追溯。

4. 加强药学人才队伍建设 包括加强药学人才培养、合理体现药学服务价值、保障药师合理薪酬待遇 3 个方面措施。医疗机构应在药师薪酬中体现其技术劳务价值，医保部门将药师审核处方情况纳入医保定点医疗机构绩效考核体系。

5. 完善行业监管 包括开展药品使用监测和临床综合评价、加强合理用药监管、规范药品推广和公立医疗机构药房管理 3 个方面措施。国家卫生健康委员会同相关部门建立抽查机制，每年组织对各省（区、市）处方有关情况按一定比例进行抽查，各地也要相应加大抽查和公布力度。医疗机构要加强对参加涉及药品耗材推广的学术活动的管理。

6. 强化组织实施 从加强组织领导、强化部门协作、加强督促指导、加强宣传引导 4 个方面提出了工作要求。提出中药药事管理要根据中医药特点，明确由国家中医药局会同相关部门另行制定实施。

[案例小结]

本案例通过国家促进医疗机构合理用药政策，拓展学生了解最新的医院药事管理现状，如从药品的配备、合理使用、药学服务到临床综合评价以及有关医院药事组织协调的改革创新。进一步明确加强医疗机构药事管理是建立健全现代医院管理制度的重要内容，是加强医疗卫生服务综合监管的重要举措。

[问题思考]

1. 从药事管理的角度思考如何提高以基本药物为主导的"1+X"用药模式，分析国家要求此目标逐年提高的推动作用。

2. 结合本章所学内容，分析在临床药事管理中如何优先选用国家基本药物、国家集中采购药品及国家医保目录药品并确保相互的正常运行。

（汤　榕　孙维红）

第十九章 医院医疗保险管理

【学习目标】

知识目标： 掌握医疗保险及医疗保险制度基本概念及主要模式、医疗保险定点医院、医疗保险支付方式的概念与特征；熟悉医疗保险与医院经营管理的相互关系、医疗保险管理及我国医疗保险体系；了解医院医疗保险管理的运行机制等知识点。

能力目标： 运用所学医院医疗保险管理的理论，培养学生分析医院医疗保险支付方式及管理等问题和深入挖掘原因并提出解决方案的能力，结合医院运营的实际情况，制订医院医疗保障管理的规章制度，提高医院医疗保险管理的效率。

素质目标： 学生能够坚持以人民健康为中心，将所学专业知识运用于未来医院医疗保险管理工作中，为我国医疗保障事业和医药服务的高质量协同发展贡献力量，进而减轻居民就医负担，提升人民的获得感、幸福感。

医疗保险制度的发展与改革，对医院的经营管理产生了重要的影响，尤其是在医疗费用的支付与控制、医疗服务质量的评价、合理使用药品和医学检查等方面。科学管理和控制医保费用的使用和结算，不仅能够保证医院的正常运行，同时也能构建良好的医患关系并促进社会和谐。

第一节 医疗保险概述

一、医疗保险基本概念

（一）医疗保险

医疗保险（medical insurance）是由特定的经办组织或机构，在一定区域或参保人群中，通过强制性政策法规或自愿缔结契约筹集医疗保险基金，在参保人因疾病导致健康或经济损失时，实施经济补偿的一系列政策、制度和办法。

（二）医疗保险制度

医疗保险制度（medical insurance system）是一个国家维护人民健康、促进社会经济发展的一种极为重要的社会保障制度，是指某种组织（如政府、社团或保险机构）筹集或收缴医疗资金、支付医疗费用、规定就医办法、为居民提供医疗服务的一整套章程、规则、办法的总和。

（三）中国医疗保险分类

目前，我国已基本形成以基本医疗保险为主体，医疗救助为托底，以及其他多种形式补充医疗保险和商业健康保险为补充的多层次医疗保障制度体系。具体可概括为："2+6"体系（图 19-1）。即以城镇职工基本医疗保险、城乡居民基本医疗保险两大基本医保制度横向覆盖为基础，以大额医疗费救助金、补充医疗保险、大病保险、长期护理保险、医疗救助、医保扶贫 6 大医保制度政策纵向延伸为补充，二者共同构筑形成了具有中国特色的医疗保障制度体系。

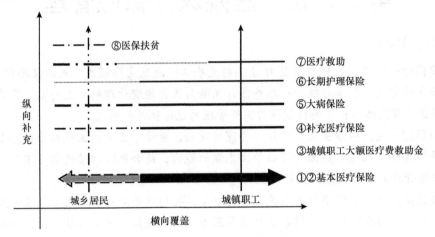

图 19-1 "2+6" 体系结构示意图

1. 基本医疗保险制度横向覆盖

（1）城镇职工基本医疗保险制度：是针对城镇所有用人单位和职工，以强制参保为原则，实行社会统筹和个人账户相结合。

1）覆盖范围：城镇所有用人单位包括企业（国有企业、集体企业、外商投资企业、私营企业等）、机关事业单位、社会团体、民办非企业单位及其职工（包括在职职工和退休人员以及灵活就业人员、农民工等）。

2）筹资标准：用人单位缴费率控制在职工工资总额的 6% 左右，在职职工缴费率为本人工资的 2%。

3）支付政策：个人缴费的全部和单位缴费的 30% 左右划入个人账户。

4）基金管理：人力资源和社会保障部门所属的社会保险经办机构负责基本医疗保险金的筹集、统一管理和支付。

5）住院费用报销比：不同级别定点医疗机构医保目录内报销比为 55%～90% 不等。

（2）城乡居民基本医疗保险制度：是 2016 年整合城镇居民基本医疗保险和新型农村合作医疗两项制度建立统一的城乡居民基本医疗保险制度。

1）参保范围：自愿参加且不属于职工医保覆盖范围的学生、少年儿童和其他非从业城镇居民等。

2）筹集标准：以参保居民家庭缴费为主，政府给予适当补助。

3）基金管理：居民医保与职工医保的统筹层次一致，均由统筹地区医保部门统一管理，基金互相独立核算，互不挤占。另外，居民医保不设个人账户金，所有缴费全部进入统筹基金。

4）住院费用报销比：一级定点医疗机构医保目录内报销 90%，二级定点医疗机构医保目录内报销 80%，三级定点医疗机构医保目录内报销 65%，自治区及以上定点医疗机构医保目录内报销 55%。

2. 各项医保政策纵向补充

（1）城镇职工大额医疗费救助金：是对职工医保报销金额超过封顶线以上的部分，再给予一部分补助，是针对职工的"第二重保障"。

1）参保范围：参与本地区职工医保的公民，一般同时参加大额医疗金制度。

2）基金筹集：大额医疗金只由职工个人缴纳，缴纳基本医疗保险费时由用人单位一并扣缴，具体缴纳多少各地不一。

3）基金管理：大额医疗金的统筹层次与基本医保一致，由统筹地区医保部门负责管理，并单独建账核算，专款专用。

4）报销规则：大额医疗金报销规则比照医保基金报销规则执行，但计算起来相对简单，就是通过报销公式计算的报销金额超过对应封顶线的部分，再按一定比例使用大额医疗金报销。

（2）补充医疗保险：这里主要介绍国家机关实行的补充医疗保险制度。

1）参保范围：国家机关事业单位工作人员，与公费医疗的范围基本一致。

2）基金筹集：由用人单位缴费，职工个人不缴费，筹资标准根据原公费医疗的实际支出、基本医保的筹资水平和财政承受能力等情况合理确定。

3）基金管理：通过财政投入建立基金，单独建账核算，与其他保险基金分开管理。

4）报销规则：对两种类型的费用进行补助，一是纳入报销基数的费用，基金按规定报销后的个人承担部分，包括按报销比例外个人承担部分，以及报销比例内超过大额医疗金封顶线以上的部分；二是未纳入报销基数的费用，属于基金部分支付项目中，个人自付部分的费用。

（3）大病保险：2012年大病保险制度开始试点，并于2015年在全国推开，覆盖城乡所有参加居民基本医保人员。

1）参保范围：参与基本医疗保险的人员均须参与大病保险。

2）基金筹集：大病保险基金由统筹地区医保部门每年从该地区基本医疗保险基金中根据参保人数按一定标准划拨。划拨标准一般由省级医保部门每年根据当地经济社会发展水平、患大病发生的高额医疗费用情况等确定。

3）基金管理：以山东省为例，大病保险基金目前实行市级统筹，采用政府主管、市场运作的方式管理，即医保部门负责征缴，商业保险公司负责承办，基金直接划拨给商业保险公司。

4）报销规则：在基本医疗保险报销以后，达到大病保险的起付标准以上的个人自付费用进行二次报销。目前我国基本医疗保险是以地市级城市作为统筹单位，大病保险也是按照地市级城市来进行统筹的，报销起付标准，报销的比例，报销的方式等，都是以统筹区的规定为主，实现了大病保险省级统筹的地方，可由省级医保部门规定统一的筹资和报销政策。

（4）长期护理保险：2016年在山东、吉林两省开展试点，目前仍处于试点阶段。2020年9月，国家医保局决定扩大长期护理保险试点范围。目前已覆盖全国49个城市。

1）参保范围：参加城镇职工基本医疗保险的人员均纳入长期护理保险覆盖范围。享受长期护理保险补助需满足因疾病、伤残等原因长年卧床已达或预期达6个月，生活不能自理，病情基本稳定等条件。

2）基金筹集：长期护理保险资金主要通过职工基本医保、财政补助、福利彩票公益金和个人缴费等渠道筹集，并接受企业、单位、慈善机构等社会团体和个人的捐助。

3）基金管理：长期护理险基金统筹级别原则上与基本医保基金一致，并独立核算专款专用。

4）报销规则：长期护理费用由医保经办部门与定点医护机构直接结算。费用范围和标准根据服务方式不同实行差别化结算。

（5）医疗救助：2014年5月，中共中央 国务院印发《社会救助暂行办法》将医疗救助纳入社会救助，与教育救助、住房救助、就业救助等共同组成了较为完整的现代化社会救助体系。

1）救助对象：地方政府根据一定标准界定的城乡低保家庭成员和五保户，以及其他经济困难家庭人员。

2）基金筹集：医疗救助基金主要是由各级政府财政安排、福利彩票提取、社会捐助等方式筹集。在县一级设置财政专户管理，专款专用。

3）救助方式：包括资助参保、住院大病救助、门诊救助、优惠减免、"再救助"等，其中"再救助"指经过"五重保障"（基本医保、大病保险、补充医疗保险、医疗机构减免、医疗救助）后医疗费用负担仍然过重的可以视医疗救助基金年度结余情况给予再次救助。

（6）医保扶贫：2015年11月，中共中央 国务院印发《关于打赢脱贫攻坚战的决定》提出，"到2020年，稳定实现农村贫困人口不愁吃、不愁穿，义务教育、基本医疗和住房安全有保障"，即"两不愁三保障"。据国家医保局数据，2018年以来，医保扶贫政策累计惠及贫困人口超过4.6亿人次，帮助贫困人口减负近3000亿元。2019年贫困人口参保率稳定在99.9%以上。经基本医保、大病保险、医疗救助三重制度综合保障，贫困人口住院和门诊慢性病医疗费用实际报销比例稳定在80%左右。

我国多层次医疗保障制度体系的衔接机制见图19-2。

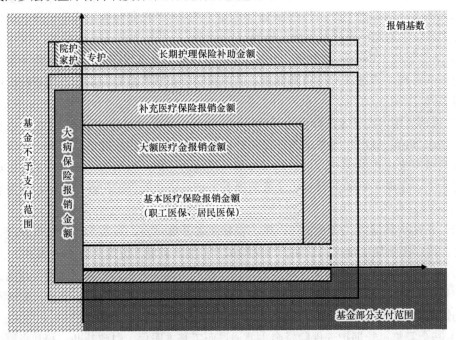

图 19-2 "2+6" 体系衔接机制

二、医院和医疗保险

（一）医疗保险定点医院

定点医院（designated hospital）是指经统筹地区劳动和社会保障行政部门审查批准取得定点医疗机构资格，并经社会保险经办机构认定，与其签订相关协议，为统筹地区基本医疗保险参保人员提供医疗服务并承担相应责任的医院。

（二）医疗保险与医院经营管理的相互关系

1. 相互依存关系 不论是理论上还是实证上，医疗保险会提高人们的医疗保健需求，有利于医院和医生的发展。如图19-3所示，在没有保险的情况下，消费者的某一服务的卫生保健需求为$D_{无保险}$，在P_1价格时，服务需求为Q_1；当消费者参加了某一医疗保险，保险方支付$(1-C)\%$的医疗费用，消费者则自付CP_1，即价格降低时，医疗需求为Q_1'。Q_1'和CP_1相交于A点，和P_1相交于B点，即消费者参加医疗保险后，P_1时其需求提高。同理，再定另一点可绘出$D_{保险}$。出于此，有人将医疗保险比作神秘的"蓝精灵"，当它束缚在密封的花瓶中时，大家都希望得到它；当它被放出来之后，则不断膨胀，以致再也收不进原来的花瓶，反映出保险的刚性和提高医疗保健需求的特性。

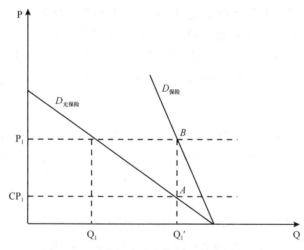

图 19-3 医疗保险对消费者医疗需求的影响

2. 相互制约关系

（1）经济利益的相互制约性：医疗保险采取"以收定支，量入为出"的收支方式，在一定时期内，医疗保险基金是一定的，故对医院的补偿总量是固定的。为了保证基金的收支平衡，保证保险宗旨的实现，必然要对医院采取种种监督制约措施。

（2）目标的不一致性：医院和医疗保险机构各自效益最大化或效用最大化的组织目标，必然导致利益的冲突。医疗保险制度改革初期对医院经营产生两个方面影响：一是对医院如何经营提出新挑战；二是要求医院积极配合、支持新政策实施。在改革逐步完善的过程中，强调医疗保险对医院支付的及时性、合理性。

在卫生服务系统中，资源的稀缺性、有限性和需求无限性的矛盾还客观存在着。实际上，医疗保险机构负责医保基金的筹集，承担医保资源的"流入"，医院直接为患者提供医疗服务，消耗医保资源，承担医保资源的"流出"（图 19-4）。

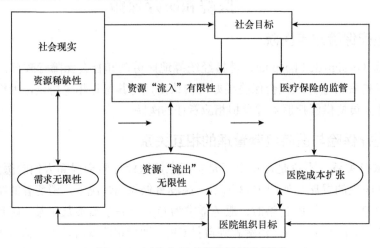

图 19-4　医院和医疗保险矛盾分析图

三、医疗保险支付方式

医疗保险支付方式作为一种医疗资源消耗的补偿手段，不仅体现了医疗保险分担医疗费用风险的功能，而且它是医疗保险过程中涉及各方经济利益最直接、最敏感的环节，所以也是保险机构控制医患双方道德风险，控制医疗费用增长的一种最直接、最有效方式。支付方式是指卫生服务支付方对规定服务消耗进行补偿的途径和方法，包括对服务提供方的补偿，也包括对保险覆盖人群的补偿。对服务提供方的补偿可分为后付制和预付制。

（一）后付制

按服务项目付费是典型的后付制，是对医疗服务过程中所涉及的每一服务项目制订价格，参保人员在享受医疗服务时逐一对服务项目计费或付费，医疗保险经办机构根据患者接受服务项目及各项收费标准的明细账目进行审查，向参保人或者定点医疗机构依照规定比例偿付发生的医疗费用。

按项目付费的支付方式最为简便，但也被公认为是引发我国医疗费用支出上涨、效率低下的原因之一。在这一支付架构下，医院存在内在激励，如通过多开高价检查和药品、延长住院时间等方式谋取更多收入，这一自觉行为选择导致了过度医疗、资源浪费和患者满意度降低等种种问题。

（二）预付制

预付费方式主要包括总额预付制、按病种付费、按服务单元付费、按人头付费及按绩效付费等。

1. 总额预付制　医疗保险机构根据被保险人数或医疗机构的规模、技术、上年医疗工作量等因素与医疗机构协商预测供方本年度总预算，以此作为支付的最高限额。

北京市于 2011 年 7 月颁布了《关于开展职工基本医疗保险总额预付试点工作的通知》，提出首先在北京四家医院进行试点。到 2013 年底，试点范围覆盖北京市二级、三级医院共199 家。总额预付制已经成为北京市医保机构控制医疗费用过快上涨，实现医保基金收支平衡，倒逼定点医疗机构加强管理，降低医疗成本的重要手段。通过分析实施总额预付制成效发现，总体来看在医院实施效果良好，已初步达到控费的目的；通过对医院行为的管理和规范，减少了供方过度引导就医需求的现象，使得患者次均费用下降、平均住院日缩短，间接减轻了患者的就医负担。

2. 按病种付费　医疗保险机构预先和医疗机构协商确定每个疾病（或疾病组）的付费标准，然后根据这个标准向医疗机构支付费用。在具体实践中，按病种付费分为单病种付费和疾病诊断相关分组付费两种情况。前者仅对个别诊断和治疗明确的疾病实行按病种付费，后者则将诊断、治疗及费用相近的疾病分配到同一个组中并确定每个疾病组的付费标准。

江苏省镇江市从 2001 年开始对 82 类疾病实行按病种付费试点，在病种付费范围内按给付标准支付，实行超支不补，结余归院。这一改革减少了此前总额预付所带来的三级医院推诿重病患者的现象。从 2011 年 10 月开始，北京的 6 家三级医院针对城镇职工医保项目进行综合性支付方式改革试点，并在住院服务中率先使用了按疾病诊断相关分组（DRG）付费，这是我国首次进行的 DRG 试点项目。

3. 按服务单元付费　也被称为平均定额付费，是指预先制订每一服务单元的平均费用偿付标准，然后由医疗保险机构根据医疗机构实际提供的服务单元数量，按照每一服务单元的费用标准进行偿付。服务单元是依据特定的参数，将医疗服务过程分为若干个相同的部分，每一部分即为一个服务单元，如住院床日、住院人次或者门诊人次。较为常见的按服务单元付费为按床日付费。

近年来，我国各地探索推进按服务单元付费，部分病种领域发展态势良好。2016 年我国已有 35% 的统筹地区开展了按服务单元付费。从各地的改革实践来看，按服务单元收费较好地控制了费用增长，但不利于医院医疗服务质量提升，各地按服务单元收付费与医疗服务质量关联较少。同时，在总额预付的大框架下，按服务单元付费结余留用机制有待做实，实际的激励约束作用尚有待加强。

4. 按人头付费　指医疗保险机构按照合同规定的时间，根据医疗服务提供者服务被保险人的人数和每个人的偿付定额标准，预先向医疗服务提供者偿付一笔固定的费用，在此期间医疗服务提供者必须提供合同规定范围内的所有医疗服务，不再另行收费。

2009 年开始，宁夏海原县、盐池县对新型农村合作医疗项目的支付方式进行了改革试点，针对乡镇卫生所和村卫生室，将基本门诊医疗服务打包按人头付费，并辅以按业绩付费，研究发现这一改革显著降低了乡镇卫生所的次均门诊费用或药品支出。

5. 按绩效付费　指通过卫生服务提供者实施经济激励的方式，将其提供服务的质量与收入挂钩，以实现特定健康管理或疾病防控目标的一种支付方式。

综上所述，无论是后付制还是预付制，都各有利弊，需要根据具体的医疗服务特点和追求目标进行选择。医保支付方式的核心是其独特的激励机制，通过不同的激励方式使医务工作者调整工作时间、单位时间就诊量、工作地点甚至治疗方案。支付方式的激励也影响医疗机构改变服务对象类型、调整机构内部资源配置，通过改变中间支出（如改变门诊量、住院时间、住院率）从而影响卫生服务的成本、效率和质量。因此，支付方式的选择，核心是在费用控制、服务效率、医疗质量等多个目标之间寻求一个平衡点。可见，不同的医疗保险支付方式反映了医疗保险和医院的不同博弈地位。

　　我国各地区医疗保险支付方式不统一，大部分地区都是采取多层次、复合式的医疗保险支付体系。国务院办公厅印发《深化医药卫生体制改革 2022 年重点工作任务》（国办发〔2022〕14 号）中提出，推行以按病种付费为主的多元复合式医保支付方式，将提高医保基金使用效率，减轻患者个人负担。

🔵 知识拓展 🔵

　　自 2017 年首次医保准入谈判引入医保支付标准开始，我国陆续发布《关于进一步深化基本医疗保险支付方式改革的指导意见》《关于深化医疗保障制度改革的意见》（简称《深化医保改革意见》）等文件，大力推进以按病种付费为主的医保支付方式改革。2018 年底，国家医疗保障局正式启动 CHS-DRG 付费准备工作，并于 2019 年 5 月公布 30 个国家试点城市名单；2020 年 10 月，国家医保局发布《区域点数法总额预算和病种分值付费试点工作方案》，试点覆盖了 71 个城市，要求 2021 年底前，全部试点地区进入实际付费阶段，并用 1~2 年的时间，将统筹地区医保总额预算与点数法相结合，实现住院以 DIP 为主的多元复合支付方式（表 19-1）。

表 19-1　解析 DRG 付费与 DIP 付费的异同点

名称	按疾病诊断相关分组（DRG）付费	按病种分值（DIP）付费
主要特点	能激励医疗机构在保证医疗质量的同时降低医疗成本，缩短患者住院时间	能客观反映疾病严重程度、治疗复杂状态、资源消耗水平与临床行为规范
优势	1. 典型经验多 2. 可提高医疗服务效率 3. 疾病标识更精准 4. 病例组合权重更趋合理 5. 与临床思路一致 6. "同病同操作"	1. 本土原创，有利于主管部门考核监管 2. 更促进医保精细化管理 3. 技术障碍少 4. 易推广，可借鉴意义高 5. 更具包容性 6. 医院积极性更高
相同点	1. 均以实现医、保、患三方共赢为改革目标 2. 均适用定点医疗机构的住院费用结算；均属付费端改革 3. 病案首页是支付的重要凭据，主要数据均来自此 4. 均要求基础代码统一，以 ICD-10 医保版编码和 ICD-9-CM3 医保版编码为基础 5. 均基于历史费用数据，按照病种或病组相对于全口径费用水平，计算费率或分值 6. 均需建立月度预付、年终结算清算等办法 7. 均要对医疗服务供给方采取监管考核	
区别		
1. 付费设计立足点	侧重以病例组合为单位，体现对医疗机构规范"同病同操作"病例诊疗路径的导向作用，发挥医保支付的激励约束作用	侧重以病种组合为单位，根据各级医疗机构的功能定位，通过不同病种赋予分值的大小差异，体现对治疗方式和合理成本的导向作用
2. 分组原理	从粗到细，强调以临床经验为基础，从疾病诊断大类出发，按诊断和治疗方式区隔成不同病例组合，"多病一组"或"多操作一组"，组间差异较大	从细到粗，强调对临床客观真实数据的统计分析，按疾病与治疗方式的共性特征分组，"一病一操作一组"，组内差异较小
3. 费率和点差	DRG 付费标准的计算分别为相对权重和费率的测算 各 DRG 付费标准＝当年 DRG 费率×各 DRG 调整后权重，其中当年 DRG 费率＝当年预测住院总费用/预测 DRG 总权重	DIP 付费标准的测算分为病种分值与点值测算 DIP 的病组付费标准＝DIP 病种分值×结算点值，其中 DIP 病种分值＝某病种组合平均医药费用/所有出院病例平均医药费用

续表

名称	按疾病诊断相关分组（DRG）付费	按病种分值（DIP）付费
4. 监管难点	1. 分组过程对分组器和专家依赖程度高 2. 暂时无法实现住院病历全覆盖，各级医疗机构的诊疗方式和路径差异较大，分组入组有挑战 3. 根据指标主观确定同等级医疗机构总额，基金风险较大	1. 依赖历史病案数据，其中存在的问题不能完全排除 2. 存在诱导医疗机构采用复杂技术、高分值治疗方式的风险 3. 存在医疗机构争相"冲工分"导致分值贬值风险

第二节　医院医疗保险管理及运行机制

一、机构设置

（一）专门的医疗保险机构

在我国，医院医疗保险机构（以下简称医保办或医保科）是医院管理医疗保险的主要职能部门。医保办或医保科在传达医疗保险政策、建立院内医疗保险制度、落实医疗保险工作、监督检查涉保医疗行为、沟通协调各个相关科室等方面起着举足轻重的作用。

医保办或医保科的具体职责包括以下几个方面：

（1）在分管副院长的领导下，负责医院医保管理工作。

（2）负责与院外医保机构衔接，制订医院基本医疗保险管理计划，并组织实施。

（3）深入科室，监督检查全院各科室有关医保及合作医疗政策、制度的执行情况，发现问题及时予以纠正。

（4）负责医保患者的确认、住院明细审核及结算，与临床其他科室密切配合，以患者为中心，做好医疗保险各项工作。

（5）负责临床科室与财务、计算机室及结算处的协调工作。

（6）按照基本医疗保险规定向住院处提供患者住院押金，并监督使用情况。

（7）定期召开医疗保险工作会议，及时反馈临床及医技科室在用药检查及治疗、收费等方面存在的问题。

（8）及时准确地向医务人员介绍基本医疗保险相关政策，反馈医保信息，通报医保的有关注意事项和规范要求。

（9）深入了解参保人员的医疗服务需求，进行沟通，发现问题及时纠正。同时做好宣传工作，加强与基本医疗保险管理部门的联系营销，争取相关部门的支持。

（10）完成医院领导交办的其他医疗保险工作。

（二）导医服务台

医保定点医院应当在门诊大厅设立医保患者导医服务台，公布就诊和住院流程，为医保患者提供咨询服务，方便患者就医。

（三）医疗保险专用窗口

医保定点医院应当在门诊的挂号、收费、取药、住院登记及住院结算等处设立医疗保险专用窗口，并设置明显标志，以方便医保患者。

二、人员配置

作为基本医疗保险定点医院，应当有一位医院领导主管医疗保险工作，并且设立专门的医疗保险管理机构，配备专（兼）职人员具体负责医疗保险工作。

（一）医保办主任或医保科科长岗位职责

（1）组织制订医保办（科）的相关制度、发展规划和工作计划。
（2）全面负责贯彻执行医疗保险政策规定。
（3）开展医保办（科）的内部管理工作。
（4）开展医保办（科）的日常业务工作。
（5）负责协调本科室与其他科室、单位的工作及信息沟通。
（6）完成上级交办的其他工作。

（二）医保办或医保科干事岗位职责

（1）协助主任贯彻执行医疗保险政策规定。
（2）负责对参保人员就医账务的审核和结算工作。
（3）负责医疗政策的宣传、咨询工作。
（4）负责协调本科室与其他科室、单位的工作及信息沟通。
（5）完成上级交办的其他工作。

三、运作流程

（一）门诊就医管理流程

在门诊就医过程中，医保患者除了在挂号、就诊、收费环节与自费患者有所区别外，其他环节无特殊差异。

1. 挂号 医保患者出示医疗保险 IC 卡或由医疗保险管理中心统一印制的医疗保险证明，由持上岗证的医院操作人员核实并进行刷卡登记，并且根据计算机读取的卡内个人信息进行挂号。

2. 就诊 医保患者在门诊科室就诊时，需出示医疗保险 IC 卡及门诊挂号单，医生必须根据照片和挂号单对患者进行身份核实，然后才可开具处方及其他诊疗单，并在病历本上记录。医生应当根据患者的情况，就拟采取的治疗方案征求患者意见，特别是药品的选择及患者自付费用的诊疗措施，以免事后产生误解和纠纷。

3. 收费 医保患者持医疗保险 IC 卡及医生开具的处方等，到指定的收费窗口，由持上岗证的医院操作人员进行刷卡收费，并开具医疗保险收费发票。门诊费用一般应由个人账户支付，账户内资金不足时由患者交付现金补足。

（二）住院就医管理流程

住院治疗是涉及医疗保险的主要形式，也是医院医疗保险管理的重要组成部分。在住院就医过程中，医保患者在入院登记、住院治疗、出院结算等方面与自费患者有所区别。

1. 入院登记　医保患者出示医疗保险 IC 卡，由持上岗证的医院操作人员进行刷卡登记，并根据卡面上照片及计算机读取的卡内个人信息核实患者身份，进行住院登记。在住院登记环节中应帮助患者区分其付费属性，因为医保属性错误可能会对患者造成损失。

2. 住院治疗　医保患者入院后，应当对其进行过程管理。对于不同的险种及付费方式应有专项的管理措施，对医保患者的转院、转诊、超量用药、超适应证用药等特殊情况，应根据具体情况采取适当的服务方式。

3. 出院结算　医保患者出示医疗保险 IC 卡，由持上岗证的医院操作人员进行刷卡，将患者住院期间所有的医疗费用输入电脑，并按照医疗保险管理中心要求的结算表和结算清单进行打印，结算表和结算清单经相关人员签字、盖章后方为有效。

随着医疗保险报销政策的完善，现在一般患者出院时只需支付医疗费用的自付部分，由医院垫付患者自付以外的部分，事后医院再与医疗保险机构结算，由医疗保险机构通过适当方式将报销金额支付给医院。

（三）医院内部诊疗行为监管流程

目前，各地医保较多实行总额付费等支付方式，医疗保险机构按照一定的额度标准与医院进行结算。在既定的额度下，加强对医院内部诊疗行为的监管。

（1）根据医疗保险机构下达的付费标准、医保政策，结合医院和科室的实际情况，细化制订本院各个科室的医保额度标准，并且制订考核指标。在制订内部标准时，既要把医保经办机构的支付额度和规定作为刚性条件，又要考虑到各个科室的合理要求。可以采取协商、谈判的方法，在医院内部事先达成一致意见，保证监管工作的顺利进行。

（2）在一定的时间节点（一般以月或季度为单位），统计各个科室的医疗费用、处方等情况，对照指标进行考核，及时发现问题。

（3）及时将发现的问题向相关科室反馈，各部门配合相关科室查找原因，在后续的诊疗过程中加以改进。

（4）对于问题较为严重的情况，应当在医院内部做出处理或处分，起到警示作用。

四、医疗保险管理

医院是落实医疗保险政策的机构，既要为参保人员提供优质的医疗服务，同时又要通过科学的医保管理，保证医保基金的合理使用和医院的良性运行。掌握和运用医院医保管理的理论与方法，探索建立科学的医院医疗保险管理体系，对我国医疗保险和医院管理的发展都有着重要意义。

（一）建立健全组织管理体系

医院要重视医保管理工作，建立健全组织管理体系，为医保管理的有序实施提供有力保障。首先要设立与医疗保险管理任务相适应的，与本单位医疗行政管理部门相平行的、独立的医疗保险管理部门，同时医保质量控制、费用审计数据传输分析等工作都需要相关部门的支持和配合。因此，应成立由医院领导负责的医疗保险管理委员会，建立医院、主管部门、科室三级医疗保险管理网络，构建多部门合作的医保管理模式，以便于全院各相关部门沟通协作，高效完成医保管理任务，实现管理目标。

（二）医保管理部门要切实履行工作职责

（1）为参保人提供便捷优质、高效的医保服务：要设立专门的服务场所或服务窗口，并设置醒目标识；安排专门的工作人员进行医保事务咨询、医疗费用核实、医保服务投诉等工作；要配合医保经办机构对参保人员进行医保政策宣传和教育，积极引导参保人员按政策有序就医。

（2）科学制订医保管理方案，充分发挥医保管理作用，保证医院医保管理工作良性运行。

1）建立和完善医院医保管理工作的规章制度，规范医保及医疗服务行为，使医保管理工作有章可循，有序开展。

2）加强对医院工作人员医保政策的宣传培训工作：有计划地对医保工作人员及医护工作人员（包括新入职员工、研究生、实习生等）进行医保政策及医保操作流程的宣传和培训。同时要利用院内平台及网络媒体等多种形式，有针对性地宣传和介绍医疗保险政策、医疗费用支付规定费用报销流程等内容。

3）加强医保管理质量监管，保证医保基金合理使用：对医疗行为实行全程监管，做到事前预防、事中提醒、事后审核；另外定期分析医疗费用使用的合理性，对于不合理诊疗行为进行通报和点评，提出改进措施、落实奖惩规定，保证医保基金得到合理使用。

4）制订科学的指标考核方案，指导临床有的放矢地开展医保管理工作：在现行的医保支付政策下，医保费用超支是每个医院都要面对的问题。不合理的超支不仅导致医疗资源的浪费，同时过度的医保超支势必影响医院的运行。对此各医院通常对临床科室采取超支指标考核，一般根据每个临床科室收治病种的特点结合对科室既往费用的分析制订相对合理的超支指标。

（3）做好与医保经办机构之间的沟通协调工作：医保管理部门要做好与人社部门及医保经办机构间的沟通和协调工作，保证医保费用按期拨付；积极配合政府的调研；通过分析医院医保数据，及时发现问题，并及时向人社部门及医保经办机构反映，积极争取医院利益，为政府政策调整提供参考。

第三节　医保支付改革及医院医保管理对策

一、医保支付方式改革

医保支付方式改革作为深化医改的重要环节，在"三医联动"中发挥关键作用。从改革路径来看，自2018年国家医保局成立以来，相继开展了一系列工作。从启动DRG试点至今，分阶段、分地区试点是我国医保支付方式改革的主要特点。2019年6月推行首次30个城市DRG试点工作，2020年11月进一步推行71个城市DIP试点工作。目前两种医保支付方式平行推进。DGR已处于模拟运行阶段，武汉分组匹配度最高、细分组效能最高，总体入组率达97.7%；DIP已在江苏淮安、福建厦门、宁夏银川等地探索，广州已系统运行两年多，试点工作在全国全面铺开，进展迅速。

从改革方式看，医保支付方式改革以信息化为载体向便捷服务发展。从2018年明确提出"互联网+"医疗保障结算服务，提倡逐步拓展在线支付功能；2019年完善"互联网+"医疗服务价格项目管理，明确"互联网+"医疗服务的医保支付政策；2020年出台的《关于深入推进"互联网+医疗健康""五个一"服务行动的通知》提出推进"一站式"及时结算服务，落实完善"互联网+"医疗在线支付工作。医保支付改革顺应时代发展，逐渐优化线上线下支付流程，改善结算模式，为参保人员提供更加便利的服务。对于医疗机构而言，必须要加强信息化建设，优化运营管理。

二、医院医保管理对策

"十四五"时期，随着三医联动改革力度持续加大，医保从费用支付向价值医疗购买转型。国家卫生健康委员会、国家中医药管理局下发《关于加强公立医院运营管理的指导意见》（国卫财务发〔2020〕27号），明确了公立医院运营管理任务要求以推进公立医院管理模式和运行方式加快转变，实现科学化、规范化、精细化管理。

（一）加快推进全面预算管理

全面预算管理是医院战略量化分解的重要工具。现代医院管理制度明确提出公立医院必须建立并落实全面预算管理，提高资金资产使用效益。建议公立医院在实施全面预算管理中采取以下措施。一是优化组织结构，成立医保办、病案科、医务办、信息科等多个部门组成的运营管理部门或小组，每个临床科室单独设置DIP/DRG数据管理员，负责各病区医保相关工作，为科学制订预算提供保障；二是构建以病种为基础的全面预算预测模型；三是建立完善的预算监督反馈机制，做到事前有计划、事中有监控、事后有评价，构建全方位、全过程、全覆盖的预算管理模式。

（二）加强病种成本精细管控

做好以医保支付制度为基础的成本核算。一是建设成本大数据平台。做好成本核算系统与HIS、工资薪酬、国有资产管理、电子病历、会计核算、物流等系统的有效衔接，推进科室成本、医疗服务项目成本、病种成本、DRG成本一体化核算，实现"业财融合"。二是通过提高临床医疗质量来加强病种成本控制。包括积极开展临床路径下的病种成本核算，通过临床路径将成本细化到每一个阶段、每一个项目；在药品耗材管控上，加强用药点评、公示等实现合理用药，在耗材使用上，通过平台对耗材申领、入库、储存、消耗、存量进行全流程闭环管理，实现合理用耗。在诊疗模式上，通过大力开展日间手术、多学科会诊（MDT）等优化诊疗技术和流程，降低病种成本。

（三）构建多维度绩效考核体系

在医院内部，建立以DRG/DIP为导向的医生、医技、护理、行政等分序列绩效考核体系。如针对医师考核，可以从院科二级分配直接考核到医疗组。以各医疗组为单元，对其开展病种所使用床位及配套资源进行成本核算，包括依靠手术麻醉系统获取其在手术室使用相关资源成本等，与各医疗组绩效相挂钩，引导各医疗组低成本消耗。在绩效指标制订中，建议将公立医院绩效考核指标纳入考核体系，如出院病人例均权重（CMI）、相对权重（RW）、四级手术率、低风险死亡率等，保证与医保目标的一致性。另外，对于一些依靠人才成本为主的科室，建议采取多元化的支付方式，如中医科、康复科多以治疗性操作为主，虽有相应ICD手术操作编码，但在DRG时可能分到了内科组或者没有相应分组，建议对这些科室按项目收费以保证学科在综合医院可持续发展。

（四）加快信息化建设

随着以"新基建"为代表的数字经济蓬勃发展，带来了健康行业的革新与重构。"云物大智移"在公立医院优化资源配置、创新服务模式、提高服务效率、降低就医成本方面的作用日益凸显。要充分利用信息化手段，一方面做好与全国 15 项统一的医保信息业务编码标准衔接和映射等基础工作，做到统一分类、统一编码、统一管理。另外以智慧医院建设为契机，逐步实现数据互联互通，质量协调化发展。另一方面切实保障公立医院的公益性本质，保障基本医疗卫生的公平可及、系统连续，为全面推进公立医院改革，早日建成"健康中国"提供基本保障。

【本章小结】

医院医疗保险管理作为医院可持续发展的重要组成部分，同时也是提升医院精细化管理水平，应对医保支付方式改革，推动公立医院高质量发展的必然要求。本章通过介绍医疗保险及医疗保险制度的概念，医疗保险系统的组成，中国医疗保险体系，医院与医疗保险的关系，医疗保险支付方式，医院医疗保险管理的运行机制等基本内容。旨在培养学生初步形成医院医疗保险管理的思维，具备从医院管理者的角度思考如何促进医院的医保支付改革，提升支付方式改革的控费效应，在国家全面推进 DRG/DIP 付费方式改革的大背景下，坚持以人民健康为中心的理念，在未来从事医院管理及医保相关工作中，切实维护参保人权益。

> **实训案例Ⅰ**

DRG 支付方式及其使用

［引言］

加强卫生资源的合理配置、优化利用和协调管理，是推进全民健康覆盖进程的重要手段。通过改革医院支付方式，可以有效地提高医疗服务的效率和质量。

［主要内容］

在各国，无论其收入水平如何，医院医疗服务支出在卫生保健支出总额中占据很大比例。自 20 世纪 90 年代以来，大多数高收入国家逐步采用按疾病诊断相关分组（DRG）付费的方式，作为医院报销急性住院服务的主要手段。这一支付方式起源于 1983 年美国耶鲁大学。许多国家为提高住院治疗效率或增进医院运营活动透明度，逐步引入基于 DRG 的支付系统。DRG 编码组内的病例具有相近的临床治疗路径，医疗保险预先确定诊断和治疗的费用范围。在一定程度上，这种支付方式有助于降低疾病治疗成本。

DRG 付费从北美传播至欧洲地区。基于 DRG 的支付系统具有两个核心设计特征：①详尽的患者病例分类系统（即与诊断相关的分组系统）；②支付公式，该公式基于基本的医疗保险费率和每个疾病分组特有的相对成本权重。由于各国国内生产总值（GDP）和人均卫生费用支出存在较大差异，虽然价格和每 DRG 的成本在各国家之间相关，但计算价格的方法各异。主要区别包括成本数据的来源，以及成本是否直接转换为价格或成本权重。

国际政策在设计时有意将价格与作为价格基础的相关基本成本数据分离。成本信息被转换为权重系统，而非以货币单位报告价格。随后，地方政府制定者需决定支付金额。

［案例小结］

DRG 付费作为一种有效的医保支付方式，在降低医疗成本、提高医疗服务质量方面具有显著的作用，但在实践操作中应注意过度追求医疗服务成本的降低而影响医疗服务质量。

［问题思考］

1. 什么是 DRG 支付方式？在实践中操作的要点是什么？

2. 请在案例材料的基础上，分析 DRG 支付方式将如何影响医疗机构的运行效率。

实训案例 Ⅱ

德国 DRG 支付方式

［引言］

德国是最早在医疗机构引入 DRG 付费的国家之一。

［主要内容］

德国有 2100 家医院，每年为 1700 多万住院患者提供医疗服务。它们通过一种特殊的"双重融资"系统获得资金，这意味着医院有两种不同的资金来源。也就是说，基础设施投资由税收资助的国家预算提供资金，而运营费用主要由疾病基金和私人健康保险公司支付。然后是 DRG 的引入，从 2003 年的 664 个疾病诊断分组到 2012 年的 1193 个。引入和改革 DRG 的主要目标是取代传统的医院预算，即以每日费用作为报销单位，并引入一种更加注重医疗过程的支付系统，以提高医院的效率、透明度和质量。

相较于国际医疗服务，德国的保健服务被认为具有较高的效率，但费用相对较高。2011 年，医疗保健相关支出在国内生产总值中所占比例达到 11.3%，较平均水平（9.3%）高出 2%。2000 年至 2011 年期间，德国的卫生支出年均增长 2.1%。相较于其他经济合作与发展组织国家，以及考虑到德国迅速老龄化的人口，这一增长速度被视为较低。这部分原因归功于作为医疗改革一部分的成本控制措施。2011 年，公共支出在经合组织平均水平上高出 4%。2009 年，德国实施《医院融资改革法》（KHRG），进一步调整了医院融资模式。

经过 10 年对 DRG 的精心引进和调整，该制度最终被广泛接受，并被认为是成功的。对该系统的评估表明，它提高了医院部门的透明度，并有助于提高效率和护理质量。

但是，现有的关于可持续发展目标的数据仍然不足以准确回答质量和效率方面的这些变化是否可归因于采用基于可持续发展目标的支付制度。

［案例小结］

本案例介绍了德国 DRG 支付方式的发展历程。

［问题思考］

1. 德国的医疗机构筹资模式是怎样的？

2. 哪些指标可以用来衡量医疗支付方式的作用？

（邱　颖）

第二十章 医院循证管理

【学习目标】

知识目标：掌握医院循证管理的相关概念、医院循证管理基本步骤、系统评价方法；熟悉医院循证管理基本要素及文献检索的主要方法；了解系统建模方法、卫生经济学评价方法。

能力目标：具备灵活运用医院循证管理主要研究方法的能力，以及能够熟练进行文献检索并对文献证据的质量进行评价的能力。

素质目标：培养学生树立科学的医院管理理念和"与时俱进、不断创新"的管理意识；充分认识医院循证管理在现代化医院管理中的重要作用，为实现医院循证管理的理论自觉向行为自觉转变奠定基础。

传统的医院管理决策主要依赖于管理者的经验，然而，这一模式已不再能够满足现代医院管理日益增长的复杂性和科学性的要求。当前，医院管理者迫切需要采纳新的理念和方法来更新他们的决策程序。在这一背景下，循证医学的兴起提供了一条科学决策和管理的新路径。医院循证管理遵循以人为本的科学管理理念，并强调使用确凿的证据来制定最优的临床和管理方案。这一趋势正逐渐成为现代化医院管理发展的方向。

第一节 医院循证管理概述

一、医院循证管理相关概念

（一）循证医学的概念

1992 年，加拿大麦克马斯大学（McMaster University）临床流行病学和内科学的 David Sackett 教授及其同事基于长期的临床实践经验，正式提出循证医学（evidence-based medicine，EBM）的概念，意为"遵循证据的医学"。

David Sackett 教授将 EBM 定义为："慎重、准确和明智地应用所能获得的最好研究依据，结合医生的经验和技能以及患者愿望来确定最合适的治疗措施。"随着循证医学的不断发展，其定义也得到进一步升华。目前学界关于循证医学的定义是：循证医学是指医生在诊治患者时应当结合当前最佳的临床研究结果以及自身经验，考虑患者的实际情况并尊重其选择和意愿来制订治疗措施。该定义的核心思想是医疗决策应尽量以客观的研究结果为依据，包括医生开具处方、制订治疗方案或医疗指南，以及政府机构作出医疗卫生决策等，都应建立在以系统性分析为基础获得的科学研究证据之上。医生专业技能与研究结果的最佳结合是实现优质医疗决策的关键。由此可见，循证医学最重要的基础是"循证"，即遵循经过验证的证据。它所应用的证据是最新的、并依照科学标准，经过严格分析评价而获得的。研究过程就是收集和评估证据的过程，而实践则是将证据应用到具体医疗活动中的操作。

（二）卫生循证决策的概念

卫生循证决策是循证思想在卫生决策领域的拓展，指依据"证据"来制订卫生政策和法规，包含宏观决策和微观决策。卫生决策可以分为两类：一类是宏观决策，主要关注群体健康问题，通常表现为卫生政策和法规的制定、医院管理的实施、循证公共卫生等；另一类是微观决策，主要以医院的发展目标为基础，涉及个体患者的临床决策和治疗方案的制订等。其目的是改变传统的主观臆断卫生决策，促进卫生政策和系统研究知识的应用与传播，以改进国家和地区卫生系统的绩效。

卫生循证决策与循证医学既有共同点，也有区别。两者的相同点是都需要对证据进行评价并获得决策证据。两者的区别主要是目的和对象的差异。卫生循证决策的目的是要为实现卫生决策的科学化提供证据，并促进证据向政策和实践的转化。卫生决策分为两类，一类是宏观决策，主要关注群体健康问题，通常表现为卫生政策和法规的制定、医院管理的实施、循证公共卫生等；另一类是微观决策，主要以医院的发展目标为基础，涉及个体患者的临床决策和治疗方案的制订等。循证医学则以临床医学实践为对象，其目标是实现临床实践活动的科学性，使患者获得最佳的结局。可以看出，循证医学是卫生循证决策中对个体微观决策的重要基础。由此，卫生循证决策的目标内涵比循证医学更为广泛，层次也更高。

（三）医院循证管理的概念

1. 医院循证管理的定义　长期以来，医院的决策管理主要基于经验，这种管理方式受个人倾向的影响，缺乏对医学数据的实证，应对突发事件和多因素疾病防控效果较差，已不能适应现代化医院的管理要求。随着循证医学的兴起及循证理念的深入，医院循证管理方法应运而生，成为实现医院管理决策的科学性目标的有效理论与方法体系。

医院循证管理（evidence based hospital management）指循证最科学、最正确的依据，在充分考量的基础上，医院决策者把这些依据应用到医院管理的新思维模式和运作方法上，从而科学地进行健康服务决策。具体而言，医院管理者需要掌握当下最佳的管理科学证据，结合医院的实际情况，在符合国家、医院和患者利益的前提下，对医院的组织结构、资源分配、运作流程、质量体系和成本运营等做出决策，在不断实践、总结和分析证据、总结经验的基础上，修正管理方式，再应用于实践，以此不断提高管理效率。因此医院循证管理的过程是理论到实践的探索过程，也是提高医院管理者管理能力的过程。

2. 医院循证管理与传统管理的区别　医院循证管理与传统意义上的医院管理存在较大差别。医院循证管理是卫生循证决策的重要组成部分，强调证据的获得和使用。它是在循证的基础上制订最佳临床路径和最佳管理路径来管理医院，特别关注对相关证据全面、准确的获得，要求采取科学的方法衡量之后指导决策者做出相应的管理决策。而在传统的医院管理中，管理者从实际出发，依照医院工作的客观规律，利用自己掌握的管理学、临床医学、社会学等理论知识和管理经验进行决策。虽然这也是"循证"的过程，但多数管理者分析问题、知识经验利用、确定决策及实施多是以单一证据为基础，整体过程相对简单，相关的知识、经验、研究成果并未经过整合，分析是分散的，缺乏系统性和外延性。即使相关研究领域有新的证据产生，其对最终决策的产生作用也是有限的，对证据的使用不够充分。综合来说，医院循证管理比传统医院管理更科学、更合理。

知识拓展

循 证 管 理

　　循证管理是与医院循证管理相关的一个基础概念。最初，Rousseau 定义循证管理为"将基于最佳证据的管理原则应用于组织实践"。Rousseau、Pfeffer 和 Sutton 等进一步丰富了循证管理的定义：它是基于目前能够获得的最优证据，并且在考虑了逻辑思维、环境状况、本地实际情形、伦理挑战以及从业者的经验知识之后，系统地关注组织的现状、减少偏见的决策观点并将信息作为支持决策的工具的实践过程。表 20-1 中列举了循证管理的一些重要特征，以便全面理解其内涵。

表 20-1　循证管理内涵的对比解析

循证管理是……	循证管理不是……
一些实践者在一定程度上已开展	完全全新的决策方式
关于管理的实践	关于开展特定类型的学术研究
决策相关的一系列方法	一种单独的决策方法
一种关于如何决策的思维方式	一种刻板且适用于各种情形的决策公式
根据特定问题广泛综合采纳不同类型研究证据和不同设计与方法	仅仅使用特定类型研究证据而不考虑何种问题
研究证据仅为不同决策信息来源之一	学者或研究证据告诉决策者应该做什么
将管理研究结果呈现给决策者，供其指证决策	仅开展管理实践的研究
可能对决策过程和结果均有帮助	所有管理问题的解决手段
使用不同类型信息	总优先考虑学术研究证据

二、医院循证管理的要素

（一）医院循证管理主体

1. 卫生行政管理层　是实践宏观医院循证管理的主体，依据国家法律法规及相关规定，对医疗卫生机构、卫生技术人员、医疗服务及相关领域进行监督与管理。从制度层面确保人民群众能够获得安全有效、方便廉价的医疗卫生服务。

2. 医院决策层　即医院管理部门，包括医院党委或董事会成员等，是医院层面实现医院发展目标、战略规划、大政方针等医院外部循证管理的决策行为主体。

3. 医院执行层　是医院层面实践基本职能的医院内部循证管理的主体，包括医院职能（医疗、护理、后勤、信息、市场、人力）管理科室的管理人员。

4. 医院操作层　是贯彻执行医院循证管理具体措施的主体，包括科室主任、护士长和临床医师、护士等医疗卫生技术人员。

（二）医院循证管理的证据

　　对于医院循证管理而言，证据是最重要的也是第一位的。高质量的证据是保证管理决策的可靠性根基。管理者要能够从巨大的信息中快速、准确地获得辅助决策的相关信息，确定接下来的工作任务和步骤。当医院产生管理问题后，应根据问题相关领域的研究成果和实践经验，运用科学的方法获得国内外关于该问题的最新研究证据，对证据分类后，结合医院的管理实际进行证据的可靠性评价，以确定管理决策优选的依据。最佳的管理证据，应由一批医院管理学家、社会医学家、卫生统计和流行病学专家、临床医学家及科技信息工作者共同协作，针对医院管理中存在的焦点问题，通过现场调查、现有数据及文献的收集、整理、分析和评价后获得，从而为医院循证管理的实践提供证据支持。

（三）医院循证管理的环境

医院循证管理的环境分为内部环境和外部环境。内部环境主要指医院自身的建设和经营管理环境。外部环境指国家或地区的经济水平、制度政策、社会发展、卫生与医疗基本情况等。内外部环境的变化均会对医院循证管理决策的效果产生影响，因此开展医院循证管理必须对医院内外部环境进行充分分析。

目前我国社会发展以加强民生建设为重点，强化医院主体的公益性质是卫生改革与医院建设的基本要求。医院要充分认识外部管理环境的发展与变化，建立“以人民健康为中心”的发展思想，以实现居民卫生服务需求为目标，贯彻落实深化医疗卫生改革相关政策，转变经营理念与模式，建立健全充满活力、具有竞争的稳定有序的管理体制，增强医院核心竞争力和综合实力，实现医院高质量发展。

第二节　医院循证管理基本步骤

一、关键问题确定

医院是一个综合且复杂的系统，涉及许多待解决的问题。鉴于研究资源的限制以及问题的紧迫性、对医院整体建设的影响程度以及问题解决所面临的难度各有差异，管理层必须斟酌决策，对问题进行优先级划分，做到主次有序，进而获得医院循证管理的关键问题。

二、循证管理证据的收集

医学和管理科学的发展日新月异，伴随学科发展会不断涌现出大量的信息与研究证据。这些证据的质量良莠不齐，必须要进行分类、鉴别、整理，才能用于循证管理的研究。医院循证管理的证据分类方法众多，主要包括研究设计方案和研究问题的分类。医院循证管理的证据主要来源有：①各级政府的卫生政策及法律、法规；②国内外关于医院管理的原始研究或二次研究资料；③国内外医疗机构提出的新理念、新模式、新理论；④医院管理者个人的管理技巧和经验。实施医院循证管理必须全力建立完整的医院管理科研数据库，并及时更新，以确保循证医院管理证据的全面性。决策证据的检索主要来源于文献数据库、各类政府、医院和学术机构网站等。这些文献检索平台可以提供图书、期刊论文、年鉴、会议论文、学位论文、科技报告等资源。

知识拓展

文献检索

文献检索（literature retrieval）是收集循证管理证据的基本方法，决定了循证管理证据的质量。文献检索是把文献信息按照一定的方式编制起来，并根据检索者的需求，从存储的文献资料中查找出有关文献的过程。其作用在于继承和借鉴前人成果，摸清国内外学科发展趋势，避免科研重复劳动，节省查找文献的时间和精力。

常用的文献检索方法主要有以下四种：①追溯法，通过已知文献后附参考文献提供的线索来查找文献；②常用法，利用各种检索工具来查找文献，又分为顺查法、倒查法和抽查法；③循环法，是将常用法和追溯法交替使用的一种综合文献检索方法；④浏览法，是从本专业期刊或其他类型的原始文献中直接查阅文献资料。通常可通过著者途径、分类途径、主题途径及其他途径进行文献检查。

基本的文献检索步骤为提出检索课题→分析研究课题→制订检索策略→查找文献线索→获取原始文献。在分析检索课题时要明确"新、准、全"三个检索需求，"新"指及时获得最新的内容；"准"指要解决研究中的具体问题，要求检出的文献有针对性；"全"指要全面了解某一特定领域的发生、发展和现状，是一种回溯性检索。

电子资源主要有网络版文摘型数据库、中文数据库、外文数据库，各类电子资源中常用的数据库详见表20-2。

表 20-2　文献检索常用数据库

网络版文摘型数据库	中文数据库	外文数据库
中国生物医学文献数据库（China Biology Medicine disc，CBMdisc）	中国知网 CNKI	Elsevier
生物学文献数据库（BIOSIS Preview，BP）	万方数据	ProQuest
网络版化学文摘（SciFinder Scholar）	维普《中文科技期刊数据库》	Springer Link
PubMed		OVID
ISI Web of Knowledge		EBSCO
OCLC FirstSearch		

三、循证管理评价

对证据的科学性、准确性及使用价值进行评价，有助于帮助管理者确定证据的真实质量并决定是否纳入参考。由于医院管理问题具有高度的复杂性，任何单一研究都不可能提供管理决策所需要的全部信息。因此在循证管理过程中，要尽可能获得能够全面反映医院管理关键问题的研究资料，避免单一研究的误导。对医院管理循证分析获得的证据应从证据的准确性、客观性、可信性、概括性、相关性、可得性、现实性和可操作性8个方面展开评估，以确定证据的质量。

四、证据应用

循证管理应当是研究证据与具备丰富实践经验的管理者的有机结合，在对收集的证据做出科学性评估之后，不应盲目遵从研究结果，同时充分考虑医院的实际情况，综合以上内容撰写调研报告，提炼出主要结论，从而为具体的实践管理决策提供可靠支撑，以确保医院管理工作科学、高质量地完成。

第三节　医院循证管理的研究方法

一、系统评价方法

系统综述（systematic review），又称系统评价，是一种科学、系统、客观地总结和整合原始研究结果的研究方法，具有完整性、透明性和可重复性的特点，能够为医疗卫生决策提供完整、客观、可靠的证据。早期系统综述在社会政策和社会干预领域中应用，但随着系统综述的发展逐渐更多运用于医学和卫生领域。目前，系统综述研究已成为循证医学领域最重要的研究方法之一，但在医院循证管理领域，该方法的运用情况并不理想。其原因主要由于多数针对医院管理的研究在样本量与研究方法选择上存在局限，难以满足系统综述的要求。所以，医院循证管理的系统综述仍是一项崭新的工作，其在方法学和决策应用方面还需要继续探索。目前，系统评价可分为 Cochrane 系统评价和非 Cochrane 系统评价，非 Cochrane 系统评价主要包括文献综述和 Meta 分析。

（一）Cochrane 系统评价

Cochrane 系统评价被认为是循证证据来源的"金标准"。它是由 Cochrane 协作网的评价者按照统一要求，在 Cochrane 评价小组编辑部指导下，全面收集高质量研究进行综合分析，以固定的格式、要求和软件录入、分析数据，并撰写评价报告，发表后定期追踪、更新，从而得出科学结论。Cochrane 系统评价质量一般比非 Cochrane 系统评价质量高。该方法的步骤主要包括明确选题和确立纳入标准、检索研究文献、筛选研究文献和提取数据、评价纳入研究偏倚风险、数据分析、报告偏倚、报告结果和结果摘要表、解释结果并得出结论、更新综述。

（二）非 Cochrane 系统评价

1. 文献综述（literature review）　是一种定性分析方法，是对到目前为止与某一研究问题相关的各种医学文献进行系统查阅和分析，并结合自身的经验及医院情况进行阐述和评论，包含大量的新知识和信息，使读者在较短时间内就可以了解某一专题的研究概述和进展情况。这是一个系统地识别、寻找、考察和总结与研究者兴趣或目的有关文献的过程。这种方法没有综述方法的方案，对综述格式没有要求，检索时不会界定数据库类型和检索方法，在文章筛选和质量评价上受综述者主观思维及选择或测量偏倚影响较大，提供的证据质量相对较差。

2. Meta 分析（Meta-analysis）　最早由统计学家基恩·V. 格拉斯（Gene V. Glass）于 1976 年正式提出。国内关于 Meta 分析的名称有"荟萃分析""集成分析"等译法。它是围绕某一科学问题的研究结果，搜集与之相关的研究文献，应用特定的设计和统计学方法进行分析与综合评价，其结论是否有意义取决于纳入研究的质量，常用于系统综述中的定量合并分析。与单个研究相比，通过整合所有相关研究，可更精准地估计医疗卫生保健的效果，并有利于探索各研究证据的一致性及研究间的差异性。当多个研究结果不一致或都无统计学意义时，采用 Meta 分析可得到接近真实情况的统计分析结果。但需要注意的是，如果缺乏明确科学的方法收集、选择和评价管理数据资料，而仅通过单纯统计方法将多个研究合成，这并不能保证研究结果的可靠性。

知识拓展

系统综述研究方法的撰写要点

在开展系统综述研究并撰写相关研究报告时，关键的撰写要素包括：

1. 选择标准 需要明确设定包括参与者（participants）、干预措施（interventions）、比较（comparisons）、结果指标（outcomes）以及研究设计（study design）等 5 个方面的特定研究属性，这被称为 PICOS 标准。此外，还要考虑文献的检索时间范围、语言限制以及出版状况等报告特性，并提供这些选择标准的充分解释和合理性论证。

2. 查找文献的策略 对每一轮检索以及最后的检索结果进行记录，阐述文献信息的来源，并至少详细说明一个数据库的检索方法，包括用于检索的所有策略，以保证其他研究者能够复现这些检索结果。

3. 筛选文献和提取资料的过程 详细说明文献筛选的步骤，如初步筛选、资格审核和文献纳入标准等；展现资料提取的具体操作方式，比如使用预先设计的提取表格、采用独立提取或重复提取等；列举所有与资料收集相关的内容（如 PICOS 框架的元素、文献的来源）；阐释做出的任何推断或简化形式。

4. 对文献进行质量评估 根据不同类型的文献，选用合适的质量评价工具，仔细评估可能会对汇总分析结果带来偏差的各种因素。

5. 应用统计学分析方法 介绍用以评估研究偏差的技术手段，说明这些方法是应用于评价研究整体还是特定结果层面以及该信息如何被利用；介绍主要的综合结局指标，如危险度比值、均值差等；详述结果综合的方法，若要进行 Meta 分析则需说明如何进行异质性评估；描述研究中涉及的其他统计分析方法。

二、系统建模方法

卫生服务系统和医院系统是十分复杂的，卫生循证决策模型必须与医院决策环境相适应，才可能保证决策科学性和准确性。系统动力学建模（system dynamics modeling）方法因能够满足卫生系统的复杂性特点，成为目前卫生循证决策系统建模的主要方法。20 世纪60 年代，美国 MIT 的著名教授 Forrester 创立系统动力学，对其理论与方法进行了阐释。早期该方法主要用于工业管理系统分析，后来被广泛应用于复杂系统分析及复杂问题机制研究中。系统动力学的基本思想是：凡系统必有结构，系统结构决定系统功能。在这一思想的指导下，根据系统内部组成要素互为因果的反馈特点，从系统的内部结构来寻找问题发生的根源，而不是用外部的干扰或随机事件来说明系统的行为性质。该方法首先需要建立系统的数学模型。建立控制系统的数学模型有机理建模、系统辨识建模、机理建模与系统辨识建模结合的混合建模等三种方法。控制系统的数学模型是定量描述系统或过程内部变量之间的函数关系。

三、卫生经济学评价方法

医疗卫生资源的有限性与卫生健康需求的无限性之间的矛盾，要求管理者在确定一项卫生决策时应当尽可能使有限的资源发挥最大的效益，而卫生经济学工具是最适合的决策工具之一。卫生经济学评价（health economics evaluation）是应用经济分析与评价方法，对卫生规划或卫生项目从卫生资源的投入量（卫生服务成本）和卫生资源的结果（效果、效益、效用）两个方面进行科学的比较分析，使有限的卫生资源得到合理配置和高效利用。进行卫生经济评价，首先必须明确待评价的方案及预期目标；其次提出评价指标；然后收集评价指标的相关信息，提出达到目标的若干备选方案；最后确定最佳方案。卫生经济学评价有以下四种分析方法：最小成本分析、成本-效益分析、成本-效果分析和成本-效用分析。

1. 最小成本分析（cost-minimization analysis，CMA）　该方法也称为成本确定分析，是指对采取不同医疗卫生措施的成本进行比较，从中选出成本最小方案的方法。使用最小成本分析时，备选方案的效果相同或者差异不重要，只考虑成本投入的差异，选择成本低的方案。

2. 成本-效益分析（cost benefit analysis，CBA）　该方法通过对所有备选方案的投入成本和预期效益进行比较，从经济角度确定最优方案的方法，以实现资源的最优分配与利用。

3. 成本-效果分析（cost effectiveness analysis，CEA）　该方法通过对既定目标下不同项目方案的成本进行比较，用成本最小的标准选择项目方案。不同项目方案的预期目标和效果是相同的，而成本最小的项目方案则是最佳方案。成本效果分析可以帮助决策者为实现某种既定目标在可能的项目方案中做出最优选择。

4. 成本-效用分析（cost utility analysis，CUA）　该方法是通过一个人工整理的计量单位来衡量方案的产出，应用技术经济方法评价不同的方案给人们健康改善带来的满意程度。

【本章小结】

医院循证管理借鉴循证医学的理念不断发展形成，是实现医院科学决策的有效理论与方法体系。加强医院循证管理，强调管理效果与效益的科学统一，与医药卫生体制改革的目标是一致的，也是现代医院管理的必由之路。本章通过介绍医院询证管理的相关概念、要素、基本步骤、系统评价方法等重要内容，以及文献检索的主要方法、系统建模方法、卫生经济学评价方法等拓展内容，旨在培养学生具备灵活运用医院询证管理方法的能力，使学生树立科学的医院管理理念和"与时俱进、不断创新"的管理意识，充分认识医院循证管理在现代化医院管理中的重要作用，为实现医院循证管理的理论自觉向行为自觉转变奠定基础，同时促进循证医院管理应用于医院管理之中，促进医院和医学事业的蓬勃发展。

实训案例 I

邵逸夫医院循证护理实践模式

[引言]

在现代医疗环境中，高效的护理管理对于提升医疗服务质量、加强医院运作效率，以及促进整个医疗卫生事业的进步至关重要。浙江大学医学院附属邵逸夫医院秉承这一理念，从国外引进 ACE Star 模式，将循证医学的理念融入护理管理之中。本案例系统介绍了邵逸夫医院实现循证护理实践的具体步骤，从而为追求卓越的护理质量提供保障。

[主要内容]

护理管理在卫生事业管理中占有举足轻重的地位，护理管理的水平直接影响医疗护理的质量、医院管理的水平以及卫生事业的发展。为了推进医院护理管理工作，浙江大学医学院附属邵逸夫医院（以下称邵逸夫医院）将 ACE Star 模式纳入循证护理实践。ACE Star 模式是美国 Texas 大学循证实践学术中心的 Stevens 教授于 2004 年提出，并在 2012 年进行改版，包括五个知识转化的步骤：问题确立（discovery research）、证据综合（evidence summary）、转译评鉴（translation to guidelines）、整合实践（practice integration）和效果评价（process outcome evaluation）。在不断的实践和探索中，该院逐渐凝练出循证护理的具体实施步骤。

一、问题确立

1. 针对护理实践需求发现问题　主要从两个方向去寻找问题：其一，问题触发式，即从一般临床问题、风险管理、经济成本、基准数据差异、过程促进和质量改进方面去寻找；其二，知识触发式，即从新的调查研究发现、国家或国际政策指南变动、专业机构标准改变等方面去寻找。

2. 明确问题实践范围，提出结构化问题　根据实际需求结合人力、物力、财力等，确定该问题在实践部门的重要性和优先性，利用 PICO 工具描述问题：P（population，patient，problem）-问题针对的对象，如起搏器植入术后患者；I（intervention）-干预措施，如起搏器植入术后 24 小时下床活动；C（control，comparison）表示相比于预措施的对照组，如起搏器植入术后 24 小时卧床休息；O（outcome）表示预期结果，如起搏器植入术后患者的生活质量、自理能力、并发症等。

3. 成立循证小组　针对问题涉及范围组建一支人员结构合理、配置均衡的循证小组，明确各组员职责，定期安排小组会议。小组一般包括护士、医生、患者等，以 6～8 人为宜。

二、证据综合

1. 收集证据　根据 PICO 所列的循证问题，首选 Cochrane Library、CINAHL、JBI、Best Practice 等数据库或资源平台及各国国家指南网进行检索。在证据不足或级别较低的情况下，也可查询 PubMed、Medline、中国知网等原始数据库。

2. 证据筛选和归类　依据 PICO 来确定文献的纳入和排除标准，根据题目、摘要等筛除明显不合格的文献，再对剩余的纳入文献进行全文阅读，排除不合格文献，并对所有符合纳入标准的证据按照系统评价、实验研究、类实验研究、非实验性研究、质性研究、临床实践指南、个案报告、文献综述、专家意见等类型进行归纳和编号。

3. 文献质量评价　选择统一的评价标准对上述文献进行评价，一般国际通用的证据评价标准有 GRADE 系统、牛津循证医学中心临床证据水平分级和推荐级别、Cochrane 中心证据分级、JBI 证据等级系统、Johns Hopkins 标准等。由 2 人以上一组对每篇文献独立评价后再进行交叉核对，如有分歧或疑问则交由小组协商判定，以最终决定文献是纳入还是删除。通过评价，综合相关证据的总体强度和质量，得出一个有意义的结论，并确定该结论的偏倚风险及局限性。

三、转译评鉴

1. 形成建议　根据证据级别和推荐强度形成最终变革性的建议。A 级推荐表示：证据有效，即所有研究结论一致，证据研究的样本人群与目标人群相吻合，可直接应用于临床；B 级推荐表示：证据在一定程度上有效，即并非所有研究结论一致，但临床意义利大于弊，建议先试点应用后再扩大应用范围；C 级推荐表示：证据在有限程度上有效，临床意义利弊难以取舍，不建议应用，可考虑进一步调查或开展新研究；D 级推荐表示：证据的有效性未建立，不能应用。

2. 临床转化　由于建议是基于最新的证据和知识，在实践中可能会涉及个人及组织层面的改变，因此不但要结合临床知识、专家经验及患者需求，还要综合考虑时间、成本、人力资源、护理实践标准和效益等各方面要求进行转化，以明确实施该建议的操作意义、可行性和临床情境的适用性。转化过程中要求采用严格、明确、可重复的循证方法，明确陈述建议的利弊以及各种会影响临床决策的因素。转化后的建议即我们通常所说的临床实践指南（clinical practice guidelines，CPGs），也称为临床实践标准或临床路径。

四、整合实践

1. 制订实践计划　根据建议中提到的临床实践指南或方法，制订实践计划，包括涉及的对象、技术路线、改进措施、进度安排等。在计划制定后，向管理者、床边护士、床边医生及其他相关人员进行公开，接受其反馈意见，及时对计划作出修订。

2. 临床实践改变　按照实践计划获得相应的支持和资源，由循证小组成员对临床实践相关人员进行培训，通过各种正式和非正式的渠道影响其传统认知和做法，使其了解该循证项目的目的及意义、具体内容和操作步骤，接受并应用新知识进行临床实践。循证小组还需实时跟踪计划进展，及时解答临床护士、医生和患者等遇到的问题。

五、效果评价

1. 动态监测效果，结果汇报　在实践过程中循证小组应动态监测干预措施是否达到预期的效果，对患者健康结果、满意度、工作效率、经济成本等方面的影响如何，并定期对管理者、床边护士和医生及其他相关人员汇报正面和负面的结果。

2. 制订后续发展策略　针对实践过程中遇到的问题和干预效果，循证小组再确定进一步的计划；如与人员或成本有关的问题则可增加相关人员培训，寻找新的资源利用方法；现有证据无法解决的问题则可展开新的研究，获得更多高质量的新证据。

3. 有效结论的推广传播　当证明该循证项目的干预手段切实有效时，可通过如医院范围的应用、发表循证实践论文、学术会议交流与发言等多种途径进行推广传播。

[案例小结]

邵逸夫医院采纳的 ACE Star 模式为循证护理实践提供了一个清晰的框架，通过案例我们不难发现明确问题、综合证据、评价指南、整合实践和评估结果的连贯步骤对于优化医疗护理至关重要。该院在护理管理领域的探索经验为其他医院实施循证管理提供了良好借鉴；提示我们循证管理不仅能优化护理质量，还能带动医院整体服务水平的提升，它是推动医疗卫生事业高质量发展的重要工具。

[问题思考]

1. 邵逸夫医院引进的 ACE Star 模式与医院循证管理的一般步骤有何异同。
2. 在 ACE Star 模式中，"转译评鉴"是一个关键环节，试分析这一环节的目的及其重要性。

实训案例 II

基于循证医院管理理念的医疗不良事件管理实践

[引言]

在医疗服务领域中，不良事件无疑是引起医疗质量担忧的关键因素，它不仅可能成为医疗服务缺陷的明显标志，还能对整个医疗机构的声誉和患者安全产生深远的影响。为应对这一问题，某医院采用了基于循证医学的管理理念，通过收集和分析医疗不良事件的数据找到潜在的系统漏洞，以提升医疗质量、优化医疗服务水平，为医疗质量的系统性改进树立了新的典范。

[主要内容]

医疗不良事件是医疗缺陷的导火索，也是影响医疗质量的关键问题。某医院通过搜集、分析医疗不良事件数据，以循证医院管理的理念为指导挖掘系统缺陷，从系统根部解决问题，促进医疗质量系统改进，提高医疗服务水平。

某院通过医疗不良事件上报系统，提取 2016～2018 年该院所有医疗不良事件资料，经整理发现，该院 2016 年共上报 81 件，2017 年共上报 200 件，2018 年共上报 236 件。按医疗不良事件分级、分类管理原则，每年整体数据呈倒金字塔形，事件级别主要集中Ⅳ级（隐患事件），Ⅰ级（警讯事件）虽然数量少，但危害大；类型主要集中在其他事件、医疗信息传递错误、手术事件、检查事件。

掌握医疗不良事件发生情况后，该院利用人员访谈、病历排查、差异分析、文献检索、调取视频监控、鱼骨图等方法对其原因进行探究。通过分析，不良事件发生的主要原因（累计频率大于80%）分别为员工个人因素、工作状态/流程设计因素、沟通因素以及病理生理因素。进一步分析发现员工个人因素中前三位是个人疏忽、经验不足、违反制度；工作流程因素中前三位是工作量大、流程未按照标准操作、缺乏对患者完整评估；沟通因素中前三位是医护团队沟通不足、与患者家属缺乏沟通、书写或传递信息有误。

基于上述发现，该院对医疗不良事件系统采取一系列改进措施。第一，修订制度。比如针对手术事件暴露的问题，修订《手术安全核查制度》，形成在麻醉实施前、皮肤切开前、手术部位缝合前、术中用药及输血等阶段的安全核查规范；针对临床医生账号乱用引发的不良事件，修订《临床医师账号权限管理办法》，对研究生、进修生、规培生独立分级分类授权，禁止下级医生随意使用上级医生账号开处方和医嘱等等。2016～2018 年合计制订和修订医护管理制度 42 条。第二，流程改进。危重症急救流程再造后全院实行紧急呼救分区责任制，设置专电专线，主次呼叫机制；针对转科困难，实行：①手术患者术后回原科室；②入院首诊科室为 PICU 的患者，达到转出 PICU 的指针时，由 PICU 主治医生根据患儿目前尚存在的主要问题决定转入科室，必要时医务协助解决。另外还有电子会诊流程、急诊入院办理流程等等，2016～2018 年流程改进 51 项。第三，设备更新。在该院的医疗不良事件中有 19.3% 存在设备缺陷，2016～2018 年通过不良事件整改，设备更新 15 个。第四，业务培训。2016～2018 年针对医疗不良事件开展核心制度、医患沟通、专题疾病培训 35 次，通过互联网建立了移动在线培训和考试系统，让医护人员利用琐碎时间参与医学再教育。

这些措施实施后取得了一定的效果。一是医疗不良事件上报率提高。2016 年医疗不良事件上报率为 80.3%，2018 年上升至 95.8%，漏报率明显减少，Ⅳ级（隐患事件）的上报增长率达 300%，员工医疗安全意识得到提高。二是警讯事件和不良后果事件减少。2018 年警讯事件从 2016 年的 4 例减少为 1 例，不良后果事件则从 2016 年 11 例减少为 6 例，医疗不良事件造成的患者损害减少。三是医疗不良事件纠纷数量和赔偿减少。2016 年由医疗不良事件引起的投诉和纠纷 28 例，2018 年下降到 8 例，减少 71.4%；医疗缺陷定级 2016 年 8 例，2018 年 4 例，下降 50%。医疗纠纷减少，从而减少了医疗损害责任的赔偿金额。四是不良事件管理质量提高。通过聚焦和改进系统缺陷，专注提高员工技能，减少了不良事件处理过程中当事人的心理负担和隐瞒动机，使医务管理和临床科室协同处理不良事件更加协调，系统缺陷改进的效率明显提高。

[案例小结]

本案例中的医院采取循证管理方法对医疗不良事件系统采取一系列改进措施，提升了医疗服务质量，实现了医疗不良事件的显著降低，最终提高了患者的安全和满意度。从案例我们可以看出，循证管理的实施是一项复杂的系统工程，它要求全面搜集数据、进行细致分析，并以此为依据不断优化工作流程、调整管理策略以支持科学决策。广大医疗机构应将循证管理方法融入日常运营之中，不断探索、分析并解决影响医疗质量的核心问题，以此提高医疗服务水平并确保患者安全。

[问题思考]

1. 该院是如何运用医院循证管理的理念来管理医疗不良事件的？

2. 该院能够准确找出医疗不良事件发生原因的关键是什么？这对你有何启发。

3. 你认为该院采取的调整措施是否做到了"对症下药"，为什么？

（吴方园）

参 考 文 献

毕红波, 郑海亮. 2021. 医院后勤 "一对一" 管家服务理论研究 [J]. 中国医院, 25(9): 86-88.

陈丹, 方鹏骞. 2021. 我国 "十四五" 期间医院信息化重点发展领域和具体路径思考 [J]. 中国医院, 25(5): 14-17.

陈静媛. 2021. 新医改视角下公立医院财务分析的思考 [J]. 财会学习, (32): 26-27.

陈梅. 2020. 医院后勤管理标准建立与新技术应用. [M]. 上海: 同济大学医学出版社.

陈宁, 王朝昕, 石建伟, 等. 2021. 国外基层医疗卫生机构应急管理及对我国的启示 [J]. 中国卫生资源, 24(3): 319-323.

崔立君. 2021. 现代医院管理制度下医院运营管理模式创新的思考 [J]. 中国总会计师, (4): 136-137.

戴庆, 熊馨, 林洁梅. 2014. 信息检索与应用 [M]. 北京: 人民邮电出版社.

董蒨. 2021. 将绩效考核转化为医院发展动力 [J]. 中国卫生, (6): 41-42.

董霞等. 2021. "十四五" 时期综合性公立医院高质量. (25)12: 21-23.

段康丽. 2014. 从财务报表的资金结构中分析某医院经济运营状况 [J]. 中国卫生经济, 33(5): 81-84.

方鹏骞, 李昕昀. 2021. "十四五" 期间我国医院的发展战略与重点方向 [J]. 中国医院管理, (41): 6-10.

冯遥, 李绍飞, 类延旭. 2022. 医疗体制改革形势下的医院文化建设实践 [J]. 中国研究型医院, 9(5): 53-56.

高家蓉. 2022. 关于现代医院质量管理理念的思考 [J]. 中国医院管理, 42(1): 5-7.

高玉铮, 杨蕊, 黄二丹, 等. 2019. 健康中国背景下公立医院绩效管理的实施路径——基于北京与上海公立医院绩效管理的比较
    [J]. 卫生经济研究, 36(7): 17-20.

高志坚. 2019. 医院设备管理存在的问题及改进措施 [J]. 医疗装备, 32(23): 70-72.

宫芳芳, 孙喜琢, 张天峰. 2016. 创新罗湖医院集团运营管理模式 [J]. 现代医院管理, 12(14): 5-7.

谷茜, 房静远, 董柏君, 等. 2020. 上海市某三甲综合性医院创建国际一流学科的探索与思考 [J]. 中国医院, 24(8): 50-53.

郭启勇. 2018. 现代医院管理新论 [M]. 北京: 人民卫生出版社.

郭儒雅, 姜雪, 周蕾, 等. 2021. 公立医院治理机制演变、问题与展望 [J]. 医院管理论坛, 38(11): 5-8.

何栩如, 孙喜琢, 李文海, 等. 2021. 紧密型医联体下人力资源管理体系构建与运作机制: 基于罗湖医院集团人力资源管理体系研
    究 [J]. 中国医院, 25 (9): 66-68.

黄明安, 申俊龙. 2015. 医院管理学 [M]. 北京: 中国中医药出版社.

健康界. 2020. 后疫情时代, 新建民营医院做好战略定位很重要. https://www.cn-healthcare.com/article/20200818/content-541067.html.

江其玟, 赵洋洋, 汪丹梅. 2022. 我国医院文化演化路径与文化建设策略探索 [J]. 中国医院, 26(3): 51-53.

蒋春红. 2018. 持续改革背景下大型公立医院战略管理优化分析 [J]. 医学与社会, 31(6): 37-39.

李红霞, 徐帆, 张蕾, 等. 2022. 我国医院电子病历系统建设效率评价 [J]. 中国卫生质量管理, 29(1): 11-15.

李利伟, 姜巧巧, 赵黔鲁, 等. 2023. 北京市三级公立医院公共卫生履职现状调查 [J]. 现代医药卫生, 7(39): 2246-2252.

李鲁. 2018. 社会医学 [M]. 5 版. 北京: 人民卫生出版社.

李文源, 吴汉森, 陈宏文. 2017. 医疗设备管理理论与实践 [M]. 北京: 北京大学医学出版社.

李歆, 李锟. 2021. 药事管理学 [M]. 武汉: 华中科技大学出版社.

李璇. 2019. 基于负债率降低视角下的医院资产管理探索 [J]. 财经界, (18): 132.

李珣, 吴洋. 2019. 综合性医院科教管理工作分析 [J]. 智库时代, (41): 237, 262.

梁万年. 2019. 卫生事业管理学 [M]. 4 版. 北京: 人民卫生出版社.

罗永发. 2021. 公立医院内部绩效管理探索 [J]. 中国医疗管理科学, 11(4): 45-50.

糜泽花, 钱爱兵. 2019. 智慧医疗发展现状及趋势研究文献综述 [J]. 中国全科医学, 22(3): 366-370.

秦敬柱, 高倩, 郭彬, 等. 2021. 基于 RBRVS 及国家公立医院绩效考核的全面绩效管理体系构建研究 [J]. 现代医院管理, 19(2):
    1-5.

戎伟仁, 杨玉洁, 毛阿燕, 等. 2022. 我国大型医用设备配置及使用管理现状探讨 [J]. 中国医院管理, 42(4): 18-21.

单玮, 顾一利. 2022. 新形势下三级公立医院运营管理的探索与思考 [J]. 江苏卫生事业管理, (332): 145-148.

沈剑峰. 2019. 现代医院信息化建设策略与实践 [M]. 北京: 人民卫生出版社.

沈晓, 夏冕. 2020. 公立医院绩效管理与薪酬设计 [M]. 武汉: 华中科技大学出版社.

孙健. 2016. 差异化战略在武汉市某民营医院管理中的应用 [J]. 医学与社会, 29(11): 56-58.

唐迪, 丁锦希, 陈烨, 等. 2021. 医保支付标准与 DRG/DIP 支付协同推进机制研究 [J]. 中国医疗保险, (3): 38-42.

王笛, 许峰, 周传坤, 等. 2021. 大型医用设备配置与使用管理现况及策略研究 [J]. 中国医学装备, 18(5): 136-139.

王丰, 陈京, 李睿, 等. 2017. 循证管理在医院管理中的应用探讨 [J]. 医院管理论坛, 34(5): 8-10.

王虎峰, 沈慧, 石若燃. 2021. 基于公立医院改革发展目标的驱动型绩效管理新模式 [J]. 中国医院管理, 41(4): 1-5.

王磊, 秦思钰, 程剑剑, 等. 2021. "十四五" 时期医院学科发展规划编制策略探讨 [J]. 中国医院管理, 41(7): 18-25.

王霞, 张瑶, 曾多, 等. 2022. 公立医院绩效考核指标体系用于医院内部考核的方法与实践 [J]. 中国医院, 26(4): 8-11.

王颖, 何栩如, 宫芳芳. 2021. 紧密型医联体中人力资源管理体系的探索与研究 [J]. 现代医院管理, 6 (19): 61-63.

王志伟. 2017. 医院管理学 [M]. 北京: 中国中医药出版社.

王宗定, 郭洁朴. 2021. 公立医院第三方绩效管理体系建设探索与实践 [J]. 现代医院, 21(5): 742-745.

卫生健康委中医药局. 2020. 关于加强公立医院运营管理的指导意见. https://www.gov.cn/zhengce/zhengceku/2020-12-26/content_5573493.htm.

文进, 李幼平. 2019. 健康中国背景下的循证医疗管理: 发展、挑战与未来 [J]. 中国循证医学杂志, 19(9): 1113-1117.

吴谦, 邱映贵. 2019. 国内外医院医疗质量评价方法分析研究 [J]. 中国医院, 23(10): 25-28.

吴欣娟, 王艳梅. 2017. 护理管理学 [M]. 北京: 人民卫生出版社.

肖宇卓. 2018. 新医改背景下公立三甲综合医院战略管理研究——以湖南省 Z 医院为例 [C]. 南宁: 广西医科大学.

徐程煜. 2018. 医院信息管理现状分析和应对措施 [J]. 现代医学与健康研究电子杂志, 2(15): 185-186.

徐丽. 2022. 基于新形势医院科研管理工作创新的认识 [J]. 中国现代医药杂志, 24(1): 100-102.

徐玲玲, 徐婷婷. 2020. "互联网+" 背景下智慧医疗应用现状研究 [J]. 智能计算机与应用, 10(1): 207-210.

徐渭, 张骞峰. 2021. 医院信息化发展现状及对策 [J]. 计算机与网络, 47(10): 38.

杨君. 2020. 公立医院人力资源配置的现状及对策分析——以 A 公立医院为例 [J]. 商讯, (35): 3-6.

杨刘军, 才让, 王虎峰. 2022. 城市医疗集团带动公立医院高质量发展案例研究 [J]. 中国医院管理, 5(5): 12-15.

杨晓玲, 牛姜水, 赵华伟. 2017. 探析怎样做好医院科研教学管理工作 [J]. 中国医疗设备, 32(S1): 26-27.

叶瑞绵, 王晓华, 杨戈. 2021. 智能时代医院信息化建设面临的挑战及对策 [J]. 黑龙江科学, 12(14): 140-141.

佚名. 2021. 一图读懂 DRG 与 DIP 的异同 [J]. 中国医疗保险, (5): 8-9.

殷东涛, 李映良, 张继庞, 等. 2020. 基于循证医院管理理念改进医疗不良事件管理的探讨 [J]. 现代预防医学, 47(19): 3541-3543, 3552.

袁媛. 2022. 面向公共安全风险防控的疫情网络舆情预警研究——以刚果埃博拉病毒为例 [J]. 情报科学, 40(1): 44-50.

翟曦, 周莲茹, 焦雄飞. 2018. 医院信息化的大数据应用进展 [J]. 中国医学装备, 15(7): 146-149.

张杰. 2019. 公立医院法人治理研究 [D]. 青岛: 青岛大学.

张鹭鹭, 王羽. 2014. 医院管理学 [M]. 2 版. 北京: 人民卫生出版社.

张萌. 2022. 新财务会计制度下医院财务管理的优化 [J]. 财会学习, (1): 37-39.

张萌, 汪胜. 2017. 医院管理案例与实训教程 [M] 杭州: 浙江大学出版社.

张明, 孙晖, 胡豫, 等. 2022. 高质量发展视角下公立医院新文化体系建设路径探析 [J]. 中国医院管理, 42(8): 10-12.

张彦杰, 王媛媛, 杨淑宏. 2018. 宁夏某三甲医院按病种分值付费和按病种收付费实施现状研究 [J]. 现代医院, 18(12): 1764-1768.

张英. 2020. 医院人力资源管理 [M]. 北京: 清华大学出版社.

赵卫康, 万振. 2020. 突发公共卫生事件定点医院 "平战结合" 模式下信息部门的工作特点与 "新冠" 期间信息化应用案例 [C]. 第三十四届中国 (天津)2020IT、网络、信息技术、电子、仪器仪表创新学术会议论文集, 343-347.

赵月华, 苏新宁, 等. 2021. 面向突发公共卫生事件的多主体协同应对策略研究——以"新冠疫情"为例的中、美、英三国应对策略比较分析 [J]. 现代情报, 41(12): 38-47.

浙江大学医学院附属邵逸夫医院. 2011. 邵逸夫医院护理科研循证委员会手册 [EB/OL]. [2023-03-18]. http://www.srrsh.com/lists/116.html.

中英文名词对照

B

百元固定资产业务收入　100 yuan fixed asset business income

比较分析法　comparative analysis

比例定员法　proportional staffing method

比率分析法　ratio analysis

变动成本　variable costs

便民惠民服务　convenience and benefit services

表层物质文化　surface material culture

并发症　complication

病床使用率　rate of utilization of hospital beds

病床周转率　turnover of beds

病历管理制度　medical record management system

不可控成本　uncontrollable cost

C

财务管理　financial management

财政专项补助结余　balance of special financial subsidy

查对制度　check system

长期负债　long-term liabilities

成本-效果分析　cost effectiveness analysis, CEA

成本-效益分析　cost benefit analysis, CBA

成本-效用分析　cost utility analysis, CUA

筹资决策管理　financing decision management

出院者平均收费水平　average charges for dischargers

D

待分配结余　balance to be allocated

电子病历　electronic medical record, EMR

定点医院　designated hospital

E

儿科护理　pediatric nursing

F

反馈控制原理　feedback control principle

放射科信息系统　radiology information system, RIS

非公立医院　non-public hospital

非政府非营利性医院　non-governmental nonprofit hospital

分级护理制度　progressive patient care, PPC

风险分析　risk analysis

封闭原理　closed principle

妇产科护理　obstetrics and gynecology nursing

妇幼保健　maternal and child health care

G

岗位定员法　post staffing law

岗位配置　post allocation

工程技术人员　engineering technician

工勤人员　handyman

工时单位　work unit

公共卫生　public health

公共卫生事件　public health event

公立医院　public hospital

固定成本　fixed cost

固定基金　fixed fund

固定资产　fixed assets

关键绩效指标　key performance indicator, KPI

关联图　interrelationship diagram

管理费用率　management expense ratio

管理分析　management analysis

管理人员　management personnel

过程　process

过程决策程序图法　process decision program chart, PDPC

过程评价　process evaluation

H

核心层精神文化　core spiritual culture

互联网医疗　internet medical

互联网医药电商平台　internet pharmaceutical e-commerce platform

互联网诊疗/互联网医院　internet diagnosis and treatment/ internet hospital

护理差错　nursing error

护理风险管理　nursing risk management

护理工作量　nursing workload

护理管理　nursing management

护理管理制度　nursing management system

护理缺陷管理　nursing defect management

护理人力资源管理　nursing human resourse management

护理人力资源配置　nursing human resource allocation

护理事故　nursing accidents

护理信息系统　nursing information system, NIS

护理业务技术管理　technical management of nursing business

护理质量管理　nursing quality management

护理质量管理体系　nursing quality management system

环节质量评价　link quality evaluation

患者分类系统　patients classification system

患者服务系统　patient service system

混合成本　mixed cost

会诊 consultation

J

基础护理管理 basic nursing management
基础质量评价 basic quality evaluation
疾病预防与控制 disease prevention and control
疾病诊断相关分组 diagnosis related groups, DRG
基本药物制度 essential drug system
绩效 performance
绩效反馈 performance feedback
绩效管理 performance management
计划 plan
间接成本 indirect cost
检验信息系统 laboratory information system, LIS
健康保护 health protection
健康教育与健康促进 health education and health promotion
结构 structure
结果 outcome
结果评价 product assessment
结余分配管理 balance allocation management
介入医学 interventional medicine
净资产增长率 net asset growth rate
矩阵数据分析法 matrix data analysis mathod
矩阵图 matrix diagram
决策 policy decision

K

抗菌药物分级管理制度 antibiotics grading management system
可控成本 controllable cost
控制 control

L

立体定向放射治疗外科 stereotactic radiological surgery
利润最大化 profit maximization
利益相关者财富最大化 stakeholder wealth maximization
临床教学管理 management of clinical teaching
临床决策支持系统 clinical decision support system, CDSS
临床药学 clinical pharmacy
临床用血审核制度 clinical blood use audit system
领导 leader
领导体制 system of leadership
领导者素质 quality of leader
流动比率 current ratio
流动负债 current liabilities
流动资产 current assets
流动资产周转率 currentassets turnover

M

每门诊人次收费水平 charge level per outpatient visit
目标管理 management by objectives, MBO

Meta 分析 Meta-analysis

N

内科护理 medical nursing
内源性医院感染 endogenous nosocomial infection
能级对应原理 energy level correspondence principle

P

平衡计分卡 balanced score card, BSC

Q

浅层行为文化 shallow behavior culture
亲和图 affinity diagram
趋势分析法 trend analysis
全程评价 evaluation period
全面质量管理 total quality management, TQM
全球协调工作组 Global Harmonization Task Force, GHTF

R

人力资源 human resources
人力资源管理 human resources management, HRM
人力资源规划 human resources planning
人力资源配置 human resource allocation
人员 personnel
人员经费支出比率 staff expenditure ratio

S

设备定员法 equipment personnel method
社会安全事件 social security incident
生物学文献数据库 BIOSIS Preview, BP
事故灾难 accident disaster
事业基金 business fund
收入分析 income analysis
手术安全核查制度 surgical safety verification system
手术分级管理制度 surgical grading management system
首诊负责制度 first diagnosis responsibility system
术前讨论制度 preoperative discussion system
双因素理论 two-factortheory
死亡病例讨论制度 death case discussion system
素质评价 quality evaluation
速动比率 quick ratio

T

弹性原理 elastic principle
投入 input
投资决策管理 investment decision management
突发公共卫生事件 emergency public health event
突发事件 emergency

W

外科护理 surgical nursing

外源性医院感染　exogenous nosocomial infection
网络版化学文摘　SciFinder Scholar
网络图 network diagram
危急值　critical values
危急值报告制度　critical value reporting system
危急重患者抢救制度　emergency rescue system for critically ill patients
危重症医学 critical care medicine, CCM
卫生技术人员　medical personnel
卫生监督　health supervision
卫生经济学评价　health economics evaluation
文献检索　literature retrieval
文献综述　literature review
无形资产　intangible assets

X

系统动力学建模　system dynamics modeling
系统动力原理　principle of system dynamics
系统图 systematic diagram
系统优化原理　principles of system optimization
系统原理　system principle
系统综述　systematic review
效率、效益分析　efficiency and benefit analysis
效率定员法　efficiency staffing method
协调　coordinate
新技术和新项目准入制度　new technology and new project access system
信息安全管理制度　information security management system
循证管理　evidence-based management, EBM
循证医学　evidence-based medicine, EBM

Y

药剂科　pharmacy department
药品调剂　drug dispensing
药品收入比率　drug revenue ratio
药学部　pharmacy department
业务收入增长率　growth rate of business income
医护管理系统　healthcare management system
医技系统　medical technology system
医疗安全　medical safety
医疗安全管理　the management of medical safety
医疗保险　health insurance
医疗保险制度　health insurance system
医疗成本　medical cost
医疗风险　medical risk
医疗纠纷　medical dispute
医疗全成本　full medical cost
医疗事故　medical negligence
医疗业务成本　medical business cost

医疗意外　medical accident
医疗指标统计管理　satistical management of medical indicators
医疗质量　medical quality
医疗质量安全核心制度　core system of medical quality and safety
医疗质量管理　medical quality management
医疗质量控制　medical quality control
医疗质量评价　medical quality evaluation
医生工作站系统　doctor workstation system, DWS
医学模式　medical model
医学装备　medical devices
医学装备管理　medical device management
医院财务分析　hospital financial analysis
医院财务管理　hospital financial management
医院成本　hospital cost
医院成本管理　hospital cost management
医院成本核算　hospital cost accounting
医院负债　liabilities of hospital
医院负债管理　hospital debt management
医院感染　nosocomial infection, NI
医院感染暴发　outbreak of nosocomial infection
医院感染监测　montitoring of nosocomial infection
医院感染流行　nosocomial infection epidemic
医院感染散发　sporadic of nosocomial infection
医院管理　hospital management
医院规模　scale of hospital
医院后勤管理　hospital logistics management
医院护理管理　hospital nursing management
医院绩效　hospital performance
医院绩效管理　hospital performance management
医院价值最大化　hospital value maxmization
医院教学科研管理　hospital teaching and research management
医院精神文化　spiritual culture of hospital
医院全成本　full hospital cost
医院人力资源　hospital human resources
医院人力资源管理　hospital human resources management
医院文化　hospital culture
医院物质文化　material culture of hospital
医院系统性失误　hospital system errors
医院信息　hospital information
医院信息管理　hospital information management
医院信息化建设　hospital informatization construction
医院信息系统　hospital information system, HIS
医院行为文化　hospital behavior culture
医院行政业务管理系统　hospital administrative business management system
医院循证管理　evidence based hospital management
医院药品管理　hospital drug management

医院应急管理 hospital emergency management

医院预算管理 hospital budget management

医院运营管理 hospital operation management

医院运营管理系统 hospital operation management system

医院战略 hospital strategy

医院战略管理 hospital strategic management

医院战略控制 hospital strategic control

医院制度文化 hospital system culture

医院制剂 hospital preparation

医院智能化管理 hospital intelligent management

医院资产 hospital assets

医院资产管理 hospital assets management

医院组织管理 hospital organizational management

疑难病例讨论制度 difficult case discussion system

因素分析法 factor analysis

应急管理 emergency management

应收账款周转率 accounts receivable turnover

营利性医院 for-profit hospital

员工培训 staff training

远程医疗 telemedicine

运营管理 operation management

Z

战略 strategy

政府医院 governmental hospital

政府主导原理 government led principle

支出分析 expenditure analysis

直接成本 direct cost

值班和交接班制度 duty and shift system

职责定员法 the law on the determination of duties and members

制剂 preparation

质量 quality

质量管理 quality management

质量控制 quality control

智慧医院 smart hospital

中层制度文化 middle level system culture

中药饮片 Chinese herbal medicine

终末质量评价 terminal quality evaluation

重点评价 key evaluation

专科护理管理 specialized nursing management

专用基金 special fund

资产负债率 asset liability ratio

自然灾害 natural disaster

综合评价 integrated evaluation

总资产增长率 total assets growth rate

总资产周转率 total assets turnover

组织 organization

组织管理 organizational management

最小成本分析 cost-minimization analysis, CMA